中医适宜技术操作入门丛书

图解

针刀疗法

◉ 总主编　张伯礼

◉ 副总主编　郭义　王金贵

◉ 主编　张雷　赵铎

中国健康传媒集团

中国医药科技出版社

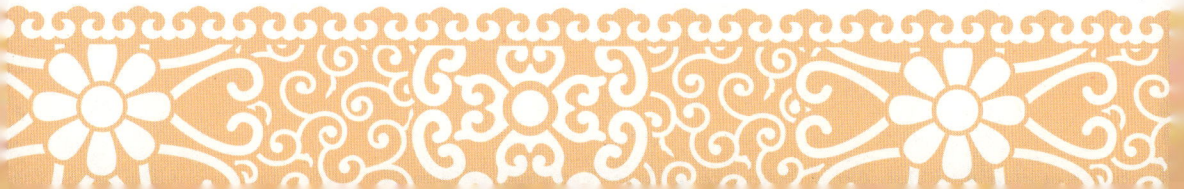

内 容 提 要

本着"看得懂、学得会、用得上"的编写原则，本书重点突出针刀疗法的临床操作技术及相关知识。全书图文并茂，更配以操作视频，用二维码的形式附于正文相应位置，方便实用，真正实现"看得见的操作、听得见的讲解"。适于广大针灸临床工作者、基层医师及中医爱好者参考使用。

图书在版编目（CIP）数据

图解针刀疗法 / 张雷，赵铎主编 . —北京：中国医药科技出版社，2019. 11（2025. 5 重印）.

（中医适宜技术操作入门丛书）

ISBN 978-7-5214-1331-1

Ⅰ . ①图… Ⅱ . ①张… ②赵… Ⅲ . ①针刀疗法—图解 Ⅳ . ① R245.31-64

中国版本图书馆 CIP 数据核字（2019）第 200340 号

本书视频音像电子出版物专用书号：

ISBN 978-7-88728-241-5

9 787887 282415 >

美术编辑 陈君杞

版式设计 也　在

出版　**中国健康传媒集团** | 中国医药科技出版社

地址　北京市海淀区文慧园北路甲 22 号

邮编　100082

电话　发行：010 - 62227427　　邮购：010 - 62236938

网址　www.cmstp.com

规格　710 × 1000mm $^1/_{16}$

印张　16 $^1/_2$

字数　249 千字

版次　2019 年 11 月第 1 版

印次　2025 年 5 月第 3 次印刷

印刷　北京盛通印刷股份有限公司

经销　全国各地新华书店

书号　ISBN 978-7-5214-1331-1

定价　**78.00 元**

获取新书信息、投稿、为图书纠错，请扫码联系我们。

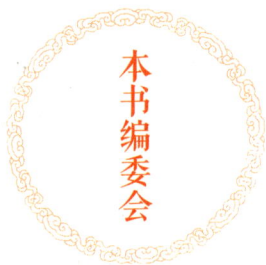

本书编委会

主　编　张　雷　赵　铎

副主编　危慕彬

编　委　（按姓氏笔画排序）

　　　　朱言静　苏　瑾　李嘉钰

　　　　辛世杰　胡　迪　姜　杨

　　　　曹静静

摄　影　康馨匀

王序

中医药是中国古代科学技术的瑰宝，是打开中华文明宝库的钥匙。一直以来，中医药以独特的理论、独特的技术在护佑中华民族健康中发挥着独特的作用。正如习近平总书记在全国卫生与健康大会上所强调的，中医药学是我国各族人民在长期生产、生活和同疾病做斗争中逐步形成并不断丰富发展的医学科学，是我国具有独特理论和技术方法的体系。

"千淘万漉虽辛苦，吹尽狂沙始见金。"从针刺到艾灸，从贴敷到推拿，从刮痧到拔罐，这些技术经过历史的筛选，成为中医药这个宝库中的珍宝，以其操作便捷、疗效独特、安全可靠受到历代医家的青睐，并深深地融入人民群众的日常生活中。这些独特的技术不仅成为中医药独特的标识基因，更成为人民群众养生保健、疗病祛疾的重要选择。

党的十八大以来，以习近平同志为核心的党中央把中医药提升到国家战略高度、作为建设健康中国的重要内容，提出了一系列振兴发展中医药的新思想、新论断、新要求，谋划和推进了一系列事关中医药发展的重大举措，出台了《中华人民共和国中医药法》，印发了《中医药发展战略规划纲要（2016—2030年）》，建立了国务院中医药工作部际联席会议制度，发表了《中国的中医药》白皮书，推动中医药从认识到实践的全局性、深层次的变化。

刚刚胜利闭幕的党的十九大，作出了"坚持中西医并重，传承发展中医药事业"的重大部署，充分体现了以习近平同志为核心的党中央对中医药工作的高度重视和亲切关怀。这为我们在新时代推进中医药振兴发展提供了遵循、指明了方向。

习近平总书记指出，坚持中西医并重，推动中医药与西医药协调发展、相互补充，是我国卫生与健康事业的显著优势。近年来，我们始终坚持以人民为中心的发展思想，按照深化医改"保基本、强基层、建机制"的要求，在基层建立中医馆、国医堂，大力推广中医适宜技术，提升基层中医药服务能力。截至 2016 年底，97.5% 的社区卫生服务中心、94.3% 的乡镇卫生院、83.3% 的社区卫生服务站和 62.8% 的村卫生室能够提供中医药服务。"十三五"以来，我们启动实施了基层中医药服务能力提升工程"十三五"行动计划，把大力推广中医适宜技术作为工作重点，并提出了新的更高的要求。

在世界中医药学会联合会中医适宜技术评价与推广委员会、中国健康传媒集团和天津中医药大学的大力支持下，张伯礼院士、郭义教授组织专家对 22 种中医适宜技术进行了系统梳理，包括拔罐疗法、推拿罐疗法、皮肤针疗法、火针疗法、刮痧疗法、耳针疗法、电针疗法、水针疗法、微针疗法、皮内针疗法、子午流注针法、刺络放血疗法、穴位贴敷疗法、穴位埋线疗法、艾灸疗法、自我康复推拿、小儿推拿、推拿功法、伤科病推拿、内科病推拿、食养食疗法、针刀疗法，从基础理论、技法介绍、临床应用等方面详细加以阐述，编纂成《中医适宜技术操作入门丛书》。该丛书理论性、实用性、指导性都很强，语言通俗，图文并茂，还配有操作视频，适合基层医务工作者和中医爱好者学习使用。

希望这套丛书能够让中医适宜技术"飞入寻常百姓家"，更好地造福人民群众健康，为健康中国建设作出贡献。

国家卫生计生委副主任
国家中医药管理局局长
中华中医药学会会长
2017 年 10 月

张序

2016 年 8 月，全国卫生与健康大会在北京召开。这是新世纪以来，具有里程碑式的卫生工作会议，吹响了建设健康中国的号角。习近平总书记出席会议并发表重要讲话。他强调，没有全民健康，就没有全面小康。要把人民健康放在优先发展的战略地位，以普及健康生活、优化健康服务、完善健康保障、建设健康环境、发展健康产业为重点，加快推进健康中国建设，为用中国式办法解决世界医改难题进行了具体部署。

习近平总书记指出，在推进健康中国建设的过程中，要坚持中国特色卫生与健康发展道路。预防为主，中西医并重，推动中医药和西医药相互补充、协调发展，努力实现中医药健康养生文化的创造性转化、创新性发展。中医药要为健康中国建设贡献重要力量。

中医药学是中华民族在长期生产与生活实践中认识生命、维护健康、战胜疾病的经验总结，是中国特色卫生与健康的战略资源。广大人民群众在数千年的医疗实践中，积累了丰富的防病治病经验与方法，形成了众多有特色的中医实用适宜技术。前几十年，由于以药养医引致过度检查、过度医疗，使这些适宜技术被忽视，甚至丢失。这些技术简便验廉，既可以治病，也可以防病保健；既可以在医院使用，也可以在社区家庭应用，在健康中国的建设中大有可为，特别是对基层医疗单位具有重要的实用价值。

记得 20 世纪六七十年代有一本书，名为《赤脚医生手册》，这本深紫色塑料皮封面的手册，出版后立刻成为风靡全国的畅销书，赤脚医生几乎人手一册。从常见的感冒发热、腹泻到心脑血管疾病和癌症；从针灸技术操作、中草药到常用西药，无所不有。在长达 30 年的岁月里，《赤脚医生手册》不仅在经济不发达的缺医少药时代为我们国家培养了大量赤脚医生和基层工作人员，解决了几亿人的医疗问题，立下汗马功劳，这本书也可以说是全民健康指导手册。

编写一套类似《赤脚医生手册》的中医适宜技术丛书是我多年的夙愿。现在在医改深入进程中，恰逢其时。因此，我们组织天津中医药大学有关专家，在世界中医药学会联合会中医适宜技术评价和推广委员会、中国针灸学会刺络与拔罐专业委员会的大力协助下，在中国医药科技出版社的支持策划下，对千百年来医家用之有效、民间传之已久的一些中医适宜技术做了比较系统的整理，并结合医务工作者的长期实践经验，精心选择了 22 种中医适宜技术，编撰了这套《中医适宜技术操作入门丛书》。

丛书总体编写的原则是：看得懂，学得会，用得上。所选疗法疗效确实，安全性好，针对性强，重视操作，力求实用，配有技术操作图解，清晰明了，图文并茂，并把各技术操作方法及要点拍成视频，扫二维码即可进入学习。本丛书详细介绍了各种技术的操作要领、操作流程、适应证和注意事项，以及这些技术治疗的优势病种，使广大读者可以更直观地学习，可供各级医务工作者及广大中医爱好者选择使用。当然，书中难免会有疏漏和不当之处，敬请批评指正，以利再版修正。

中国工程院院士
天津中医药大学校长
中国中医科学院院长

2017 年 7 月

前言

中医是中华民族在长期的生产与生活实践中认识生命、维护健康、战胜疾病的宝贵经验总结。广大人民群众在数千年的医疗实践中积累了丰富的防病治病的方法，从而形成了众多中医特有的实用疗法。它们是我国传统医学宝库中的一大瑰宝，也是中医学的重要组成部分。

为了继承和发扬这些中医特有的宝贵经验，普及广大民众的医学保健知识，满足广大民众不断增长的自我保健需求，中国医药科技出版社和世界中医药学会联合会组织有关专家，根据中医药理论，对千百年来民间传之已久、医家用之于民、经实践反复验证而使用至今的一些中医实用技术做了系统整理，并结合医务工作者们的长期实践经验，精心选择了 22 种中医实用疗法，编撰了这套《中医适宜技术操作入门丛书》。

本丛书所选疗法疗效确实，针对性强，有较高的实用价值。本着"看得懂，学得会，用得上"的原则，我们在编写过程中重视实用和操作，文中配有操作技术的图解，语言表达生动具体、清晰明了，力求做到图文并茂，并把各技术操作方法及要点拍成视频，主要阐述它们的技术要领、规程、适应证和注意事项，使广大读者可以更直观更简便地学习各种技术的具体操作流程。这些适宜技术不但能够保健治病，在关键时刻还可以救急保命，具有疗效显著、取材方便、经济实用、操作简便、不良反应少等特点，非常适合基层医疗机构推广普及，有的疗法老百姓也可以在医生的指导下用来自我治病和保健。

　　本丛书在编写过程中得到了世界中医药学会联合会和中国医药科技出版社的大力支持，中医界众多同道也提出了许多有建设性的建议和指导，由于条件有限，未能一一列出，在此我们深表谢意。由于编者水平有限，书中难免会有疏漏和不当之处，敬请批评指正。

丛书编委会

2017 年 7 月

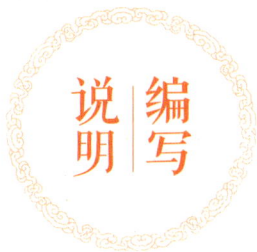

2003 年国家中医药管理局将"小针刀疗法"正式命名为"针刀医学"，并确定为一个医学新学科建议推广；2005 年，"针刀松解法的基础研究"被正式列为国家重点基础研究发展计划"973 计划"中医理论专项课题；2006 年湖北中医药大学率先施行"针灸推拿专业针刀方向"五年制本科教育。自 1976 年朱汉章教授发明"小针刀疗法"以来，经过几代人数十年的钻研与实践，使针刀医学在国内遍地开花，甚至在国际上享有盛誉。目前，亚、非、拉、美、欧洲均有医务人员来我国学习针刀疗法，约有 20 多个国家和地区的医务人员应用针刀疗法治疗疾病。

针刀疗法虽已获得国家、中医药院校、临床及广大患者的认可，但是由于对许多疾病的病因病理与人体解剖结构及经络腧穴之间内在联系认识的缺乏，对角度、深度及松解程度的量化模糊，所以目前针刀治疗还多以压痛点治疗为主，松解过程全凭经验手感，严重影响疗效，医疗事故偶有发生，同时，由于针刀疗法量化不足，标准难以统一，亦不利于其推广。随着针刀医学的纵深发展与横向推广，迫切需要对针刀诊疗疾病提供临床操作参考和依据，有鉴于此，我们编写了《图解针刀疗法》一书。本书图文并茂，所有疾病均配实操视频边操作边讲解，旨在推广、规范针刀技术操作，可作为针刀疗法从业医师入门参考书籍，希望为针刀临床医生提供一本科学、规范而且临床实用性强的"案头书"。

本书分为基础篇、技法篇和临床篇三部分，计10章，彩色照片300余幅，视频69个。基础篇包括针刀历史源流与针刀机制功用；技法篇包括针刀常规操作与注意事项；临床篇包括53种骨科常见病与16种风湿免疫、神经系统疾病针刀治疗的图、文及视频。每一种疾病按照病因病机、临床表现、针刀治疗、康复调护的体例编写。其核心内容在于对每种疾病的病机、诊断和针刀治疗操作进行系统的梳理与规范。本书涉及的所有疾病均以文字、彩色照片及视频方式从定点、定向、针刀入路、运刀方法几方面来展示每一例疾病针刀的治疗点、范围及疗程，展现临床常见病多发病的针刀基础术式，将针刀治疗从传统的"以痛为腧"的痛点治疗提升到对疾病标本兼治整体治疗的高度上来，对提升针刀疗法临床操作有重要意义。

本书的阅读对象为各级医疗机构临床针刀医师，包括骨伤科、针灸科、风湿科、老年病科、康复科、疼痛科等及全科医师，可为临床提供针刀疗法的规范化操作参考。临床应根据患者体质、体型、耐受度等情况不同，定点、进针深度、松解程度也要相应的有所差异，"因材施术"，切勿生搬硬套，新入门的针刀医师应在大量的解剖、外科理论和临床见习基础上，并在高年资针刀医师指导下逐步独立开展针刀治疗，切勿急于求成。

本书编写内容主要来源于所有编委的理论学习与临床工作经验，由于学识有限，在编写过程中难免有失偏颇，敬请广大同道批评斧正。本书文字部分参考主流针刀学教材及著作，图片与视频均由专业摄影师摄于临床患者志愿者，在此表示衷心的感谢！

编　者
2019 年 5 月

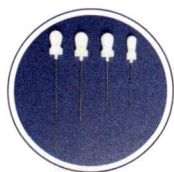

目录
CONTENTS

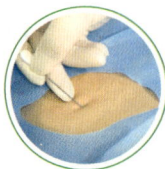

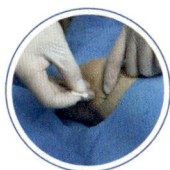

临床篇

图解针刀疗法
TUJIE ZHENDAO LIAOFA

临床篇

图解
针刀疗法
TUJIE
ZHENDAO
LIAOFA

临床篇

基础篇

第一章

历史源流

针刀疗法是在古代"九针"基础上发展而成的，将中医的针与西医手术刀相结合，使之具有针刺和局部微创手术的双重治疗作用。"针刀"一词多见于明清时期的中医相关著作。明代陈实功《外科正宗·卷之一痈疽门》中的痈疽治法："以上四症，俱不可轻用针刀掘破，若妄用之，定然出血不止者立危。但用针之法，妙在脓随针出而寂然无所知觉也。"本书是中医外科学的代表作之一。全书出现"针刀"词组共6处，总览此书"针刀"指的是对痔疮、痈疽类外科疾病的切开、切除等外治方法，或者治疗的手术器械，但该书并无"针刀"附图。

清代孙震元所著的《疡科会粹》首次将"针刀"作为一回目单列。孙氏效仿《内经》铍针"末如剑锋，以取大脓"即切开排脓之意，改良设计一种新型"针刀"，其意在"……如脓深欲其口大……划开外肉，口则大矣"。孙氏所创之"针刀"，圆柄斜口，外观与铍针并无太大差异，用意与铍针相同，遵循中医外科基础理论，仍是对于较大的脓痈行外科切开排脓法，只是对铍针的材质进行了改良。

近代针刀疗法是我国原创的新型医疗方法，1976年春，当时还是江苏沭阳县一名中医骨伤科医生的朱汉章，在几经琢磨与实践的基础上，使用一支普通的9号注射器针头，为一名外伤所致手指屈伸障碍的农民进行软组织松解后获得成功，这一成功的尝试给了朱汉章医生一个全新的启示，他认为：完全可以用闭合性剥离的方法代替"大松解术"。于是，"小针刀"在他的脑海里萌生了！他自行设计了一张图纸，将针灸针加粗，下端制成刀刃状，用以切割疤痕和松解粘连；上端安上一个扁平的柄，以便控制刀口运行的准确位置和方向，其形状像"凿"。由此设计出了一种新的治疗器具——小针刀。1978年，原江苏省卫生厅批准将小针刀疗法列为重点课题，进行严格的实证检验。1984年原江苏省卫生厅组织专家对小针刀疗法进行鉴定，肯定了这一创新性的治疗方法的疗效（图1-1）。

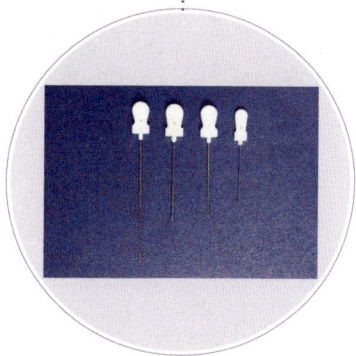

图 1-1　常用针刀

针刀疗法 的推广

　　新技术的出现，如星星之火，以燎原之势，迅速地在全国和世界推广开来。1987年6月，朱汉章开始在南京开办小针刀疗法学习班，将这一新方法向全国推广。1990年中国小针刀疗法研究会（中华中医药学会针刀医学分会的前身）在深圳成立，朱汉章任理事长。1992年，针刀疗法的第一本专著《小针刀疗法》出版，影响深远。1992年3月，在西安医科大学召开中国中医药学会小针刀疗法专业委员会理事扩大会议，决定将小针刀疗法改称为"针刀医学"。2002年朱汉章编著的《针刀医学原理》出版，针刀疗法的理论和临床操作技术日趋完善。

　　2004年，教育部组织召开针刀医学原创性及其推广应用的研究鉴定会，邀请包括 4 位中西医院士在内的著名医学专家参会。会议得出的结论是，针刀医学在理论、技术和器械等方面具有原创性，特别是在诊疗技术方面达到了国际领先水平，值得推广应用。同年，朱汉章调入北京中医药大学针灸学院，并被聘为教授。2005 年全国高等中医药院校规划教材针刀医学系列教材（5 本）出版，成为全国高等中医院校针刀医学专业的统一教材。同年，第一个针刀医学重大课题——"针刀松解法的临床研究"成为国家重点基础研究发展计划（973 计划）的立项课题。2012 年由中国针灸学会微创针刀专业委员会制定，吴绪平、张天民主编的《针刀医学临床诊疗与操作规范》出版。2014 年 5 月，针刀医学临床解剖学著作《针刀应用解剖与临床》出版。这些书籍的出版，增强了针刀医学的传播与交流，标志针刀医学进入了一个崭新的发展阶段。

第二章 治病机制及功用

第一节 治病机制

一、恢复力学平衡

人体弓弦力学解剖系统力平衡是正常生理状态的一大属性，针刀疗法能在很大程度上恢复人体力平衡，如四肢、脊柱、内脏弓弦力学解剖系统的力平衡。

二、促进能量流转

根据针刀医学的有关理论，有些疾病的真正病因就是局部病灶的能量蓄积或缺乏所致。比如，有一些组织受到损伤或细菌感染后，引起循环通道的阻塞和代谢物质的积聚，从而造成局部内压很高，因此而产生严重的临床症状，这时用针刀刺入病灶轻轻一剥，患者就会感到局部出现严重的酸胀，这是能量推动代谢物质向周围辐射所产生的感觉。这样几分钟以后，患者就感到原来的症状基本消失，这就是针刀治疗能量释放的原理。

另一方面，有些损伤性疾病在修复过程中，或神经系统某一部分衰退所致的疾病，引起的局部微循环障碍造成局部能量供应严重不足，所表现出的症状大多为局部肌肉萎缩、活动无力、功能不全以及疼痛麻木等。此时用针刀沿着微循环通路的走向进行疏通剥离，可使病变部位迅速得到血流的供应，并得到能量和营养的补充，使病灶部位的组织器官能够很快进行修复。在这些组织器官基本修复完毕以后，功能得到恢复，临床症状可基本解除。这就是针刀治疗的能量补充作用。

三、疏通体液回流

人体许多疾病的实质原因是体液潴留和体液循环障碍，用针刀可以迅速而准确地解决这一问题。比如类风湿关节炎关节肿胀疼痛，常用一些止痛药来进行止痛治疗，但药效一过，疼痛依旧。若采用针刀将关节囊切开，关节内的渗出液就会迅速地流出排到关节囊外，症状立即缓解。有许多慢性软组织损伤疾病的急性发作期情况也是如此。

另外，如劳损所引起的某些腱鞘炎、筋膜炎、关节炎，主因体液回流障碍所引起，导致肌肉和腱鞘之间的相对运动滞动、筋膜和相邻肌肉之间的相对运动受到影响、关节的屈伸运动不灵活，产生相应的临床症状。通常用药物或者其他方法试图解除这些症状是非常困难的，如果要用针刀对腱鞘、筋膜、关节囊的有关部位进行适当疏通、剥离，就会使腱鞘、筋膜、关节囊的体液回流得到迅速恢复，临床症状也随之消失。

四、调和气血经络

中医理论中"不通则痛"，即指经络闭阻不通而引发的多种病症。经络闭阻不通，气血流行不畅，甚至气滞血瘀，从而引发肢体或脏腑组织的肿胀、疼痛。气血不能正常运行到相应肢体和脏腑组织，又会引起肢体的麻木、痿软、拘挛或者脏腑组织功能活动失去平衡。通过针刀对软组织的整体松解，达到疏通经络、调和气血、协调脏腑、平衡阴阳的目的。

五、促进局部循环

有些疾病是由于局部的微循环障碍所引起，局部的微循环障碍使得该部位的营养和能量得不到供应，用药物来促进微循环恢复一般都比较困难（比如组织结构内部有广泛粘连、瘢痕、结节等因素），而用针刀在局部进行纵向疏通剥离或通透剥离可以使血流立即得到恢复，使病变组织得到营养和能量，此种疾病就会治愈。

第二节 功用

**剥离粘连
解除痉挛**

　　剥离粘连的目的是为了使粘连部的软组织得以松解，使病变部位的软组织、骨组织的动态平衡失调得以恢复，从而使病变部位的纤维位移或整体失衡性位移状态得以纠正，解除痉挛。

**松解条索
缓解疼痛**

　　条索状瘢痕挛缩的本质是真皮组织的缺损与挛缩，是由于条索状瘢痕内真皮组织的纵向内应力过度增高造成的，其载体是瘢痕内的真皮组织纤维。只要分段切开松解，同时保持表皮的完整和连续性，就可以达到治愈条索状瘢痕挛缩的目的。

**解除压迫
恢复功能**

　　在浅筋膜层将被卡压的小血管和神经末梢及挛缩变性的软组织进行松解，既能减轻卡压，又能进一步阻断局部无菌性炎症产生的恶性循环，恢复功能。

**舒经活络
散瘀消肿**

　　针刀发挥针的作用，作用于腧穴起到舒经活络、散瘀消肿的作用。

**松解挛缩
调整功能**

当微循环瘀阻及神经卡压等病理改变后，造成了肌肉、韧带、肌腱周围结构的挛缩病变，使本来正常的应力状态改变为异常的高应力状态。此时松解挛缩，使肌纤维伸展正常长度，而且由于应力改变从而以缓解症状，调整功能。

**降压疏通
消肿止痛**

组织降压，不但可使过高的组织张力得以解除，同时还可使病变关节囊、滑囊，乃至骨内压力减低，减轻病变组织的静脉瘀血，改善了血循环，可以消肿止痛，加快病变组织修复。

**激发经气
调和脏腑**

若针刀的治疗位置在腧穴上，它就可以更大程度地发挥针的作用，疏通经络，调节气血，同时还具备刀的切割松解、释放压力的作用。这一机制是针刀医学最为突出的优越性，是针刀医学的灵魂和核心内容，真正体现了中医学的整体观。

技法篇

第三章

操作常规

一、针刀的材质

临床多见针体为不锈钢，针柄为塑料材质（图3-1）。

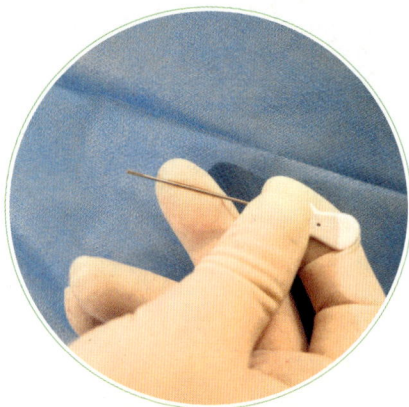

图 3-1　汉章针刀

二、针刀的规格

齐平口针刀

根据其尺寸可分为四号，每种型号有 0.4mm、0.6mm、0.8mm、1.0mm 4 种直径。

1 号针刀，全长 15cm，柄长 2cm，针体 12cm，刃长 1cm。针刀柄为一扁平葫芦形；针刀体为圆柱形，直径 1mm；针刀刃为楔形，末端扁平带刃；刀口线为 0.8mm，刀口为齐平口，针刀柄与刀口线在同一平面内，可从刀柄方向辨别刀口线在体内的方向。

2 号、3 号、4 号针刀，结构同 1 号，针体长度依次为 9cm、7cm、4cm。

◉ 截骨针刀

小号针刀，全长 12.5cm，柄长 2.5cm，针体 9cm，刃长 1cm。针刀柄为一梯形葫芦形；针刀体为圆柱形，直径 3mm；针刀刃为楔形，末端扁平带刃；刀口线为 0.8mm，刀口为齐平口，针刀柄与刀口线在同一平面内，可从刀柄方向辨别刀口线在体内的方向。

大号针刀，全长 15cm，柄长 3cm，针体 11cm，刃长 1cm。针刀柄为一梯形葫芦形；针刀体为圆柱形，直径 3mm；针刀刃为楔形，末端扁平带刃；刀口线为 0.8mm，刀口为齐平口，针刀柄与刀口线在同一平面内，可从刀柄方向辨别刀口线在体内的方向。

◉ 斜口针刀

1 号针刀，全长 15cm，柄长 2cm，针体 12cm，刃长 1cm。针刀柄为一扁平葫芦形；针刀体为圆柱形，直径 1mm；针刀刃为楔形，末端扁平带刃；刀口线为 0.8mm，刀口为斜口，针刀柄与刀口线在同一平面内，可从刀柄方向辨别刀口线在体内的方向。

2 号、3 号针体长度依次为 9cm、7cm。

三、操作方法

持针刀方法：术者右手拇指食指捏住针刀柄，刀柄方向即刀口线方向。中指托住针体，置于针刀体的中上部。以针刀体作为杠杆，针刀刃与身体接触处为支点，刀柄为另一支点。无名指、小指抵在施术处，调节针刀进入组织的深度、角度，另一只手进行辅助操作（图 3-2）。

操作方法：按照选点、选向、分离、刺入四步进行。选择待施术处，用龙胆紫笔做标记（图 3-3）；常规碘伏

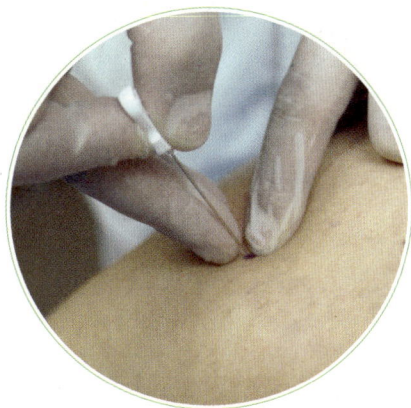

图 3-2 持针刀方法

或安尔碘消毒3遍，铺无菌孔巾（图3-4）。于痛点处选用5ml一次性注射器，抽取1%利多卡因2~4ml行局部麻醉（图3-5）。充分考虑待施术处的深度、角度，进刀时心中有数；辅助手下压施术处，注意避开重要神经、血管；刺手用力，逐层进刀（图3-6）。术毕按压针眼1~3分钟，覆无菌敷料（图3-7）。

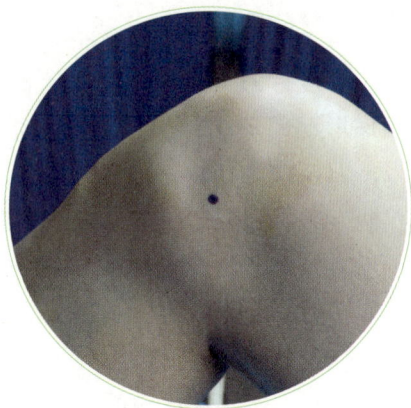

图3-3 定点标记

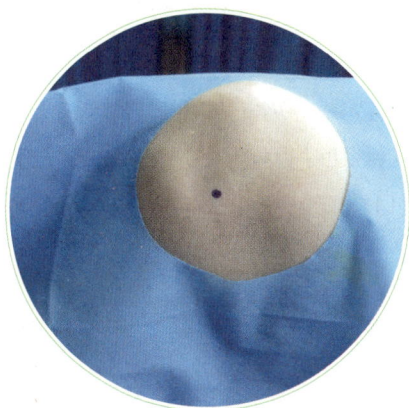

图3-4 消毒铺巾

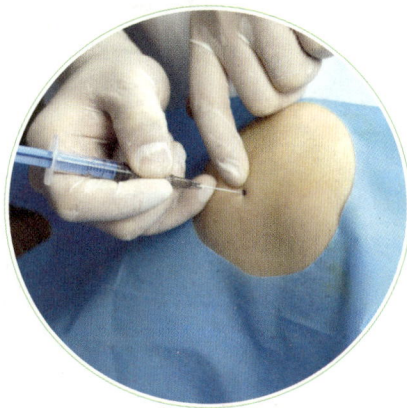

图3-5 局部麻醉

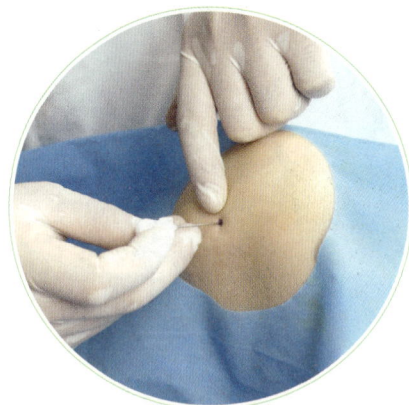

图3-6 针刀操作

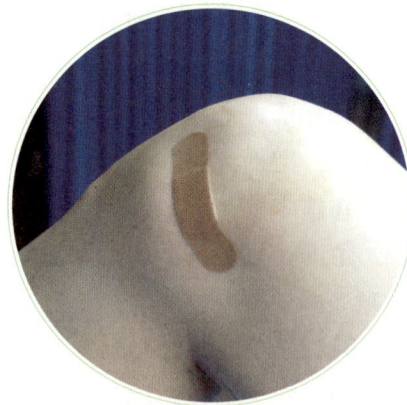

图3-7 覆无菌敷料

第四章

操作要领

施术部位

1. 压痛点

压痛点的概念最早可以追溯至《黄帝内经》中的阿是穴理论,《灵枢·经筋》"以痛为输"的记载,《灵枢·背腧》谓之"欲得而验之,按其处,应在中而痛解,乃其腧也"。

压痛点是西医触诊中的一个术语,以拇指或食指末节指腹触压皮肤时,在呈现阳性病理反应的部位出现以疼痛为主要感觉的点。其反应的程度因病情的轻重、缓急而定,一般分为三级。轻压即有不可忍受的疼痛为"+++",中压则疼痛但可忍受为"++",重压才觉轻痛为"+"。压痛点在临床中多为肌肉、筋膜、关节囊等发生瘢痕、粘连、挛缩的病灶所在,或肌肉筋膜的应力集中部位,常在急性病中出现,慢性病中也可见到。

临床针刀治疗过程中压痛点多具有以下特点:

(1)痛过敏:通常不足以引起疼痛的压力就会引起患者的痛觉。

(2)痛反应:随着压痛的产生患者不自主地出现情志和机体的反应,如呼叫和扭动身体。

(3)持久性疼痛:疼痛病程较长,可持续数周、数月甚至数年。

大部分末端病压痛点的解剖特点是位于软组织的骨骼附着处,特别是骨骼肌、筋膜的附着处。因此查体过程中仔细地触诊十分重要,针刀治疗就是在压痛点的触诊引导下，运用针刀切开、分离疾病病理构架中的关键节点的粘连、瘢痕、挛缩，以恢复人体正常力学解剖系统平衡。

针刀治疗时对压痛点进行定点标记，采取指切进针，快速点刺进针依次经过皮肤、皮下脂肪、肌肉筋膜、韧带，深入的同时沿肌纤维方向微动针刀松解。针刀刺入时要手法轻柔，避免损伤血管神经。

2. 关节囊

关节囊是关节周围的主要保护和稳定结构，关节囊内包含骨性关节结构、纤维软骨结构、肌肉组织、韧带、滑膜软组织以及适量的关节滑膜液体。当肌肉韧带拉伤、纤维软骨退变撕裂、滑膜软组织增生嵌顿以及关节腔内炎性反应时，关节囊内会出现肿胀疼痛的临床表现，患者常以关节疼痛、活动受限前来就诊。

施术
部位

针刀治疗可以有效缓解关节腔内炎性积液造成的高张力状态、肌肉韧带拉伤出血血肿造成的肌肉韧带粘连以及滑膜皱襞增生造成的关节内嵌顿。治疗时针刀入路多与手术入路一致，大多沿肌腱两侧或关节周围骨性标志物进针。进针时轻柔快速，当针刀顶部有落空感时即表示进入关节腔内，术者呈扇形微动针刀，翘拨增生的滑膜软组织，松解嵌顿。治疗时要避免损伤关节软骨、关节周围血管神经，在肩关节施术时要格外注意刺入方向和深度，避免造成气胸。

3. 腧穴

腧穴是人体脏腑经络气血输注出入的特殊部位。腧穴不是孤立于体表的点，而是与深部组织器官有着密切联系、互相输通的特殊部位。"输通"是双向的，从内通向外，反映病痛；从外通向内，接受刺激，防治疾病。从这个意义上说，腧穴又是疾病的反应点和治疗的刺激点。

西医学认为，腧穴的体表投影点多沿神经走行，有的腧穴还是神经穿出肌肉肌腹达于体表的特定部位。在骨骼肌神经血管的理论基础上，我们发现腧穴多为患者疼痛部位以及神经卡压部位。因此腧穴对于针刀治疗的诊断定位和入路有着重要的指导意义。例如，滑膜皱襞综合征治疗时多从"犊鼻"穴入路达于关节腔内；"风池"穴是寰枕关节腱膜弓的体表投影点，而腱膜弓则是极易造成枕大神经卡压的解剖结构。针刀治疗时与针灸的腧穴治疗相似，腧穴局部点刺，沿肌肉韧带走行方向微动针刀进行松解，腧穴附近神经较为丰富，术者要熟练掌握神经的走行，避免损伤神经。

4. 肌腱起止点

肌腱起止点是肌肉的肌腱部分与骨骼之间的移行部位。肌腱起止点部位是肌肉完成收缩伸张活动中的应力集中点和力学薄弱点。这一特殊解剖属性意味着肌腱起止点是肌腱损伤的高发部位，甚至常伴有起止点的撕脱骨折。起止点的腱性结构血运较差，损伤后恢复慢，局部血肿激发炎性反应易造成粘连，患者常因为局部疼痛活动受限前来就诊。

针刀治疗时，在手指的精确触诊下，针刀尖部轻柔地在肌腱起止点拨动腱性组织，沿肌腱走行方向切割松解粘连，恢复肌肉活动功能。治疗时切勿垂直于肌腱进行切割翘拨，容易造成肌腱的断裂。

5. 滑囊

滑囊是由内皮细胞铺盖，内部含有少许滑液的封闭性囊。少数与关节相通，位于关节附近的骨突与肌腱或肌肉及皮肤之间。在摩擦力或压力较大的地方都存在有滑囊。它的主要作用是促进滑动，并减少人体软组织与骨组织间的摩擦和压迫。由于创伤或非创伤性的反复摩擦压迫导致滑囊局部出现炎症，临床表现为关节局部肿胀，疼痛伴有活动受限。

对于无菌性滑囊炎可以采用针刀治疗，松解造成外源性摩擦压迫的肌肉韧带，同时在无菌环境下切开滑囊进行减张减压，缓解肿胀疼痛。在治疗前，明确滑囊内液体性

施术
部位

施术部位

质是关键，必要时需做穿刺引流，如果是感染性化脓性滑囊炎禁止采用针刀治疗。髋关节和膝关节等部位的深部滑囊需谨慎操作，避免损伤大血管和神经。

刺入深度

治疗过程中，要求针刀必须达到治疗部位骨面，但是进针深度与患者的体型、部位以及治疗需求有着密切的关系。其总的原则是针刀刀刃的深度要达到治疗的肌肉、肌腱、韧带和骨面。皮肉浅薄处，形体瘦小者宜浅刺；皮肉丰厚处，形体壮实者宜深刺。胸部、背部尤为小心，避免造成患者气胸。

施术角度

临床大部分情况要求垂直于皮面，但不同的部位、不同治疗目的、不同的松解范围，针刀的角度亦会发生变化。可以深刺处，刀身与皮面呈 90° 角（图 4-1）；宜浅刺处，刀身可贴皮而入（图 4-2）。

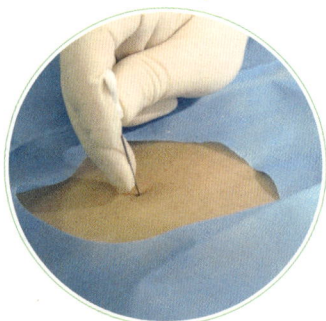

图 4-1　直刺

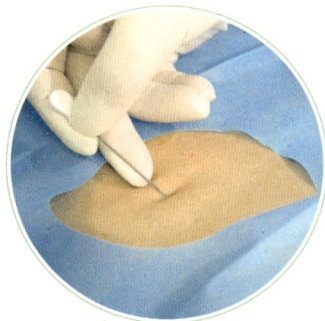

图 4-2　斜刺

切割手法

1. 锐性松解法

剥离法： 纵行、横行切开，适用于粘连、瘢痕发生在肌腱、韧带与骨面附着点或者肌筋膜。刀口线与治疗部位处平行或垂直。

切割肌纤维法： 切割少量肌纤维，根据待切割的数目调整刀口与肌纤维的角度。

切割腱鞘减张法： 刀口线与肌腱走向平行，入皮后作用于腱鞘硬结处，纵向切割卡压腱鞘滑车。

切割骨纤维减张法： 方法同上，作用于骨性纤维的横韧带。

切开引流法： 作用于有积液的腔隙，针刀做"十"字切开术，如：关节腔。

2. 钝性松解

纵行、横行摆动： 此为在锐性松解术后，针刀未从组织内取出，观察刀柄掌握刀刃方向，视松解需要，横行或纵行摆动针刀柄，达到松解目的。

第五章

注意事项及意外处理

第一节　注意事项和禁忌

一、注意事项

头颈部

颜面部针刀手术中，应避免损伤腮腺导管和穿入口腔内，出针后注意压迫止血。下颌颈及髁突后有颞神经、面神经，针刀操作时切勿损伤。在头夹肌上项线止点处和附近分离松解易损伤头皮血管，注意压迫止血，不可斜向内下前方深刺，避免损伤深部血管。针刀在颈部剥离松解时必须熟悉解剖位置，不可刺入过深，应紧贴骨面进行，切勿损伤椎动脉及脊髓。

肩背部

在肩胛骨内上角进针刀时，针刺范围不能过大，肩胛骨缘较表浅，应紧贴骨面延长，不能过深，防止超过肋间误入胸腔。在冈上窝松解时，针体要与局部皮肤垂直，从肩胛冈上方刺入，深达冈上窝骨面。剥离时针禁向外斜刺离开骨面，以防伤及肩胛上神经及肩胛横动脉，或刺入胸腔。针刀在肩背部禁止刺入过深，应达肩胛骨骨面，勿刺入肋间隙。斜方肌枕部附着处有第三枕神经穿出，注意避

肩背部
开神经勿损伤。肩部操作勿损伤副神经，进针勿深，避免误入胸腔。在喙突处治疗时要摸准喙突尖，指切进针，避免损伤神经血管。

胸腹部
针刀在锁骨、胸骨、肋骨上进行时，不可刺入肋间，防止刺伤肺及其他内脏，造成气胸或刺破内脏血管造成血肿。可用两手指卡于上下肋间隙，使肋骨上皮肤绷紧，防止针刀刺入胸腔和腹腔。

上肢部
肌腱变性的患者，针刀勿刺入肌腱内行切开剥离，防止肌腱断裂。针刀宜在肌腱内侧刺入并轻轻挑动肌腱，如果从外侧刺入易造成肌腱滑脱。针刀治疗前应熟悉解剖内容，防止损伤重要神经血管。

头颈部
针刀切勿刺入过深而导致脊髓、马尾神经以及腹腔脏器的损伤，治疗时针刀不得离开骨面，避免损伤神经及血管。针刀进入皮肤后，动作宜轻柔缓慢，减少对正常肌肉组织的损伤。腰臀部肌肉止点广泛，治疗时应注意切割范围。

下肢部
在针刀的分离松解过程中，尽量避免损伤关节软骨和韧带以及周围血管和神经。于肌腱处进针时，刀口应当与肌纤维走行一致，切勿在肌肉韧带起止点横行切割。针刀剥离的范围要适度，仅限于皮下筋膜层，避免刺入过深造成神经血管损伤。

脊柱部	在棘上韧带处治疗时针刀勿刺入过深，在横突处治疗时针刀要紧贴骨面，避免损伤神经和血管。后部进针时针刀不可刺入过深进入椎管内，严防损伤脊髓造成不良后果。骶骨部位治疗时不可刺入骶后孔，避免损伤神经。

二、禁忌证

（1）治疗部位皮肤感染，皮下有脓肿以及全身急性感染性疾病的患者。

（2）具有严重内脏基础病的患者。

（3）治疗部位有重要的血管、神经以及重要脏器，治疗时无法规避的患者。

（4）体质羸弱的患者。

（5）血压较高，情绪不稳定的患者。

（6）恶性肿瘤的患者。

（7）出、凝血机制异常患者。

第二节　意外情况的处理及预防

一、晕针

晕针是指在针刀治疗过程中或治疗后半小时左右，患者出现头昏、心慌、恶心、大汗出、四肢厥冷、意识淡漠等症状的现象。西医学认为晕针多为"晕厥"现象，是由于针刀的强烈刺激使迷走神经兴奋，导致周围血管扩张、心率减慢、血压下降，从而引起脑部短暂的一过性的供血不足而出现的缺血反应。

晕针本身不会对患者造成器质性损害，如果在晕针出现早期及时采取应对措施，一般可以避免严重的晕针现象。有人统计，在接受针刀治疗的患者中，晕针发生率约为1%~3%，男女之比约为1：1.9。

发生原因

1. 体质因素

过敏性体质患者，血管、神经功能不稳定患者，多有晕厥史或肌内注射后的类似晕针史，因此针刀治疗时容易出现晕针现象。饥饿、过度疲劳、大汗、泄泻、大出血后患者正气不足，亦可导致针刀治疗时晕针。

2. 精神因素

恐惧、精神高度紧张也是不可忽略的原因之一。特别是第一次进行针刀治疗的患者，对针刀不太了解，容易对针刀治疗时出现的正常针感和发出的响声产生紧张情绪，导致晕针的现象。

3. 体位因素

正坐位、俯坐位、仰靠坐位、颈椎牵引状态下坐位进行针刀治疗容易出现晕针现象。卧位治疗时晕针出现率较低。

4. 刺激部位

在肩背部、四肢末端部位治疗时，针刀剥离刺激量大，针感较强，易出现晕针。

5. 环境因素

寒冬酷暑，天气变化，气压明显降低时，针刀治疗易致晕针。

处理

（1）即刻停止治疗，将治疗的针刀迅速拔出，用创可贴保护针孔。

（2）扶患者去枕平卧，将双下肢抬高，松开衣带，盖上薄被，打开门窗。

（3）症状较轻者静卧片刻，或给予温开水送服，即刻可以缓解恢复。

（4）症状较严重者，在上述处理的基础上，点按或针

处理

刺水沟、内关、合谷穴，必要时配合温灸关元、气海，一般 2~3 分钟即可恢复。

（5）如果上述处理措施均不理想，可给予吸氧或做人工呼吸，静脉推注 50% 葡萄糖 10ml 或采取其他急救措施。

预防

（1）初次接受针刀治疗的患者要先行做好解释工作，减少其紧张情绪。

（2）选择相对舒适的体位，一般可采用卧位进行治疗。

（3）治疗前询问患者病史、注射史，对有晕针史的患者及心脏病高血压病患者应格外注意。

（4）选择治疗点要精、少，操作手法要稳、准、轻、巧。

（5）患者在大饥、大饱、大渴、大醉、疲劳、过度紧张、大病初愈或天气恶劣时，暂不做针刀为宜。

（6）对体质较弱，术中反应较为强烈的患者，应先让患者休息 15~30 分钟，待恢复平静后再行离开，以防患者发生跌倒出现意外。

二、断针

发生原因

（1）针刀质量欠佳，韧性差。

（2）针刀重复使用，在应力集中处容易发生疲劳性断裂。

（3）长期使用消毒液造成针身腐蚀锈损，或年久失用而发生氧化反应致使针体生锈老化，脆性增加，操作前又失于检查，容易发生断针。

发生原因

（4）患者精神太过紧张，肌肉不自主强烈收缩，或行针时针感太过强烈，患者无法耐受而突然改变体位，均容易导致断针发生。

（5）发生滞针，针刀插入骨间隙，刺入较大较硬的变性软组织中，治疗部位肌肉紧张痉挛时，仍强行大幅度摆动针体或大力抽拔针体。

处理

（1）术者一定要保持冷静，不要惊慌失措，同时安抚患者情绪使其不要紧张，必要时可以暂时不告诉患者断针的发生，嘱患者保持原有体位，避免断针进一步向体内陷入。

（2）若断针有一部分存在于体外，应当迅速用手指捏紧将其拔出。

（3）若残端于皮肤相平或稍低于皮肤，但仍可看见残端时，可用左手拇、食指下压针孔，待断端突出皮肤表面后，用右手手指捏紧拔出体外。

（4）针刀断端完全没入皮肤下面，若断端下面是坚硬的骨面，可从针孔两侧用力下压，借助骨面的力量将断针顶出皮肤表面；若断端下面是软组织，可用手指将该部捏住将断端向上托出。

（5）若针刀断端断在腰部，因肌肉丰厚同时深部又是内脏，轻易下压易造成断针的移位而损伤内脏。若能确定断端的位置，可迅速用左手绷紧皮肤，用1%利多卡因在断端体表投影点注射0.5cm左右大小的皮丘及深部局麻。用手术刀切开0.5cm的小口，用刀尖轻拔断端，断针多可从切口露出。若断端还未露出，可选用小镊子深入皮肤内夹出。

（6）若断针很短且埋在较深的肌肉内，在体表无法触及和感知，必须及时行外科手术将其取出。手术就地进行，避免不必要的搬运患者和改变体位。

预防

（1）术前要认真检查针具有无锈蚀、裂纹，检查针体的刚性和韧性。不合格的针刀坚决不使用。

（2）治疗前应告诫患者治疗过程中严禁随意改变体位，术前尽量采取舒适持久的姿势。

（3）针刀刺入深部或关节腔内应避免用力过大，如遇较大的阻力切不可大幅度摆动针体。滞针、弯针等情况下不要强行拔针。

（4）医者应熟练手法，常练指力，掌握扎实的用针技巧，做到治疗手法稳、准、轻、巧。

（5）术后应立即仔细清洗针刀器具，去除血渍，去除不合格的针刀。推荐使用一次性针刀。

三、出血、血肿

发生原因

（1）对施术部位血管分布了解情况不够，或对血管分布情况的个体差异估计不足而盲目下刀。

（2）在血运丰富的部位，不按照针刀的规范进针步骤执行，也不关注患者的感受，强行操作，过于追求快速。

（3）患者自体血管本身存在病变而导致肌层受到破坏，血管壁变脆，受到意外的刺激容易破裂。

（4）血液本身病变，如有些患者血小板减少，凝血时间延长，一旦出血不易停止，常规止血方法很难发挥作用。

（5）某些肌肉丰厚的部位，深部血管被刺破后不易发现，针刀治疗后又进行手法治疗或拔罐治疗容易引起血肿或较大量出血。

处理

1. 表浅血管出血

用消毒干棉球压迫止血。手足、头面、后枕部等血运丰富部位，针刀松解后无论出血与否，都应按压针孔1分钟。若少量出血造成的皮下瘀斑青紫，一般可自行消退。

2. 深部部位血肿

局部肿胀疼痛明显或仍持续加重，可以先在局部进行冷敷止血处理或者肌内注射酚磺乙胺（止血敏）。24小时后可在局部热敷、理疗、按摩，外用活血化瘀药物促进血肿的消退和吸收。

3. 有重要脏器的部位出血

椎管内、胸腹腔内出血较多或不易止血者需立即进行外科手术。若患者出现休克症状，则进行抗休克治疗。若患者出现急腹症则当进行紧急对症处理。

预防

（1）术者应熟练掌握治疗局部的解剖结构，明确周围血管的运行确切位置及体表投影。

（2）严格按照针刀的操作规范进针，施术过程中密切关注患者的反应，同时认真体会针下的感觉，若针下有抵触感，患者自觉剧烈疼痛并躲避，应提起针刀，改变刺入方向再行进针。

（3）术前应耐心询问患者病史，了解患者是否存在出凝血功能障碍、血小板减少症、血友病等疾病，必要时可做出凝血时间检验。对于女性患者要关注是否正值经期，平时经量多少。

（4）术中操作切忌粗暴，应中病即止。针刀松解时的少量出血对于疾病的恢复有促进作用，可以营养局部的肌肉组织，诱导局部细胞再生，调节局部生理化学的平衡，改善局部的血液循环。

四、疼痛

在进针时或者出针后患者因疼痛而不能挪动体位，或局部遗留酸痛、酸胀、沉重等不适感觉，或原有症状加重。

发生原因

多因进针或行针时手法过重，过于粗暴或刺伤神经血管，或治疗时间过长，或体位不适等因素所致。

处理

出现严重疼痛情况时，应立即拔出针刀，出针后让患者休息片刻、不要急于离开，用手指在局部上下轻柔地循按，疼痛剧烈者可在局部加做温和灸。

预防

进针前疏导患者紧张情绪，令其充分放松，选择舒适持久的体位。熟悉掌握局部的解剖结构，进针时手法轻柔，做到稳、准、轻、快，同时避免手法过强或治疗时间过长。出针后可在针刺局部做上下循按，避免出现治疗后疼痛。

五、神经损伤

针刀治疗过程中，针刀多在神经、血管周围进行操作，少数术者由于没有按照针刀操作规范使用针刀，或手法过于粗暴而导致周围神经损伤，同时伴随强烈的刺激反应，但遗留不良影响较小。

发生原因

（1）对于局部的解剖知识不熟悉，不了解正常人体的解剖变异情况。

（2）在肌肉丰厚处针刀刺伤神经干，由于在麻醉下施行针刀治疗，患者没有出现明显的避让行为或躲避不及导致。

（3）过于追求快速，手法粗暴，手法过重导致周围神经损伤。

（4）针刀治疗后，手法治疗时力度过大，夹板固定过紧，时间过久。

处理

（1）当出现神经损伤表现，应立即停止针刀治疗。若患者疼痛麻木难以缓解，可在局部行麻药、类固醇类药、维生素 B 族类药配伍封闭。

（2）24 小时后给予热敷、理疗、口服中药，再按照神经走行行针灸治疗。

（3）在局部轻柔地推拿按摩，并进行功能锻炼。

预防

（1）严格按照针刀的操作规范进行治疗，治疗部位较深时应缓慢摸索进针，若患者出现神经反射症状，应当迅速提起针刀，改变针刀进针方向再进针。

（2）在神经干或其重要分支循行部位，不宜在麻醉后进行针刀治疗，也不宜在针刀术后向肌肉内注射药物，否则容易导致周围神经损害。

（3）术前要检查针具是否带钩、毛糙、卷刃，如发现上述情况应立即更换。

（4）针刀操作时禁止大幅度地进行提插，避免损伤神经。

六、肌腱损伤

发生原因

（1）针刀治疗时进针方向与肌纤维走行方向不平行，垂直切割肌腱，导致肌腱损伤或断裂。

（2）针刀治疗时操作范围过大，或动作粗暴，或一味追求快速，损伤周围肌腱及正常软组织。

（3）术者没有熟练掌握上下肢肌肉肌腱的解剖走行及体表的投影分布，进针时易造成肌腱、周围神经以及血管的损伤。

（4）针具锈蚀老化，出现针刀尖部带钩、毛糙、生锈等情况，在治疗时容易划伤肌腱。

（5）术前未对患者进行充分查体，未能明确患者潜在的急、慢性肌腱损伤病史，盲目地进行针刀治疗，导致肌腱损伤更加严重甚至断裂。

（6）在针刀操作过程中，患者随意改变体位，针刀切割肌腱导致损伤。

处理

（1）当发现针刀损伤肌腱时应当立刻停止治疗，缓慢轻柔地将针刀提起，同时用干棉球压迫止血1分钟。

（2）轻度肌腱损伤后无需过多治疗，仔细检查患者肌肉功能和活动度，令患者损伤的肌腱制动2~4周，症状随之可以缓解。

（3）当肌腱严重损伤甚至发生断裂时，需尽快进行外科手术治疗，将损伤的肌腱缝合或重建，恢复患者活动功能。

预防

（1）术前缓解患者紧张情绪，令患者保持舒适持久的体位，告诫其切勿在术中随意改变体位。

（2）术前仔细检查针具有无锈蚀、带钩、毛糙等，如若发现上述问题，一律不再使用。

（3）术者应当熟练掌握肌腱周围的解剖结构以及体表投影分布，进针准确，手法轻柔，做到稳、准、轻、快。

（4）术前要对患者进行仔细问诊和查体，明确患者是否有急、慢性肌腱损伤病史，若患者具有肌腱损伤病史，应当待肌腱损伤痊愈后再行针刀治疗。

七、感染

发生原因

（1）患者本身患有急、慢性感染病症。

（2）糖尿病患者血糖控制不佳导致针刀创口感染。

（3）针刀治疗前，患者进针部位皮肤具有溃疡或破损，仍继续进行针刀治疗。

（4）患者本身体质较弱，如高龄、感冒、糖尿病、局部感染以及肿瘤等。

（5）术者无菌观念薄弱，术中的操作治疗没有严格按照无菌操作规范执行。

处理

（1）当针刀创口发现红、肿、热、痛等炎性反应症状时，当立即停止针刀治疗，对于感染较轻患者，用肥皂及流动水反复冲洗创口，再用75%的乙醇和0.5%的聚维酮碘消毒包扎。

（2）及时上报科室负责人以及感染管理科。

处理

（3）及时核实患者带菌情况，若患者相关化验检查阴性，无需特别处理。若为阳性，则积极采取抗感染对症治疗，必要时对患者采用抗生素治疗。

预防

（1）术前应当详细询问患者病史，排除肿瘤、急慢性感染、外科疮疡、糖尿病等针刀绝对禁忌证和相对禁忌证。

（2）加强术者无菌观念，严格执行无菌操作规程，治疗工具严格消毒，治疗室需配备空气消毒机，定期消毒并做好记录。

临床篇

第六章

手足针刀

第一节　屈指肌腱狭窄性腱鞘炎

屈指肌腱狭窄性腱鞘炎（Stenosing Tenosynovitis）又称"弹拨指""弹响指"和"扳机指"，好发于拇指、中指和环指，部分患者可发于多个手指。各年龄均可发病，以中年女性、哺乳期女性和手工业劳动者居多。现因智能手机和电脑的频繁使用，发病呈上升趋势。

病因病机

手指伸屈频繁使屈指浅、深肌腱与腱鞘反复摩擦，肌腱与腱鞘受损，出现炎症改变（非指化脓性感染），日久腱鞘增厚形成环形狭窄卡压肿胀变形的肌腱，从而引起患指运动及功能障碍。

临床表现

1. 症状

（1）发病缓慢，初期晨起患指发僵、酸楚不适，手指活动欠灵活，活动后症状缓解。

（2）手指屈伸不畅，时或出现嵌顿、弹响声，疼痛轻重不等。

（3）有些患者手指屈曲后不能自行伸直，需另一手协助方能完成动作。重者手指痛如锥刺，手指屈伸明显受限，甚至出现交锁现象，被"固定"在伸直位或屈曲位。

2. 体征

（1）患者因手指疼痛、伸屈受限而不能做精细动作，持物时偶有失手现象。

（2）被动过伸患指，引起或加重患处疼痛，即手指过伸试验阳性。

（3）患者伸屈手指时可触及肿胀的腱鞘和滑动的米粒大小结节，同时可发出"嘎嘣"的声音。

（4）平时手指活动少的患指可因淋巴回流障碍而呈肿胀状态。

（5）部分患指可仅有疼痛和屈伸受限症状而无明显体征。

3. 影像检查

X 线检查可无明显异常，一般不拍 X 光片检查即可明确诊断，若有疑问应做 X 线检查排除骨折、结核等病变。

治疗

◉ **准备工作**

患者取坐位或仰卧位，掌心朝上，腕下垫一软枕，充分暴露患处。

◉ **操作**

（1）令患者伸屈手指以寻找明显压痛点，痛点多在掌指或拇指关节对应的屈指肌腱鞘起始点处，其中拇指的定点在两籽骨之间（图 6-1-1、图 6-1-2）。

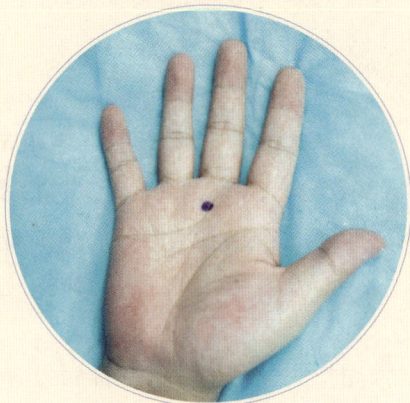

图 6-1-1　定点标记 1

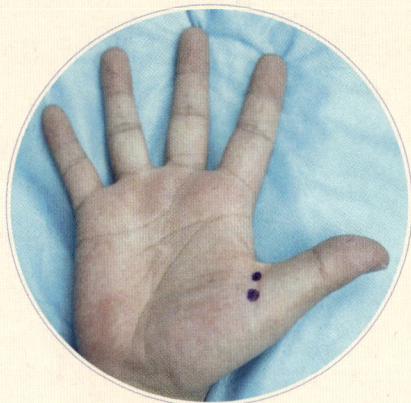

图 6-1-2　定点标记 2

标记后常规消毒，铺无菌孔巾。

（2）选用 5ml 一次性注射器，抽取 1% 利多卡因 1~2ml 注入痛点所在腱鞘处行局部麻醉。

（3）施术

①术者食指按压在压痛点处，沿肌腱走行方向纵刀垂直刺入患处腱鞘内（此时针尾无摆动），切开狭窄的浅层腱鞘，松解后将针刀提至皮下（图6-1-3）。

②嘱患者伸屈手指，若症状缓解不必强求切到骨面或完全切断硬结，以免正常的肌腱受到损伤；若症状仍不缓解，刀口需直达骨面，纵行切开 2 刀后行纵行疏通、横行剥离。治疗时边切割边嘱患者伸屈患指，活动改善、无弹响或卡压时即可出刀（图6-1-4）。若活动明显改善，弹响或卡压症状也不必强求完全消失。如有硬结也不必强切，因为硬结是肌腱肿胀、增厚所形成的，损伤后不易修复，一旦狭窄的腱鞘被松解后，肌腱在滑动时不再受到刺激，硬结将会逐渐变小。

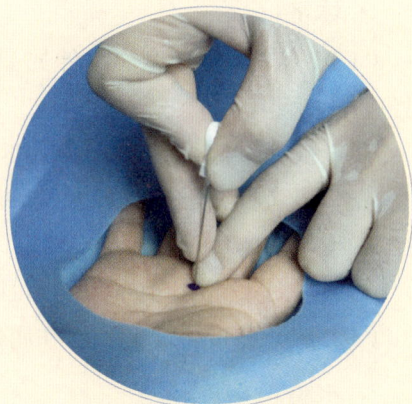

图 6-1-3　针刀操作 1

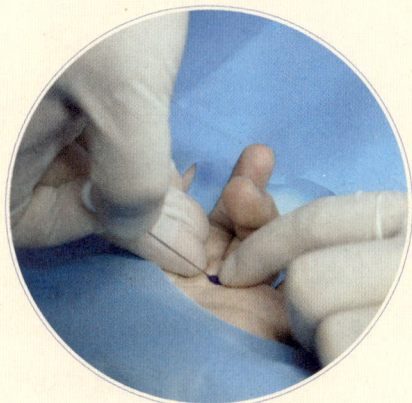

图 6-1-4　针刀操作 2

（4）出针刀随即按压针眼 1~3 分钟，最后用无菌敷料覆之。术毕也可配合微波治疗以促进水肿的消除，并嘱患者局部 24 小时保持干燥，勿食辛辣刺激食物，以防感染。注意手指部解剖结构精细密集且腱鞘较为狭窄，进针不宜过深或偏斜，以免误伤肌腱、血管、神经。对于行多次针刀的同一患指，针刀治疗时更宜谨慎，以防切断脆弱的肌腱造成更严重的损伤。

（5）此外，临床中部分反复发作的多发性屈指肌腱腱鞘炎兼颈椎病患者，针刀松解颈部肌群对治疗腱鞘炎也多有验效，这值得我们进一步研究探讨。

康复调护

（1）保暖：注意手部的保暖，避免使用凉水。

（2）功能锻炼：术后 24 小时适度进行手指屈伸功能锻炼，勿用暴力。

（3）休息：手部注意休息，尽量避免频繁使用患指。

第二节　指（趾）间／掌指（跖趾）关节炎

指（趾）间／掌指（跖趾）关节炎［Interphalangeal（Intertoid）/metacarpophalangeal（metatarsophalangeal）arthritis］是发生于指（趾）间／掌指（跖趾）关节的多种疾病的总称，包括原发性骨关节炎、创伤性关节炎、类风湿关节炎（详见第九章第二节）、痛风性关节炎（详见第六章第九节）、强直性脊柱炎（详见第九章第一节）、原发性干燥综合征关节炎等多种疾病。本节重点讲述原发性指（趾）间／掌指（跖趾）骨关节炎，该病好发于中老年人。

病因病机

长期活动手、足部使局部摩擦过多，造成局部出血、渗出、粘连、增厚，从而继发滑囊改变；局部关节软骨弹性下降甚至脱落；关节附近骨质改变，如骨赘形成。

临床表现

1. 症状

（1）受累关节酸胀疼痛，活动后加重，休息后可有缓解。

（2）手部关节酸胀疼痛、活动受限。

2. 体征

患者平躺，检查者站于患者的右侧，注意双侧对比。

（1）受累关节压痛、肿胀、屈伸功能障碍。急性期还可见关节红、肿、热、痛表现。

（2）关节骨性硬性组织肥大较为常见。足部可见足外翻，手部可见指屈曲畸形。

3. 影像检查

X线示关节软骨可有硬化，关节边缘可见骨赘形成，相应关节间隙变窄。

治疗

◎ 准备工作

患者仰卧位，手背或足尖朝上，腕下或足跟下可垫一软枕。

◎ 操作

（1）于病灶周围寻找高张力点，其多位于受累关节侧面等处，如指（趾）间关节两侧（关节侧副韧带）、掌指（跖趾）关节背侧骨突附近压痛点（图6-2-1）。下面以手部为例，标记后常规消毒，铺无菌孔巾。

（2）于定点处选用5ml一次性注射器，抽取1%利多卡因每点注射1~2ml行局部麻醉。

（3）施术

①指（趾）间关节两侧：刀口线平行韧带走行方向垂直刺入定点，达两侧的韧带即刀下有韧性时，继续进针直达骨面，即关节囊附着处，先纵行疏通1~2刀，横行剥离1~2刀，再调转刀口，纵切1~2刀，针下松动即出针刀（图6-2-2）。注意：针刺指间关节时，若将远、近节指间关节横断面掌侧定为6点、背侧

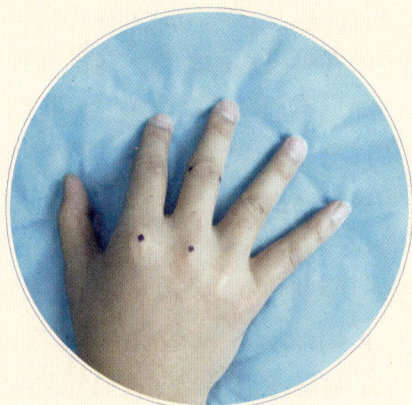

图 6-2-1　定点标记

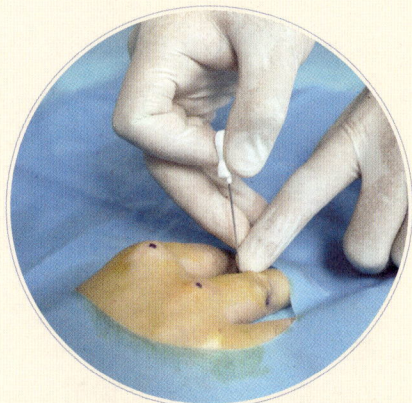

图 6-2-2　针刀操作1

定位为 12 点，安全区域则是 6 点、9~12 点、12~3 点，除神经卡压，不可在 4、5、7、8 点处行针刀操作。

②指（跖趾）关节背侧骨突附近压痛点：刀口线平行肌纤维方向垂直刺入定点，直达骨面，先纵行疏通 2~3 刀，再将针体倾斜 60°，平行骨面慢探至关节囊内侧，横切 2~3 刀，针下有松动感即出针刀（图 6-2-3）。

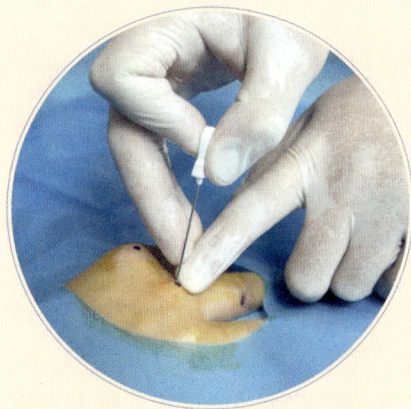

图 6-2-3 针刀操作 2

（4）出针刀随即按压针眼 1~3 分钟，最后用无菌敷料覆之。术毕，术者充分屈伸患者受累关节，勿用暴力，治疗完毕。每 5~7 天一次，视病程长短和病情严重程度一般治疗 1~2 次。嘱患者局部 24 小时保持干燥，勿食辛辣刺激食物，以防感染。

康复调护

（1）保暖：注意手足部的保暖。

（2）避免损伤：适度进行手部屈伸活动，穿合适的平底鞋，适当运动，急性期制动。

（3）药物疗法：急性期不建议针刀治疗，建议采用内服、外敷药物治疗，减轻症状，保护关节软骨。

（4）功能锻炼：平时应配合正规的康复手法和理疗。

第三节　腕背侧腱鞘囊肿

腕背侧腱鞘囊肿（dorsal carpal thecal cyst）是发于腕背侧的浅表的卵圆形的囊性肿物，内有淡黄色或透明胶冻状物。其包膜完整，分单房性和多房性。任何年龄均可发病，以青、中年人多见，女性多于男性。

病因病机

病因尚不明确。现多认为是慢性损伤、受凉或外伤导致的局部结缔组织营养不良、退变引起的粘连、渗出、囊内压增高、肿大。

临床表现

1. 症状

局部肿块隆起，生长缓慢，可无不适感，部分患者时有酸胀、轻度疼痛和乏力感，活动后加重，症状严重者还可存在功能障碍。

2. 体征

患者取坐位，检查者站于患者的右侧，注意双侧对比。

（1）畸形：腕背侧尤其是指总伸肌腱桡侧关节囊处可触及 0.6~2.5cm 大小的囊性卵圆状物，质地坚韧，表面光滑有弹性，边缘清楚，皮色不变，活动度差。早期囊内为胶冻状物，中期呈纤维化，后期可见钙化。针刀治疗多适用于早期和中期。

（2）压痛：按压囊肿处可有酸胀感或放射性痛。

3. 影像检查

（1）X 线示骨关节无改变。

（2）超声检查：为首选影像学检查。新近的肿物多为无回声，陈旧性的肿物内多为低回声或者中等回声，后方有回声增强效应，邻近的肌腱、骨、关节无异常，有时在囊肿周围可见少许血流信号。

治疗

准备工作

患者取坐位或仰卧位，患侧朝上，腕下垫一软枕，充分暴露患处。

操作

（1）选取囊肿远端基底处（图 6-3-1），标记后常规消毒，铺无菌孔巾。

（2）选用 5ml 一次性注射器，抽取 1% 利多卡因每点注射 1~2ml 注入囊

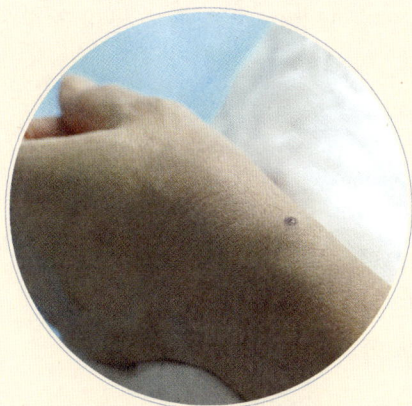

图 6-3-1　定点标记

肿腔内行局部麻醉。

（3）施术：术者食指固定囊肿，刀口线平行肌纤维方向向囊肿远端基底部呈 45° 角刺入（图 6-3-2），刀下有落空感后，继续缓慢进针至其对侧，刀下有阻塞感时纵切 2 刀，再将针刀稍后提，并向囊壁各个方向分别纵切 1~2 刀（图 6-3-3），以穿透囊壁而不损伤肌腱为度，其后即出针刀。注意操作时针刺不可过

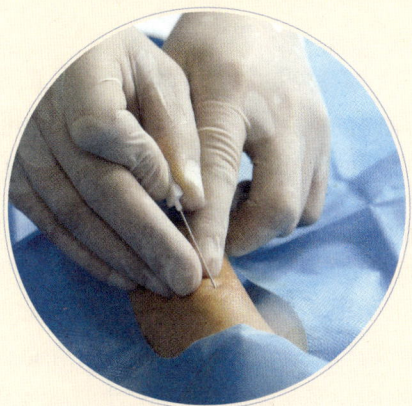

图 6-3-2　针刀操作 1

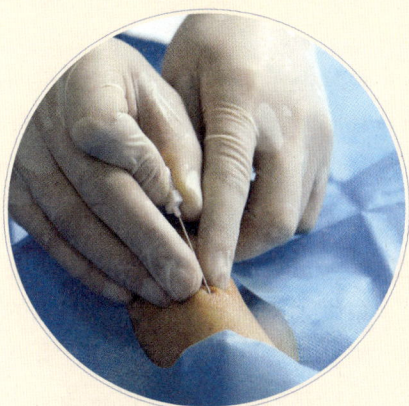

图 6-3-3　针刀操作 2

深，以免误伤神经、血管、肌腱等。

（4）出针刀后术者拇、食指由周边到中心挤压囊肿，以排出囊肿内的胶冻状物（图 6-3-4），清理并消毒后用无菌敷料覆之。术毕，将消毒后的硬币置于无菌敷料上并加压包扎，以防切开的囊壁过早愈合影响治疗效果，一般 1 次即愈，复发者可于 1 周后再行治疗。嘱患者局部 24 小时保持干燥，勿食辛辣

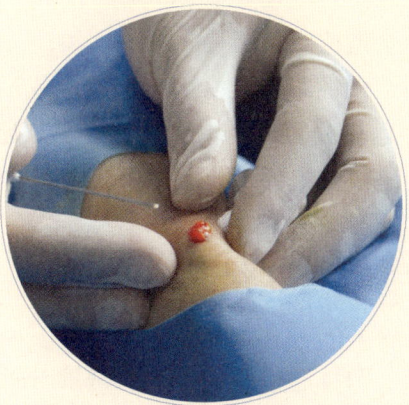

图 6-3-4　囊肿内的胶冻状物

刺激食物，以防感染。此外，该病预后好但易复发，治疗前应与患者充分沟通。

康复调护

（1）保暖：注意手部保暖。

（2）避免损伤：注意休息，不宜手持重物，减少鼠标的使用。

（3）康复：术后3天可适度做旋转手腕动作或局部按摩。

第四节 跟腱炎

跟腱炎（Tendinitis）指因长期站立、外伤、感染或超负荷运动导致的跟腱及其周围疼痛，跖屈时加重并伴有活动障碍的疾病，分为急性跟腱炎和慢性跟腱炎。好发于中青年，尤其是患有扁平足者，冬季为多。

病因病机

跟腱起于腓肠肌和比目鱼肌的中部，止于跟骨结节，是人体最粗长的肌腱。跟腱与皮肤之间有跟腱后滑囊，跟腱止端与跟骨骨面之间有跟后滑囊。

急性跟腱炎常因剧烈运动时，小腿三头肌突然剧烈收缩并牵拉肌腱或因小腿三头肌肌肉受损、顺应性变差，抗张力变弱，导致跟腱的微小撕裂，使跟腱附近迅速充血、水肿、疼痛，迁延不愈者可形成慢性跟腱炎，严重时甚至会造成跟腱断裂。

慢性跟腱炎常因长期站立或运动后，小腿三头肌和跟腱反复受到牵拉，血运较差的跟腱周围受到损伤并超过自身修复能力，从而出现充血、粘连、挛缩、疤痕、钙化，刺激周围的神经末梢而形成。

临床表现

1. 症状

（1）急性跟腱炎症状持续时间短，发病急，其跟腱周围疼痛和踝关节屈伸障碍较慢性跟腱炎更为明显。

（2）慢性跟腱炎症状持续时间较长，跟腱附着部疼痛，活动后加重。

2. 体征

（1）急性跟腱炎可出现跟腱周围肿胀、压痛、皮温升高、活动受限，甚则跛行，进行足跖屈抗阻力试验时疼痛加剧。

（2）慢性跟腱炎表现为跟腱周围压痛感、轻微肿胀、踝关节屈伸受限甚至腱围变硬、呈梭形改变等。

3. 影像检查

X 线表现可无异常，也可表现为腱周增粗或钙化。跟腱炎应与跟腱断裂相鉴别，怀疑断裂者应行 B 超或核磁共振（MRI）检查，跟腱断裂者不可针刀治疗。

治疗

◎ **准备工作**

患者俯卧位，双足外旋，患足足踝前垫一软枕。

◎ **操作**

（1）选取跟腱附着点稍上及其两侧明显压痛点（图 6-4-1），标记后常规消毒，铺无菌孔巾。

（2）选用 5ml 一次性注射器，抽取 1% 利多卡因 1~2ml 依次刺入以上操作点，回抽无血后行局部浸润麻醉。

（3）施术

①慢性跟腱炎：针刀刀口线与跟腱纵轴平行，针体与皮肤垂直并快速刺入皮肤，探至骨面后稍上提 3~5mm，做纵行切剥 2~3 次（图 6-4-2），刀下松动即出针刀，各点操作方法如上，但操作跟腱两侧的点时

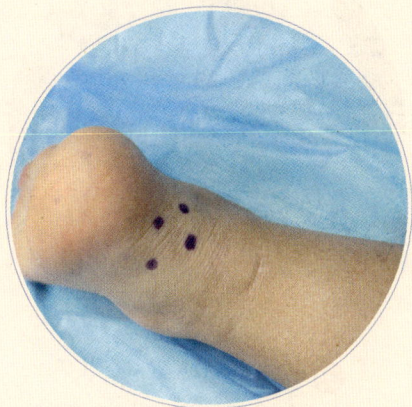

图 6-4-1　定点标记

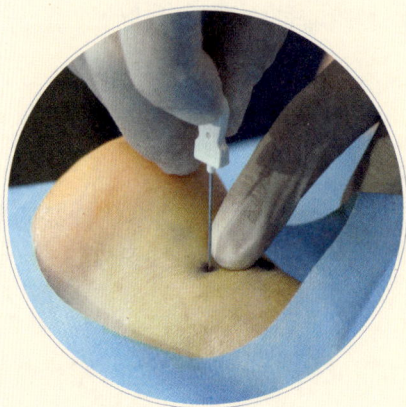

图6-4-2 针刀操作1

可以在出刀前剥离跟腱前的软组织，有松动感时出刀。

②急性跟腱炎：刀口线与跟腱纵轴平行，针体与皮肤垂直并快速刺入，探至骨面后稍上提，做纵行疏通剥离2~3次，刀下松动后出刀，各点治疗同上。针刀治疗后，在跟腱腱鞘（约距跟骨上方5cm处）及其周围消毒、铺巾，并选用5ml一次性注射器，抽取1%利多卡因1ml、曲安奈德注射液10mg、灭菌注射用水1ml混合液刺入跟腱腱鞘内及压痛点处，回抽无血、穿刺针不随踝关节运动而运动、注射时无阻力时，每点注药1~2ml（图6-4-3）。

③小腿三头肌肌肉紧张者，经消毒、铺巾、麻醉后可在肌腹上横切3~4次以缓解痉挛、紧张的肌肉，肌肉力量差者可纵刀疏通，改善局部血供（图6-4-4）。

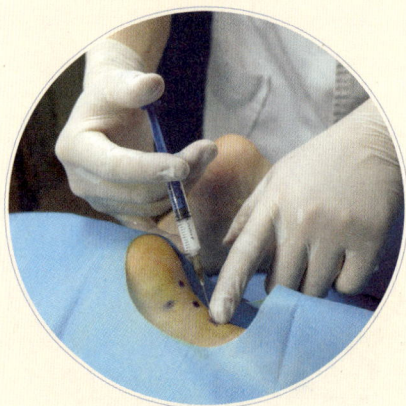

图6-4-3 局部封闭治疗

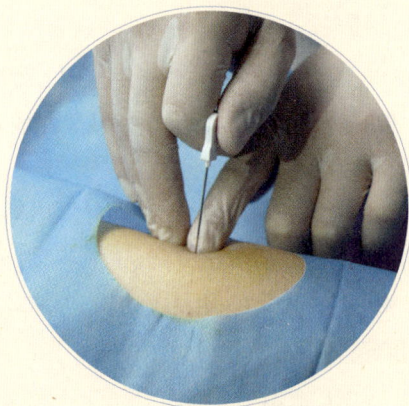

图6-4-4 针刀操作2

（4）术后随即按压针眼1~3分钟，最后用无菌敷料覆之。针刀治疗每5~7天一次，3次为一疗程。注射治疗4~6周后可再行治疗，症状有改善者一年内可治疗1~3次，不宜过于频繁，因跟腱部位血供较差，注射糖皮质激素过量可增加跟腱变性甚至断裂的风险。嘱患者局部 24 小时保持干燥，勿食辛辣刺激食物，以防感染。针刀治疗后局部减张减压，软组织得到松解，局部循环得到改善，此时进行封闭治疗有助于更好地发挥药效，减轻炎症反应。

康复调护

（1）保暖：注意足部的保暖。

（2）避免损伤：急性期宜制动，局部冷敷，非急性期要减轻运动强度并减少运动量，同时选用合适的鞋。

（3）功能锻炼：小腿三头肌发力进行足底压网球训练、足趾抓毛巾训练，以改善足底筋膜和跟腱问题。

（4）预防：平时运动前要做热身，运动后拉伸、放松小腿三头肌；睡前热水浸泡足部和小腿，促进下肢肌肉、韧带和关节的血液循环，预防跟腱炎的发生。

第五节　足跟痛

足跟痛（calcaneodynia）是各种疾病引起的以跟骨周围急、慢性疼痛为主的临床症状，可见于骨肿瘤、骨性关节炎、跟骨结核、强直性脊柱炎、骨质疏松、肌腱端病、痛风、足跟部外伤或感染、跟骨骨质疏松症、跟骨高压症、神经性跟痛、踝管综合征以及因慢性损伤导致的多种类型的疾病。

临床上常特指局部慢性损伤导致的跟骨跖面疼痛，其好发于长期站立、跑跳或负重行走者，体型肥胖和扁平足者尤为多见，男女比例约为 2∶1。常见病因有足底纤维脂肪垫炎、跟骨骨刺、跟骨下滑囊炎、足底筋膜炎等，其中足底筋膜炎详见本章第六节。

病因病机

1. 跟骨下滑囊炎

跟下滑囊位于脂肪垫与跟骨之间。常因外伤、劳损及感受风寒湿，使足底腱膜长期处于紧张状态，在跟骨的附着处产生炎性渗出、水肿而致。

2. 跟骨骨刺

因跖腱膜及足部第一层跖肌前薄而宽、后厚而窄。长期站立、跑跳等使跖腱膜持续受压，从而导致跖腱膜挛缩，不断牵拉跟骨附着处，为了恢复力的平衡，增加腱膜长度，减少腱膜的撕裂，钙质、磷质在附着点逐渐沉积并形成跟骨骨刺。

3. 足底纤维脂肪垫炎

跟骨脂肪垫作用是缓冲力的冲击，防止震荡。其炎症多由高处落下足跟着地的外伤或足跟反复踩地的劳损造成，它们可破坏跟垫内的纤维间隔组织和脂肪垫，使局部充血、水肿、粘连、挛缩并刺激脂肪垫内的小神经；脂肪垫萎缩常因久病或使用激素而致。

临床表现

1. 症状

均表现为足跟持续性疼痛、行走艰难，单侧或双侧同时发病。

（1）跟骨骨刺：轻者，跟下酸胀不适；重者，跟下可有撕裂样疼痛，不敢着地。其症状多于晨起发病或加重，稍活动后缓解，活动增多时又逐渐加重。

（2）跟骨下滑囊炎：足跟下疼痛肿胀，轻者经休息可自愈。

（3）足底纤维脂肪垫炎：足跟呈持续性胀痛，站立或行走时加重，甚至被迫跳跃性跛行。

2. 体征

检查时患者俯卧位，检查者站于患者的右下方，注意双侧对比。

（1）跟骨骨刺：患侧足弓加深，被动背伸踝关节时跟下疼痛加重，跟骨结节前缘偏内侧压痛明显，有绷紧感，骨刺较大者可触及骨性隆起。

（2）跟骨下滑囊炎：好发于青壮年，压痛明显，触之有饱满感或囊性感。

（3）足底纤维脂肪垫炎：足跟负重区偏内侧有压痛，较为表浅，范围较广，偶可在皮下与跟骨间触及可滑动的硬结。

3. 影像检查

跟骨骨刺 X 线侧位检查示跟骨结节前可见鸡嘴样骨刺；跟骨下滑囊炎部

分患者 X 线可有轻微骨质增生；足底纤维脂肪垫炎可有脂肪垫钙化；足底纤维脂肪垫炎 X 线无明显异常表现。

治疗

一、跟骨骨刺

◎ 准备工作

患者俯卧位，双足外旋，患足足踝前垫一软枕。

◎ 操作

（1）令患者足背伸，在足跟处寻找最明显的压痛点，痛点多位于跟骨内侧结节及跖腱膜起点 2~3cm 处（图 6-5-1），标记后常规消毒，铺无菌孔巾。

（2）选用 5ml 一次性注射器，抽取 1% 利多卡因 1~3ml 刺入压痛点，回抽无血后行局部浸润麻醉。

（3）施术：选用 0.8*50 的针刀，刀口线与足底纵轴平行，针体与足底皮肤呈 60° 角快速刺入皮肤，缓慢探至骨刺尖端，做纵行切剥 2~3 次，再将刀口线旋转 90°，横行切剥 2~3 次，刀下松动即出针刀（图 6-5-2）。

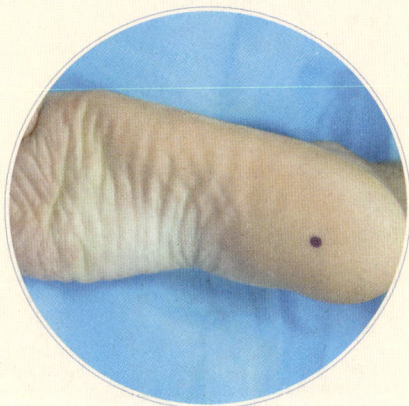

图 6-5-1　定点标记

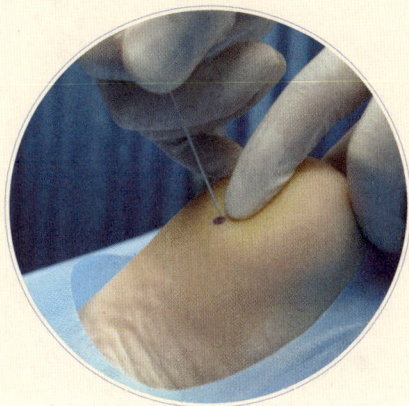

图 6-5-2　针刀操作 1

（4）出针刀随即按压针眼 1~3 分钟，最后用无菌敷料覆之。术毕，术者将患足背伸到最大限度后，突然增加力度，推弹足背使其过度背伸 1~2 次，力度要适中，治疗完毕（图 6-5-3）。一般 1 次即愈，不愈者 7 天后可再行治疗。嘱患者局部 24 小时保持干燥，勿食辛辣刺激食物，以防感染。

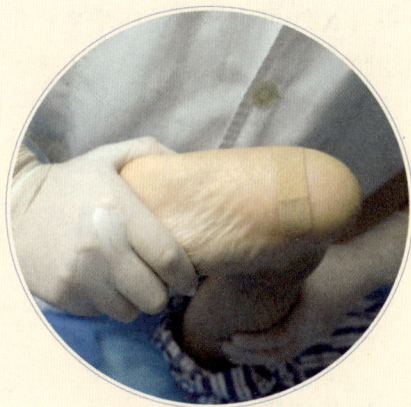

图 6-5-3　背伸足背

二、跟骨下滑囊炎

◎ 准备工作

患者俯卧位，双足外旋，患足足踝前垫一软枕。

◎ 操作

（1）令患者足背伸，在足跟处寻找最明显的囊性压痛点，标记后常规消毒，铺无菌孔巾。

（2）选用 5ml 一次性注射器，抽取 1% 利多卡因 1~3ml 刺入压痛点，回抽无血后行局部浸润麻醉。

（3）施术：针刀刀口线与足底纵轴平行，针体与足底皮肤呈 60° 角快速刺入皮肤，到达跟骨结节前时向前慢探，穿跖腱膜后达骨面，先纵行切开 1~2 刀，再横行剥离 1~2 刀（图 6-5-4）。

（4）出针刀随即按压针眼 1~3 分钟，最后用无菌敷料覆之。术毕，术者使患足背屈到最大限度后，突然增加力度，推弹足背使其过度背屈 1~2 次，力度要适中，治疗完毕。一般 1 次即愈，不愈者 7 天后可再行治疗。嘱患者局部 24 小时保持干燥，勿食辛辣刺激食物，以防感染。

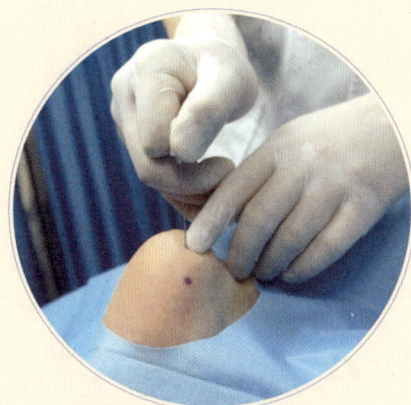

图 6-5-4　针刀操作 2

三、足底纤维脂肪垫炎

◉ **准备工作**

患者俯卧位，双足外旋，患足足踝前垫一软枕。

◉ **操作**

（1）令患者足背伸，在足跟处寻找明显的压痛点，标记后常规消毒，铺无菌孔巾。

（2）选用 5ml 一次性注射器，抽取 1% 利多卡因 1~3ml 刺入压痛点，回抽无血后行局部浸润麻醉。

（3）施术：针刀刀口线与足底纵轴平行，针体与足底皮肤呈 60°角快速刺入压痛点骨面处，做纵行切剥 2~3 次，再横刀切 1~2 次，松解粘、钙化的组织，刀下松动即出针刀（图 6-5-5），出刀后挤出少量血液即可。针刀后再配合封闭治疗效果更佳。

（4）最后用无菌敷料覆之。一般 1 次即愈，不愈者 7 天后可再行治疗。嘱患者局部 24 小时保持干燥，勿食辛辣刺激食物，以防感染。

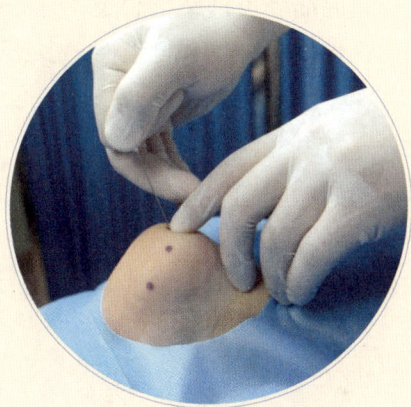

图 6-5-5　针刀操作 3

足跟痛的病因很多，可单独也可同时发病。比如，跟骨骨刺可伴有跟下滑囊炎、跟下脂肪垫炎，此时患足多有 2 个以上压痛点，应分别进行治疗。

此外，腰骶筋膜受损时，下肢肌肉因代偿而紧张，导致腓肠肌和比目鱼肌收缩，或者仅小腿后部肌群紧张并牵拉跟骨，使跖筋膜的张力增加，间接导致足跟痛。故兼有腰骶部筋膜或小腿症状的足跟痛患者可在腰骶筋膜或小腿三头肌肌腹上横切几刀。

康复调护

（1）注意足部保暖，并且每天用温水泡脚，水位超过小腿为宜，从而改善局部血液循环，缓解疼痛。

（2）避免损伤：勿长时间站立，减轻运动强度并减少运动量，穿宽松、大小合适的厚软底鞋，可选用"U"型鞋垫。

（3）功能锻炼：①足背伸功能锻炼：踝背屈、趾背屈后持续牵拉掌腱膜到最大限度 15~30 秒，3 次为 1 组，每天 3 组。②松解跖筋膜：脚下可来回滚动泡沫轴来减轻跖筋膜张力。

第六节　足底筋膜炎

足底筋膜炎即跖腱膜炎，是一种长时间站立或跑跳等引起的足底部的慢性损伤性疾病，具有自限性，多见于中老年人。

病因病机

足底筋膜即为跖腱膜，是足底深筋膜中间部的增厚部分，呈三角形，坚韧致密，起于跟骨结节前缘内侧，止于跖骨。足底筋膜反复受到牵拉形成慢性损伤，产生撕裂、粘连、疤痕，刺激或卡压跟前神经或神经末梢。

临床表现

1. 症状

通常无明显外伤史，起病缓慢。跟骨内侧结节、足心部及远隔部位局限性疼痛，可有胀裂感，晨起、过多运动或长时间休息后加重，垫高足跟、轻微活动后症状缓解。

2. 体征

患者平躺，检查者站于患者的右侧，注意双侧对比。一手令患者足背伸，一手按压足底痛点时患侧痛阈明显低于健侧，但感觉无异常，局部软组织可有僵硬或轻微红肿。

3. 影像检查

X 线可伴有钙化、骨刺或骨质增生。

治疗

准备工作

患者俯卧位，双足外旋，患足足踝前垫一软枕。

操作

（1）令患者足背伸，在足底部寻找最明显的压痛点及跟骨结节前缘内侧（图6-6-1），标记后常规消毒，铺无菌孔巾，戴无菌手套。

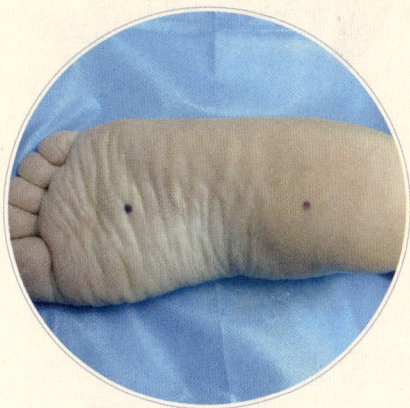

（2）选用5ml一次性注射器，抽取1%利多卡因刺入压痛点，每点注射1~2ml，回抽无血后行局部浸润麻醉。

（3）施术

①跟骨结节前缘内侧压痛点：操作方法同跟骨骨刺，针刀刀口线

图 6-6-1　定点标记

与足底纵轴平行，针体与足底皮肤呈60°角快速刺入压痛点，在骨面上先纵行切剥2~3次，再将刀口线旋转90°，横行切剥2~3次，切开挛缩变性的软组织，并切断小部分腱膜纤维。症状顽固性者可切断被嵌压的"跟前神经"，并刺切跖腱膜跟骨附着点以减轻过强的拉力，刀下松动即出针刀。

②足心部及远隔部位压痛点：针刀刀口线与足底纵轴平行，针体与足底皮肤垂直快速刺入压痛点，横切压痛点及其周围、跟骨结节前缘内侧（图6-6-2），不宜过深，透皮即可，以防止肌腱损伤。腰骶筋膜受损时，下肢肌肉因代偿而紧张，导致腓肠肌和比目鱼肌收缩，或者仅小腿后部肌群紧张并牵拉跟骨，

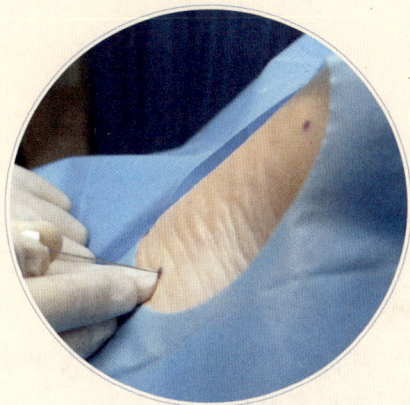

图 6-6-2　针刀操作

使跖筋膜的张力增加，间接导致足跟痛。故兼有腰骶部筋膜或小腿症状的足跟痛患者可在腰骶筋膜或小腿三头肌肌腹上横切几刀。

（4）出针刀，最后用无菌敷料覆之。术毕，术者使患足背屈到最大限度后，突然增加力度，推弹足背使其过度背屈 1~2 次（图 6-6-3），力度要适中，治疗完毕。嘱患者局部 24 小时保持干燥，勿食辛辣刺激食物。术中要做好消毒措施，术后宜配合微波治疗以防感染。

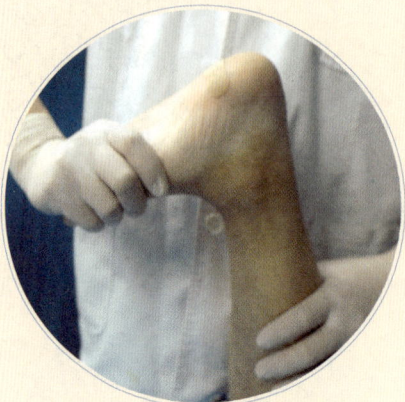

图 6-6-3　背屈足背

康复调护

（1）保暖：注意足部保暖。

（2）避免损伤：注意休息，勿长时间站立，尽量穿合适的平底鞋。

（3）功能锻炼：①适度做垫脚运动，慢慢抬起脚跟再慢慢放下。②松解跖筋膜：脚下可来回滚动泡沫轴来减轻跖筋膜张力。③做脚趾抓毛巾训练。

（4）泡脚：每天用温水泡脚，水位超过小腿为宜，从而改善局部血液循环，缓解疼痛。

第七节　足背腱鞘囊肿

足背腱鞘囊肿（dorsum pedis thecal cyst）是发于足背侧的包膜完整的囊性肿物，内有淡黄色胶冻状物，女性多见。

病因病机

病因尚不明确。现多认为是慢性损伤、扭伤或外伤导致的局部结缔组织营养不良、退变引起的粘连、渗出、囊内压增高、肿大。

临床表现

1. 症状

局部肿块隆起，生长缓慢，可无不适感，部分患者时有酸痛和乏力感，行走时加重，少数患者可有刺痛、放射痛或麻木感。

2. 体征

患者取坐位，患足平放在检查台上，检查者站于患者的右侧，注意双侧对比。

（1）畸形：足背侧尤其是足背动脉外侧的趾长伸肌腱腱鞘处可触及囊状物，直径一般不超过 2cm，质地坚韧，表面光滑有弹性，边缘清楚，活动度差。早期囊内为胶冻状物，中期呈纤维化，后期可见钙化。针刀治疗多适用于早期和中期。

（2）压痛：按压囊肿处酸胀感或放射性痛可加重。

3. 影像检查

（1）X 线示骨关节无改变。

（2）超声检查：超声为首选影像学检查。新近的肿物多为无回声，陈旧性的肿物内多为低回声或者中等回声，后方有回声增强效应，邻近的肌腱、骨、关节无异常，有时在囊肿周围可见少许血流信号。

治疗

准备工作

患者取仰卧位，患处朝上，充分暴露患处。

操作

（1）选取囊肿远端基底处（图 6-7-1），标记后常规消毒，铺无菌孔巾。

（2）选用 5ml 一次性注射器，抽

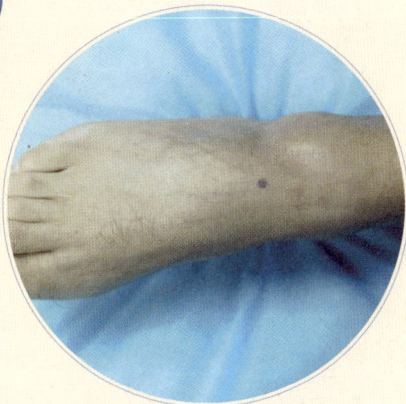

图 6-7-1 定点标记

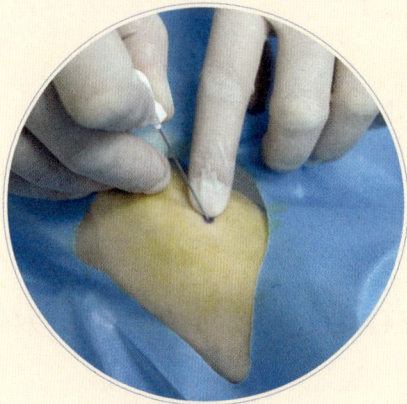
图 6-7-2　针刀操作

取 1% 利多卡因 1~2ml，注入囊肿腔内行局部麻醉。

（3）施术：术者左手拇、食指固定囊肿后，刀口线平行肌纤维方向向囊肿远端基底部平刺，刀下有落空感后，继续缓慢进针至其对侧并纵切 2 刀，再将针刀稍后提，并向囊壁各个方向分别纵切 1~2 刀，以穿透囊壁而不损伤肌腱为度，其后即出针刀（图 6-7-2）。注意操作时针刺不可过深，以免造成深层重要组织损伤。

（4）出针刀后拇、食指对称用力由四周到中心挤压囊肿，以排出囊肿内的胶冻状物，清理并消毒后用无菌敷料覆之。一般 1 次即愈，复发者可于 1 周后再行治疗。嘱患者局部 24 小时保持干燥，勿食辛辣刺激食物，以防感染。此外，该病易复发，治疗前应与患者充分沟通。

康复调护

（1）保暖：注意足部保暖。

（2）避免损伤：注意休息，勿长时间走路，尽量穿合适的平底鞋。

（3）康复：术后 3 天可适度进行局部按摩。

第八节　拇囊炎

拇囊炎（bunion）是指发生于第一跖趾关节内侧滑囊的无菌性炎症，多继发于拇外翻。多呈对称性发病，中老年人常见，女性多于男性。

病因病机

1. 遗传

与常染色体显性遗传有关，50% 以上的患者有相关家族史。

2. 损伤

长期穿高跟尖头鞋，足部被动跖屈且足底压力前移，踇收肌和踇短屈肌收缩，踇长伸肌被动拉长，且足部与鞋面长期摩擦，使局部产生粘连、挛缩、钙化、关节囊增厚，促使拇外翻和第一跖骨内翻，甚至形成疼痛性滑囊即拇囊炎；长期行走使足部软组织劳损、足底应力松弛、压力分布异常，从而产生畸形和炎症反应。

临床表现

1. 症状

第一跖趾关节关节囊附近红肿、疼痛，呈半球形向内侧突出，屈伸功能障碍、穿鞋困难、行走受限。类风湿、痛风也可出现类似症状，可借助病史、兼症、实验室检查加以辅助鉴别。

2. 体征

患者平躺，检查者站于患者的右侧，注意双侧对比。

（1）患足前部增宽、足弓塌陷。

（2）患侧第一跖趾关节皮肤增厚，有压痛，拇趾过度外展，第一跖骨过度内收，甚至可出现旋转畸形和跖趾关节脱位、半脱位、皮肤感染。当皮肤感染、处于急性发作期及拇外翻角＞30°时不建议针刀治疗。

（3）除拇趾外其余四指可形成锤状趾和疼痛性胼胝、小趾内翻等。

3. 影像检查

X线：拇外翻角＞15°或（和）第1~2跖骨间角＞9°；可有骨质疏松及关节间隙变窄；第1跖骨头内侧可形成骨赘，第1跖趾关节可向外半脱位。

治疗

◎ **准备工作**

患者依定点先取仰卧再取俯卧位，充分暴露患处。

◎ **操作**

（1）选取拇滑囊、第一跖趾关节囊内侧、第一近节跖骨背侧肌腱

（图 6-8-1）、踇收肌止点（拇趾第一跖骨底外侧）（图 6-8-2）及周围压痛点，轻者选取踇收肌止点及周围压痛点即可，标记后常规消毒，铺无菌孔巾。

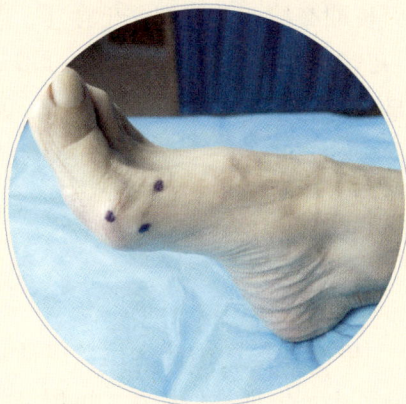

图 6-8-1　定点标记 1

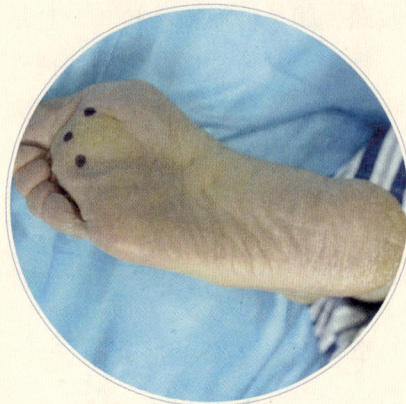

图 6-8-2　定点标记 2

（2）于标记点处选用 5ml 一次性注射器，抽取 1% 利多卡因每点注射 1~2ml 行局部麻醉。

（3）①拇滑囊及第一跖趾关节囊内侧：刀口线平行肌纤维方向刺入拇滑囊（跖骨头内侧）直达骨面，先纵行疏通 2~3 刀，再将针体倾斜 60°，平行骨面慢探至第一跖趾关节囊内侧，横切 2~3 刀，针下有松动感即出针刀（图 6-8-3）。

②第一近节跖骨背侧肌腱：刀口线平行肌纤维方向刺入第一近节跖骨背侧肌腱直达骨面，再将针体向外侧稍倾斜，纵切 2~3 刀，针下有松动感即出针刀（图 6-8-4）。

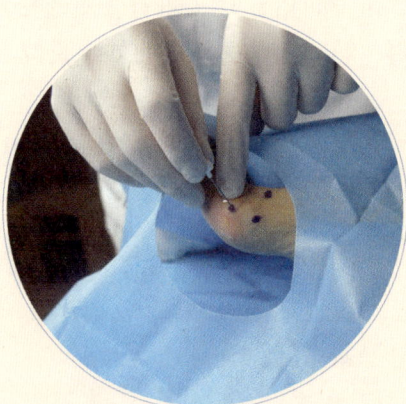

图 6-8-3　针刀操作 1

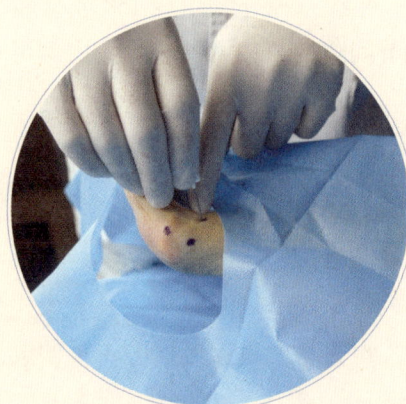

图 6-8-4　针刀操作 2

③踇收肌止点及周围压痛点：刀口线平行肌纤维方向刺入第一跖趾关节囊外下侧指蹼处直达骨面，纵行疏通剥离2~3刀，针下有松动感即出针刀（图6-8-5）。

（4）出针刀随即按压针眼1~3分钟，最后用无菌敷料覆之。术毕，有条件者可在第1、2趾缝间放1cm厚纱布并通过踝关节作"8"字形绷带包扎以防止拇趾过度内翻，治疗完毕。每5~7天1次，视病程长短和病情严重程度一般治疗3~5次。嘱患者局部24小时保持干燥，勿食辛辣刺激食物，以防感染。

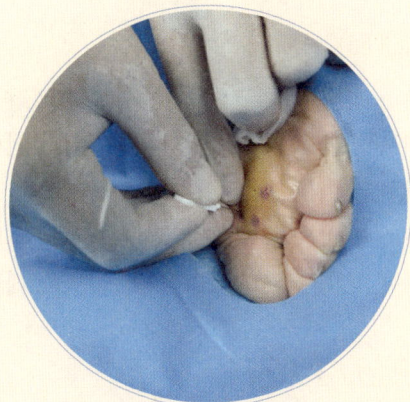
图 6-8-5 针刀操作3

康复调护

（1）保暖：注意足部的保暖，非急性期可每天用热水泡脚。

（2）避免损伤：平时要穿宽松柔软的鞋子，矫形鞋尤佳，尽量不穿高跟鞋及尖头硬底鞋。

（3）注意姿势：注意变换姿势，防止第一跖趾关节受压，长期处于负重状态。

（4）功能锻炼：足趾抓毛巾训练；主动或被动进行第一跖趾关节处跖屈和背伸训练，角度以微痛为度。

第九节　痛风性关节炎

痛风性关节炎（gouty arthritis）是因机体嘌呤代谢紊乱、血尿酸生成或排泄异常，引起尿酸盐结晶沉积于关节及其周围的炎性疾病。该病具有自限性但易反复急性发作，并呈进行性加重。一般多发于中老年男性，但近年来发病年龄趋于年轻化且发病率呈上升趋势。

病因病机

痛风性关节炎分为原发性和继发性两种，前者具有遗传倾向，后者病因与心、脑、肾等疾病相关，应同时注重控制原发病。正常情况下机体每天生成和排出的尿酸量处于平衡状态。当机体嘌呤合成、摄入过多或经肾排泄减少时，血尿酸也增多，使尿酸盐浓度过饱和（血尿酸浓度＞80mg/L）形成结晶并沉积于关节及其周围，从而刺激局部，产生炎症反应。

临床表现

1. 症状

（1）痛风性关节炎早期发病隐匿，可无症状，而仅有血尿酸升高。

（2）急性发作期发病急骤，关节及其周围疼痛剧烈，活动受限，夜间加重。以第一跖趾关节最为常见，其他关节也可发病，多为非对称性。常于劳累或大量饮酒、食用海鲜、动物内脏、豆类等高嘌呤食物后加重。

（3）间歇期可无症状。

（4）慢性者关节僵硬、活动不利。重者可伴有严重肾病。

2. 体征

患者平躺，检查者站于患者的右侧，注意双侧对比。

（1）急性期患侧关节及其周围呈暗红色肿胀，皮温升高，疼痛拒按，时可伴有发热、乏力等全身症状。

（2）急性期可见血尿酸升高，血沉增快。

（3）慢性期可形成痛风石、关节畸形，甚至出现窦道、皮损，缠绵难愈。

3. 影像检查

X线急性关节炎可见局部软组织肿胀；慢性关节炎可见骨质呈虫蚀状或穿凿状缺损，关节间隙变窄，有时还可见痛风石的钙化影。

治疗

🌸 准备工作

患者仰卧位，踝关节取中立位。

🌸 操作

（1）在患处寻找明显压痛点，标记后常规消毒（图6-9-1），铺无菌孔巾。

（2）于痛点处选用5ml一次性注射器，抽取1%利多卡因每点注射1~2ml行局部麻醉。

（3）施术

①无痛风石者：刀口线平行肌纤维方向垂直刺入定点，若经过关

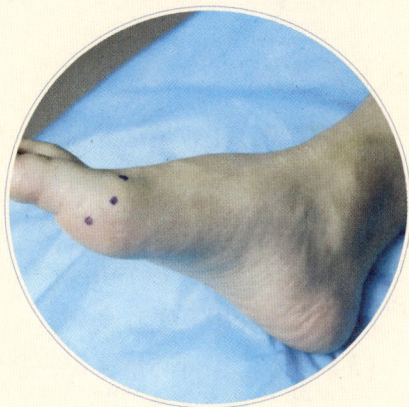

图 6-9-1　定点标记

节囊，先纵行疏通2~3刀，继续进针刀使之达骨面后，再向关节方向铲剥2~3刀，刀下松动即出针刀（图6-9-2）。

②有痛风石者：刀口线平行肌纤维方向垂直刺入痛风石处，再倾斜针体，使之与皮肤约呈45°角，由周边向中间横向剥离痛风石（图6-9-3），切勿损伤神经、血管。

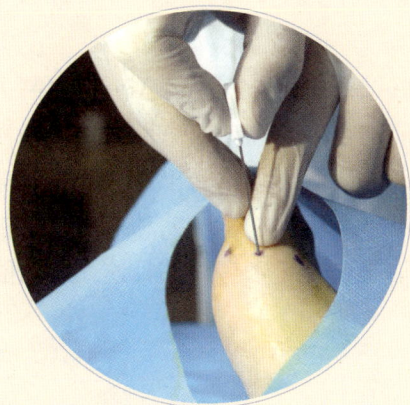

图 6-9-2　针刀操作1

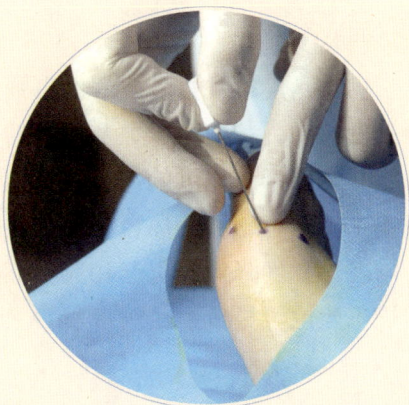

图 6-9-3　针刀操作2

（4）出针刀后挤压针孔，有条件者可用真空罐抽吸，排出病灶处瘀血、组织液及其他病理产物，减轻关节及其周围压力，清理并消毒后用无菌敷料覆之。每 5~7 天治疗 1 次，视病程长短和病情严重程度一般治疗 1~2 次。嘱患者局部 24 小时保持干燥，勿食辛辣刺激食物，以防感染。

康复调护

（1）保暖：注意足部的保暖，睡眠时可垫高足部。

（2）避免损伤：平时不可过度劳累，要注意休息，急性期制动。

（3）合理用药：平时注重监测血尿酸水平，尿酸高者应正规用药。

（4）节制饮食：多食用新鲜的绿色蔬菜，多饮水，不喝酒，不暴饮暴食，尽量避免食用高嘌呤食物，尤其是海鲜及动物肝脏。

（5）情志：保持心情愉快，避免精神刺激。

第十节　手足韧带损伤后挛缩

手足韧带损伤后挛缩（contracture of hand and foot ligament after injury）是指因外伤、劳损或术后日久手足部自体修复不当，造成局部韧带挛缩，并引起相应形态变化或功能障碍的疾病。该病好发于运动员、体力劳动者及手足术后者。

病因病机

韧带是连接骨与骨之间的有弹性的致密结缔组织，能稳固关节、限制关节过度运动，其中贴于关节囊外的韧带还能加强关节囊。因急性损伤或慢性劳损，过度牵拉周围的韧带及其他软组织，造成局部渗出、出血，若未及时或不正确治疗，在机体自身修复过程中局部可产生粘连、挛缩和疤痕，使韧带增厚、弹性降低并引起相应功能障碍；临床上手足术后局部粘连或者功能锻炼不当也可导致手足韧带挛缩。

临床表现

1. 症状

（1）患处活动不灵活，可有弹响声。

（2）疼痛轻重不等，一般在大幅度活动后疼痛加重。

（3）有僵硬、紧张感，时有乏力感，部分患者有麻木感。

2. 体征

患者平躺，检查者站于患者的右侧，注意双侧对比。

（1）局部有压痛，可有肿胀和畸形。

（2）活动度下降，周围肌肉可有萎缩。

3. 影像检查

X 线排除骨折、脱位等病变。

治疗

一、手部

◎ **准备工作**

患者仰卧位，手掌朝上。

◎ **操作**

（1）于病灶周围寻找高张力点，其多位于腱鞘、关节囊等处，如掌指关节囊处及掌侧肌腱处，近节指间关节与桡、尺侧副韧带交点处（图6-10-1），标记后常规消毒，铺无菌孔巾。

（2）于定点处选用 5ml 一次性注射器，抽取 1% 利多卡因每点注射 0.5~1ml 行局部麻醉。

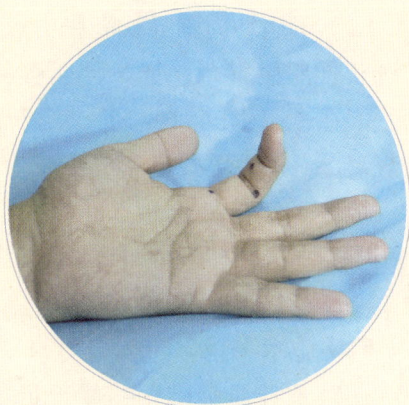

图 6-10-1　定点标记 1

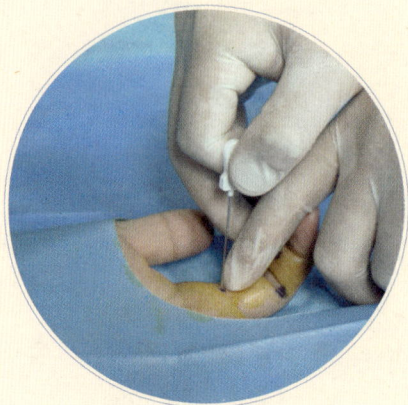

图 6-10-2　针刀操作 1

（3）施术

①掌指关节囊处及掌侧肌腱处：刀口线沿肌腱走行方向纵刀垂直刺入关节囊处，进入关节囊后，纵行疏通 2~3 刀，掌侧肌腱再纵行疏通 2~3 刀，刀下松动即出针刀（图 6-10-2）。

②近节指间关节与桡、尺侧副韧带交点处：即指间关节两侧，操作参见第六章第二节。

（4）出针刀随即按压针眼 1~3 分钟，最后用无菌敷料覆之。每 5~7 天 1 次，视病程长短和病情严重程度一般治疗 1~2 次。嘱患者局部 24 小时保持干燥，勿食辛辣刺激食物，以防感染。注意手指部神经和血管走行于手部偏掌侧，故针刀操作时应避开此处，宜选择手指掌、背侧之间的中点作为进针点。

二、足部

⊛ 准备工作

患者仰卧位，患处朝上。

⊛ 操作

（1）于病灶周围寻找高张力点，如趾长伸肌腱腱鞘，拇长伸肌腱腱鞘上、下侧（图 6-10-3）。标记后常规消毒，铺无菌孔巾。

（2）于定点处选用 5ml 一次性注射器，抽取 1% 利多卡因每点注射 1~2ml 行局部麻醉。

（3）施术

①趾长伸肌腱腱鞘：位于足背动脉桡侧 1cm，按压时有压痛感。

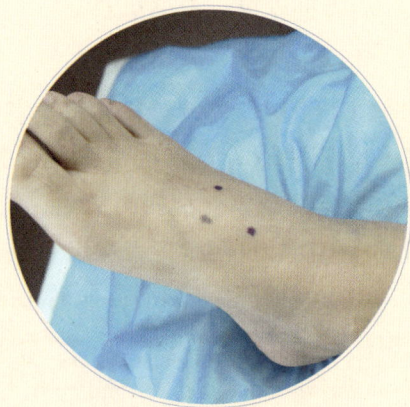

图 6-10-3　定点标记 2

刀口线平行肌腱走行方向垂直刺入定点，达挛缩处后即刀下有韧性时再继续刺入 1mm，其后纵行疏通 1~2 刀，幅度勿大于 0.5cm，针下松动即出针刀（图 6-10-4）。

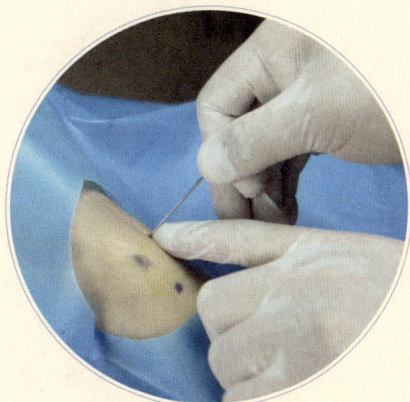

图 6-10-4　针刀操作 2

②拇长伸肌腱腱鞘上、下侧：拇长伸肌腱腱鞘上侧位于足背动脉尺侧 1cm，按压时有压痛感；拇长伸肌腱腱鞘下侧位于拇长伸肌腱腱鞘上侧远端 1.5~2cm，按压时有压痛感。此处两点操作方法同趾长伸肌腱腱鞘操作方法，不作赘述。

（4）出针刀随即按压针眼 1~3 分钟，最后用无菌敷料覆之。术毕，术者由远及近充分屈伸患者手部或踝部，然后进行牵引拔伸，力度要适中，动作要轻柔，治疗完毕。每 5~7 天 1 次，视病程长短和病情严重程度一般治疗 1~2 次。嘱患者局部 24 小时保持干燥，勿食辛辣刺激食物，以防感染。注意针刺足部时切勿损伤足背动脉，故定点前可事先标出其位置。

康复调护

（1）注意手足部的保暖，避免受风寒。

（2）避免损伤：避免过度活动，注意休息。

（3）功能锻炼：术后 3 天可配合推拿手法治疗，避免重复粘连，促进功能恢复。最好选择专业医师协助；平时患者健手可协助患侧屈伸，幅度须达到关节活动耐受的最大承受范围，勿用暴力。

四肢关节针刀

第一节　腕管综合征

腕管综合征（carpal tunnel syndrome，CTS）是指原发或继发性损伤引起的腕管内容积相对减小、压力增加并卡压正中神经的疾患，是临床上最常见的周围神经卡压性疾病。中青年女性、手工劳动者最为多见。

病因病机

腕管内有 9 条屈肌腱（拇长屈肌腱、指浅屈肌腱、指深屈肌腱）和正中神经经过，它们约占腕管面积的 1/3。腕管的顶为屈肌支持带，后壁为头状骨、舟骨、月骨及小多角骨，尺侧为豌豆骨及钩骨，桡侧为舟骨及大多角骨。屈肌支持带坚韧而弹性差，且位于指浅屈肌腱的浅面的正中神经紧挨腕横韧带，所以手部长期活动者容易受到慢性损伤，出现水肿、粘连、瘢痕、增厚等病理变化并刺激正中神经；或者骨折、腱鞘囊肿等占位性病变使腕管内部变得狭小，易卡压或牵拉正中神经，造成手部感觉异常或运动障碍。本节主要讲述前者的针刀治疗方法。

临床表现

1. 症状

手腕僵硬，手部正中神经支配区（即手掌桡侧和拇、食、中指和环指桡侧半掌面皮肤）麻木、酸痛，可放射到上肢，搓手或甩手后减轻，夜间或劳累后加重。部分患者可出现精细动作受限，甚至感觉减退、握持无力、对掌功能障碍等。

2. 体征

患者平躺，检查者站于患者的右侧，注意双侧对比。

患侧腕部正中神经叩击试验（Tinel 征）阳性，屈腕试验（Phalen 征）阳性，正中神经压迫试验阳性。部分患者大鱼际萎缩，手部肌力下降。

3. 影像检查

X 线可见桡侧腕关节狭窄或腕部骨折等。

治疗

一、四点定位法

◎ **准备工作**

患者取坐位或仰卧位，掌心朝上，腕下垫一软枕，充分暴露患处。

◎ **操作**

（1）选取尺侧腕屈肌腱尺侧与腕远端横纹交点及其远端 2.5cm 左右（即豌豆骨和钩骨钩桡侧骨面处）、桡侧腕屈肌腱尺侧与腕远端横纹交点及其远端 2.5cm 左右（即舟骨和大多角骨尺侧骨面处）（图 7-1-1），标记后常规消毒，铺无菌孔巾。

（2）术者于标记点处选用 5ml 一次性注射器，抽取 1% 利多卡因 4~5ml 依次行局部麻醉，宜注射到骨面上，每点注射约 1ml。

（3）施术：以上 4 个定位点操作大致相同，刀口线平行肌腱方向垂直刺入定点，达骨面上的腕横韧带时，

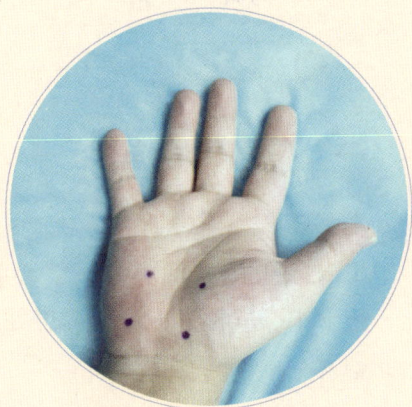

图 7-1-1 定点标记 1

纵行切开 2~3mm，桡侧两点还可再横行切剥 2~3 刀（图 7-1-2）。最后沿屈肌腱内侧缘向中间平推数下，以松解腕屈肌腱与腕横韧带间的粘连，切勿损伤正中神经，刀下松动即出针刀。治疗过程中针刀应紧贴骨面和肌腱，避开尺、桡动静脉和神经，同时关注患者针感。

（4）出针刀随即按压针眼 1~3 分钟，最后用无菌敷料覆之。术毕，术者双侧拇指按于腕关节的背侧，其余四指分别握住患者大小鱼际处，拔伸同时摇晃腕部（图 7-1-3），其后，拇指按压腕关节并将其尽量背伸，继而屈曲，左右分别旋转 2~3 次。力度要适中，治疗完毕。一般 1 次即愈，复发者 5~7 天后可再行治疗。嘱患者局部 24 小时保持干燥，勿食辛辣刺激食物，以防感染。

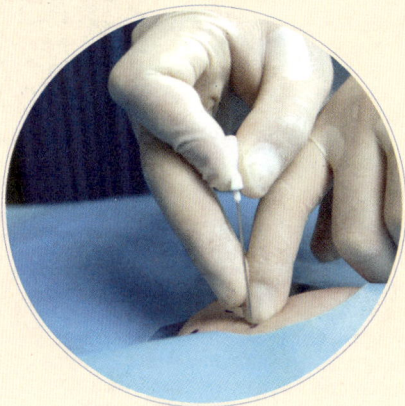

图 7-1-2　针刀操作 1

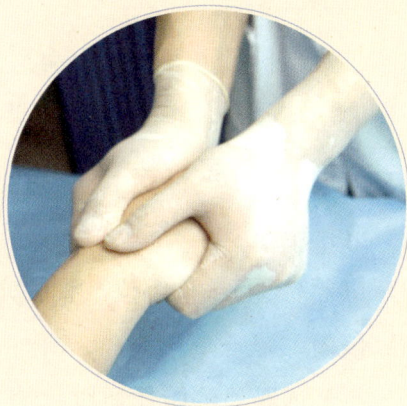

图 7-1-3　手法治疗

二、单点定位法

准备工作

患者取坐位或仰卧位，掌心朝上，腕下垫一软枕，充分暴露患处。

操作

（1）选取"四点定位法"中的四点对角线的交点（图 7-1-4），标记后常规消毒，铺无菌孔巾。

（2）于定点处选用 5ml 一次性

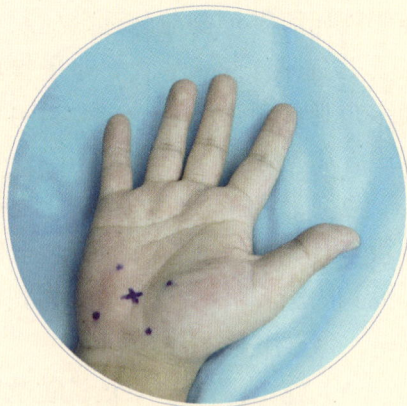

图 7-1-4　定点标记 2

注射器，抽取 1% 利多卡因 1~2ml 行局部麻醉，宜注射到腕横韧带上。

（3）施术：术者左手拇指按压在定点处，刀口线平行肌腱方向垂直刺入皮肤约 5mm 后达腕横韧带，此时手下有坚韧感，纵行疏通剥离 2~3 刀将腕横韧带切开 2~3mm（图 7-1-5），刀下有落空感即出针刀。针刺切忌过深以免伤到内部正常肌腱，同时要注意询问患者针感，有触电感或手麻现象时应及时调整刀刃位置以防损伤正中神经。

（4）出针刀随即按压针眼 1~3 分钟，最后用无菌敷料覆之。术后手法治疗同上。一般 1 次即愈，复

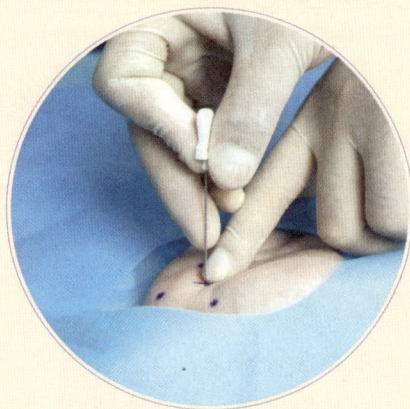

图 7-1-5　针刀操作 2

发者 5~7 天后可再行治疗。嘱患者局部 24 小时保持干燥，勿食辛辣刺激食物，以防感染。

康复调护

（1）注意手部的保暖，避免使用凉水。

（2）避免损伤：手部注意休息，避免提重物、劳累或频繁活动。

（3）注意姿势：尽量使腕部多处于中立位或轻度背伸位并抬高患处。

（4）功能锻炼：腕部取中立位依次进行握拳、伸指、伸腕训练，然后在伸指伸腕同时将前臂旋后、按压患侧拇指加压保持 6 秒，耐受为度；进行腕部掌屈、背伸、桡侧屈、尺侧屈训练；症状减轻时可进行精细活动训练，如捡黄豆等。

第二节　腕三角软骨损伤

腕三角软骨损伤（triangular fibrocartilage injuries，TFI）即腕关节三角纤维软骨损伤，是指因腕关节突然遭受过度扭转的外力或因长期的慢性劳损导

致的三角软骨的损伤或撕脱。

病因病机

1. 间接暴力

跌倒时手掌撑地、桡腕关节突然扭转过度等极易造成三角软骨及周围韧带的损伤。

2. 慢性劳损

腕部长期反复背伸、旋转挤压或长时间做固定支撑动作等导致三角软骨损伤。

3. 继发损伤

某些损伤如桡骨远端骨折，亦有可能造成腕三角软骨撕裂。

临床表现

1. 症状

（1）疼痛：腕关节尺侧疼痛或伴无力，旋转活动时疼痛加剧，旋后尤为明显。

（2）活动受限：腕关节旋前或旋后等活动困难。

2. 体征

患者坐位，检查者站于患者的右侧，注意双侧对比。

（1）压痛：腕关节尺骨茎突远侧关节间隙或桡尺远侧关节处压痛明显。

（2）活动受限：腕关节屈伸、旋转受限，可有弹响声。严重者因桡尺远侧关节脱位或半脱位，可见尺骨小头隆起，握力减弱。

（3）检查：腕关节尺偏挤压试验阳性。

3. 影像检查

X线：多无明显异常，部分患者可见桡尺远侧关节间隙增宽，或有尺骨小头轻度移位。

治疗

◎ **准备工作**

患者坐位，手部外展、伸腕，依压痛点部位掌心朝上或下，腕下垫一软枕，充分暴露患腕。

◎ **操作**

（1）压痛点多在尺骨茎突远侧关节间隙或桡尺远侧关节等处（图7-2-1、图7-2-2），标记后常规消毒，铺无菌孔巾。

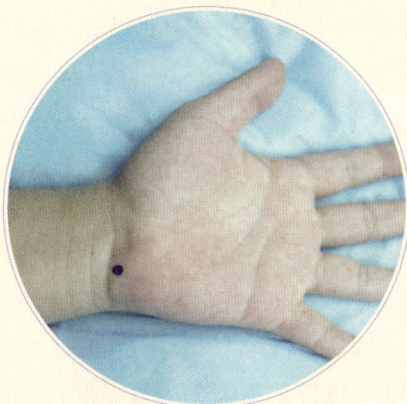

图7-2-1 定点标记1

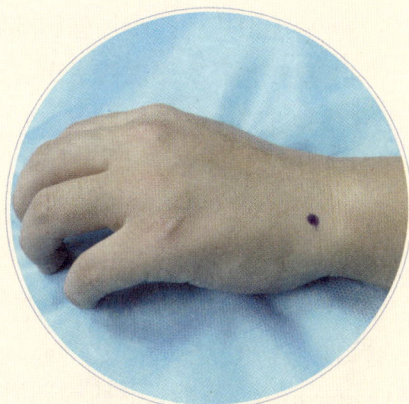

图7-2-2 定点标记2

（2）于痛点处选用5ml一次性注射器，抽取1%利多卡因1~2ml行局部麻醉。

（3）施术

①腕掌面压痛点：刀口线平行前臂纵轴走行方向垂直刺入定点，刀下有坚韧感时，先纵行疏通2~3刀，再横行剥离1~2刀，刀下松动即可出刀（图7-2-3）。

②腕背面压痛点针刀操作要点同腕掌面压痛点。

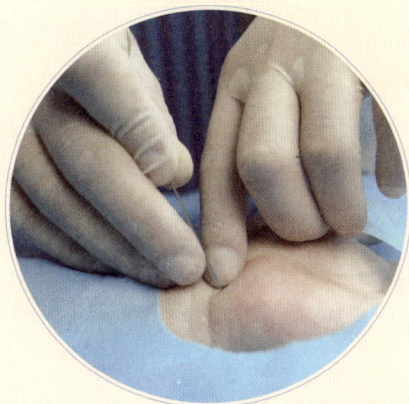

图7-2-3 针刀操作

（4）出针刀随即按压针眼 1~3 分钟，最后用无菌敷料覆之。5~7 天治疗 1 次，根据病情严重程度不同一般进行 1~3 次。嘱患者局部 24 小时保持干燥，勿食辛辣刺激食物，以防感染。

康复调护

（1）注意休息：患者要充分休息，减少腕关节活动，避免腕关节的再次损伤，不要端提重物。

（2）注意保暖：注意患处保暖，夏季风扇、空调不可直吹，运动及冬季出门应戴护腕，局部可做热敷。

（3）功能锻炼：逐步加强腕部肌肉功能锻炼，增强腕关节肌力。

（4）重在预防：平时腕关节不要过度屈伸、旋转等，做俯卧撑等运动前应充分热身。

第三节　桡骨茎突狭窄性腱鞘炎

桡骨茎突狭窄性腱鞘炎（tenosynovitis stenosans of malleolus radialis）亦称 De Quervain 病，是拇长展肌腱和拇短伸肌腱与桡骨茎突腱鞘内管壁的长期机械性摩擦引起的慢性炎症性损伤，是临床常见病、多发病。多见于更年期、哺乳期女性和手工业劳动者，男女比例约 1：6。现由于电子产品的普及，发病呈低龄化趋势。

病因病机

拇长展肌腱和拇短伸肌腱均在桡骨茎突上的浅沟、上覆腕背韧带的骨性纤维管内。当进行外展拇长肌或伸拇短肌运动时，二者在出鞘管到第一掌骨处可形成约 105° 的折角，女性该角更大。频繁活动使肌腱处于紧张状态并与腱鞘管壁长期摩擦，引起鞘膜组织渗出、肥厚，肌腱肿胀、粘连、纤维性病变和葫芦样改变并伴有活动障碍。

临床表现

1. 症状

发病缓慢，有慢性损伤史，部分患者有反复发作史；手腕外侧疼痛、无力，劳累或受寒后加重，部分患者疼痛可放射至前臂及拇指；腕关节活动受限。

2. 体征

患者平躺，检查者站于患者的右侧，注意双侧对比。

患侧握拳尺偏试验（Finkelstein 征）阳性，即令患者握拳并尺偏腕关节，桡骨茎突处疼痛加重；桡骨茎突与第一掌骨底部有压痛，可有轻微肿胀，握力减弱，时可扪及条索状硬结，活动时时可闻及摩擦音。

3. 影像检查

（1）X 线可排除骨折、脱位等。

（2）超声：患侧拇长展肌腱、拇短伸肌腱增粗伴回声减低；其外周腱鞘增厚，内可见程度不等的积液。

治疗

◎ 准备工作

患者取坐位，患手处于中立位，腕下垫一软枕。

◎ 操作

（1）令患者轻握拳并尺偏或者活动拇指以寻找明显压痛点，痛点多在桡骨茎突掌侧缘骨嵴最高点附近，标记后常规消毒（图 7-3-1），铺无菌孔巾。

（2）于定点处选用 5ml 一次性注射器，抽取 1% 利多卡因 1~2ml

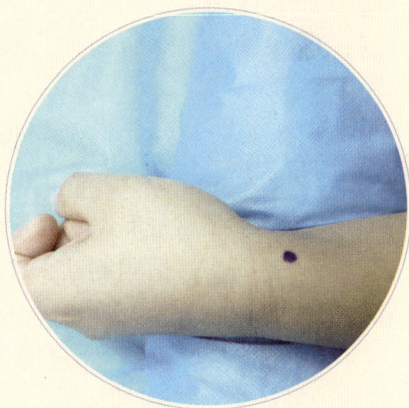

图 7-3-1　定点标记

行局部麻醉。若腱鞘内积液量大，宜先将积液抽吸后，再行针刀操作。

（3）施术：左手食指切压定点，刀口线平行肌腱方向垂直快速刺入定点皮肤，缓慢进针，当针下有韧感时说明已达腱鞘浅表处，此时沿肌腱走行方向纵向切割并剥离 2~3 刀，深度约 2~3mm，感刀下有松动感即出针刀（图7-3-2）。出刀后令患者活动拇指可感觉症状明显缓解。

注意事项：即使痛点在鼻烟窝处也不可在此进针以免伤及桡神经浅支及桡动脉；切割时不需横向切剥、铲剥或深达骨面，以减小对肌腱的损伤；为防止肌腱滑脱，切割深度不可过深。

（4）出针刀随即按压针眼 1~3 分钟，最后用无菌敷料覆之。术毕，术者可再行握拳尺偏试验检查治疗效果（图 7-3-3），治疗完毕。一般 1 次即愈，复发者可于 2 周后再行治疗。嘱患者局部 24 小时保持干燥，勿食辛辣刺激食物，以防感染。

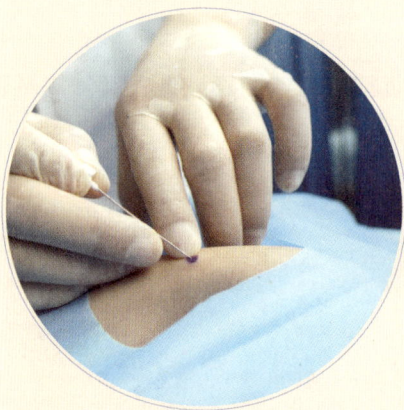

图 7-3-2　针刀操作

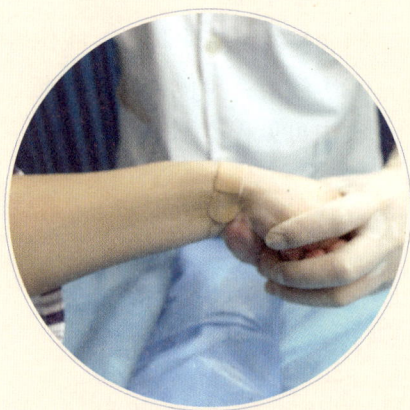

图 7-3-3　握拳尺偏试验

康复调护

（1）保暖：注意手部保暖，避免着凉，平时可用毛巾热敷。

（2）避免损伤：适当制动，注意休息，减少电子产品的使用，降低抱孩子和做家务的频率。

（3）功能锻炼：术后 3 天每天轻揉痛点及其周围，并轻轻弹拨肌腱。

第四节　肱骨外上髁炎（网球肘）

肱骨外上髁炎（external humeral epicondylitis），又称"网球肘"，好发于中青年，尤其是反复用猛力背伸腕关节并旋转前臂者，如网球运动员、体力劳动者。该病具有自限性，绝大多数患者可自愈，时间从 2 个月到 2 年不等。

病因病机

各种原因引起肱骨外上髁周围的韧带、筋膜、伸肌总腱急慢性损伤（其中以桡侧腕短伸肌起点损伤最为多见），造成局部渗出、粘连、挛缩、钙化、堵塞，导致软组织动态平衡失调，挤压血管神经束而发病。

临床表现

1. 症状

（1）起病缓慢，可呈渐进性反复发作。肘关节外侧即肱骨外上髁处的前臂伸肌总腱的起点处持续性疼痛，用力或劳累后加重，休息后有所缓解。

（2）握物乏力，做拧毛巾、倒水、反手击球等动作困难。

2. 体征

患者取坐位，检查者站于患者的右侧，注意双侧对比。

（1）患侧肱骨外上髁处有压痛，有时可扪及隆起的锐边，有时可见局部微肿。

（2）握力减弱。

（3）Mills 征（又称前臂伸肌牵拉试验、网球肘试验）：令患者握拳，屈腕，伸肘，做前臂旋前动作时外上髁处疼痛，为阳性；或者令患者握拳，屈腕，前臂微屈再旋前，做伸肘动作时外上髁处疼痛，为阳性。

3. 影像检查

X 线一般无骨质病变，在肱骨外上髁周围可示钙化沉积或骨膜肥厚。

治疗

准备工作

患者取坐位，将患侧肘关节呈屈曲状平放于治疗台上，充分暴露病灶处。

操作

（1）在肱骨外上髁及其周围寻找最明显压痛点（图7-4-1），标记后常规消毒，铺无菌孔巾。

（2）于痛点处选5ml一次性注射器，抽取1%利多卡因3~5ml行局部麻醉。

（3）施术：刀口线平行肌纤维方向垂直刺入痛点直达骨面，先纵行疏通2~3刀（图7-4-2），再将针体与骨面呈45°角，紧贴骨面横行铲剥骨突周围粘连的软组织（图7-4-3），最后疏通伸腕肌、伸指总肌和旋后肌肌腱，出刀。治疗时手法宜轻，切勿损伤肌腱。

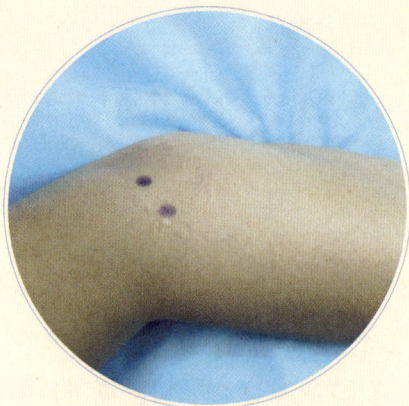

图7-4-1 定点标记

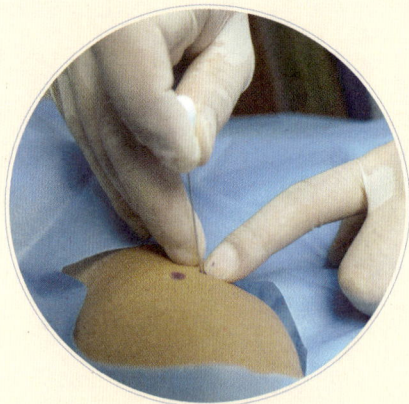

图7-4-2 针刀操作1

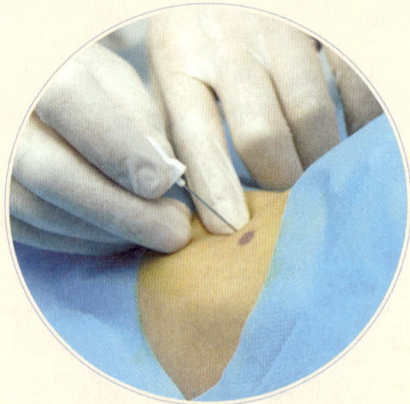

图7-4-3 针刀操作2

（4）出针刀随即按压针眼 1~3 分钟，最后用无菌敷料覆之。每 5~7 天 1次，视病程长短和病情严重程度一般治疗 1~3 次。嘱患者局部 24 小时保持干燥，勿食辛辣刺激食物，以防感染。

注意：因伸肌总腱深处的细小血管神经束受桡神经支配，而桡神经起自颈部，故合并颈椎病患者可兼顾颈部治疗。

康复调护

（1）注意肘部的保暖，避免受寒。

（2）避免损伤：注意休息，避免负重，局部用护肘固定，适度活动，急性期制动。

（3）功能锻炼：术后 3 天可适度进行离心运动或肘腕部的屈伸旋转运动。

（4）预防：运动前先做热身运动，并在前臂粘贴长条支持保护带以保护肘部。

第五节　肱骨内上髁炎（高尔夫球肘）

肱骨内上髁炎（internal humeral epicondylitis），又称"高尔夫球肘"，好发于青、中年，尤其是频繁屈腕、旋转前臂者，如高尔夫球或棒球运动员、泥瓦工、战士。

病因病机

各种原因引起肱骨内上髁周围的韧带、筋膜、旋前圆肌和屈肌总腱急慢性损伤（其中以桡侧腕屈肌起点损伤最为多见），造成局部出血、粘连、肥厚、结疤，卡压微血管神经束而发病。

临床表现

1. 症状

（1）肘关节内侧即肱骨内上髁处的前臂伸肌总腱的起点处疼痛，可放散至前臂、小指、无名指，时可有麻木感。用力或劳累后加重，休息后有所缓解。部分患者发病还受天气、情绪、睡眠等因素影响。

（2）握物乏力，做拧毛巾、握拳等动作困难。

2.体征

患者取坐位，检查者站于患者的右侧，注意双侧对比。

（1）患侧肱骨内上髁及周围有压痛，可扪及痛性结节。

（2）握力减弱。

（3）抗阻屈腕试验：与掰腕动作类似，令患者背伸腕关节，其后在抗阻力下情况做屈指屈腕动作时内上髁处出现疼痛，为阳性。

3.影像检查

X线：多无明显异常，可有骨膜增生影。

治疗

◎ **准备工作**

患者取坐位，患侧朝上，外展肩部、伸肘、前臂旋后使之贴于床面，充分暴露病灶处。

◎ **操作**

（1）在肱骨内上髁及其周围寻找明显压痛点（图7-5-1），标记后常规消毒，铺无菌孔巾。

（2）于痛点处选5ml一次性注射器，抽取1%利多卡因2~5ml行局部麻醉。

（3）施术：刀口线平行肌纤维方向垂直刺入痛点直达骨面，先纵行疏通剥离，在骨膜上划割3~5下（图7-5-2），再横行摆动针体（图7-5-3）。若局部组织变硬或有硬结，可稍提针刀，最后在屈肌腱上

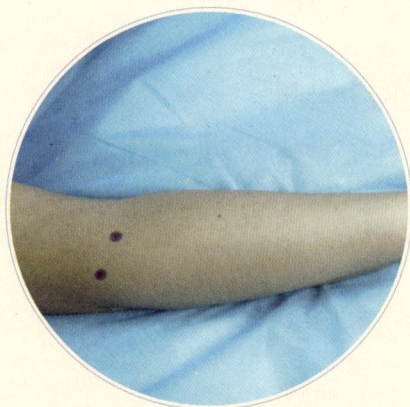

图 7-5-1　定点标记

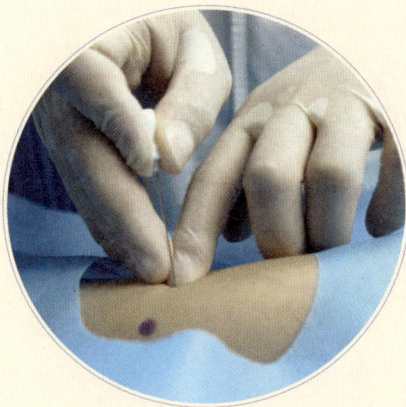

图 7-5-2　针刀操作 1　　　图 7-5-3　针刀操作 2

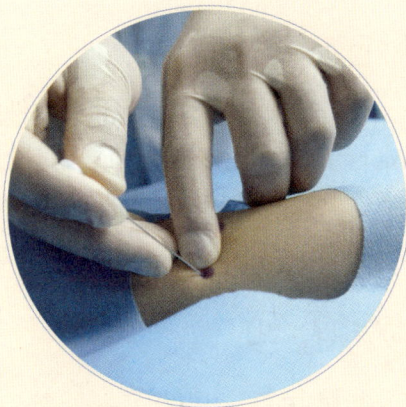

纵切 2~3 刀，出刀。注意尺神经位于肱骨内上髁后方，位置较浅，操作时切勿损伤。

（4）出针刀随即按压针眼 1~3 分钟，最后用无菌敷料覆之。每 5~7 天 1 次，3 次为 1 个疗程。嘱患者局部 24 小时保持干燥，勿食辛辣刺激食物，以防感染。

注意：颈椎病患者也可引起肱骨内上髁炎，需辨明病因再决定治疗主次方向。

康复调护

（1）注意肘部的保暖，避免受寒。

（2）避免损伤：注意休息，避免负重。

（3）功能锻炼：术后 3 天可适度进行肘腕部的屈伸旋转运动。

（4）预防：运动前先做热身运动；掌握适合自己的运动方法。

第六节　肘管综合征

肘管综合征（cubital tunnel syndrome，CTS）是尺神经沟处的尺神经被卡压而引起的一种周围神经病变，多见于中年男性，尤其是肘部活动频繁者及以肘代枕睡眠者。

病因病机

骨折后畸形愈合、肘部占位性病变或先天发育异常使肘管管腔变窄，卡压走行于其中的尺神经；或者经常屈肘，加宽了肱骨内上髁和尺骨鹰嘴间的距离，紧拉弓状韧带等筋膜，致使肘管压力增加，卡压、牵拉、刺激并损伤尺神经。

临床表现

1.症状

（1）患侧环指、小指、小鱼际、手背内侧麻木。

（2）肘内侧酸痛或刺痛。

（3）手部活动受限，握物乏力。

2.体征

患者平躺，检查者站于患者的右侧，注意双侧对比。

（1）患侧肘后及其周围有压痛。

（2）尺神经分布区感觉减退，两点辨别觉障碍。

（3）手部小鱼际肌、骨间肌等肌肉肌力减弱，有时可有萎缩，还可出现爪形手、肘外翻等畸形。

（4）屈肘试验：屈患肘120°，保持3分钟左右，出现手部尺侧感觉异常，为阳性；肘后Tinels征：用叩诊锤或手指轻叩肱骨内上髁后部及其周围，环指、小指或前臂出现麻木感，为阳性。

3.影像检查

（1）X线：肘关节周围有骨性结构改变。

（2）超声：尺神经肿胀、增粗，内部回声减低。

（3）肌电图：肘部尺神经运动神经传导速度减慢、潜伏期延长。

治疗

◉ **准备工作**

患者取坐位，肩关节向前并外展90°，暴露患处。

◉ **操作**

（1）选取肱骨内上髁后外侧缘（即弓状韧带起点处）、尺骨鹰嘴内侧缘（即弓状韧带止点处）（图7-6-1、图7-6-2），标记后常规消毒，铺无菌孔巾。

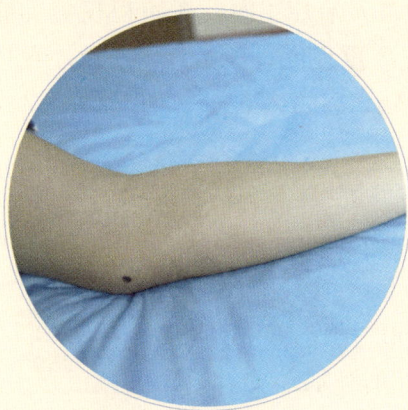

图 7-6-1　定点标记1

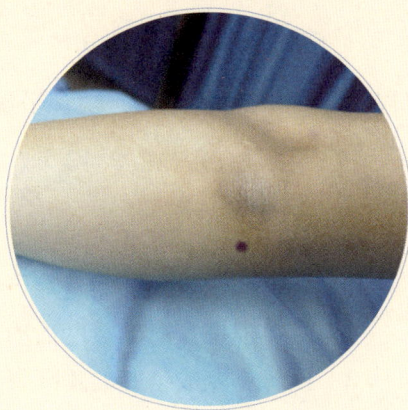

图 7-6-2　定点标记2

（2）于定点处选用5ml一次性注射器，抽取1%利多卡因2ml依次行局部麻醉，每点注射1ml。

（3）施术

①肱骨内上髁后外侧缘：刀口线平行尺神经走行方向垂直快速刺入皮肤，然后缓慢进针，直达肱骨内上髁后外侧缘的骨面时纵行疏通2~3刀，刀下松动即出针刀（图7-6-3）。

②尺骨鹰嘴内侧缘：刀口线平行尺神经走行方向垂直快速刺入皮

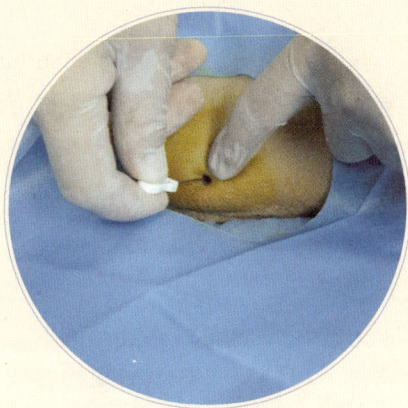

图 7-6-3　针刀操作1

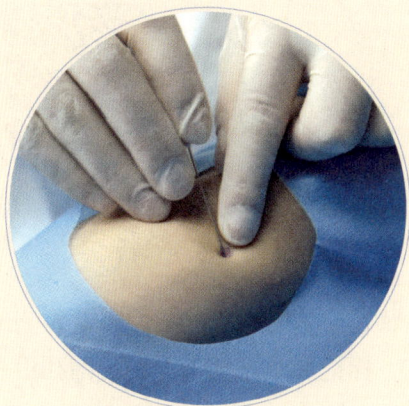

图7-6-4 针刀操作2

肤，然后缓慢进针，直达尺骨鹰嘴内侧缘的骨面时纵行疏通2~3刀（图7-6-4），刀下松动即出针刀。

注意：针刀操作要在骨面上进行，且当患者有电击感或麻窜感时术者应及时调整针尖方向，以免损伤尺神经。

（4）出针刀随即按压针眼1~3分钟，最后用无菌敷料覆之。每5~7天治疗1次，视病程长短和病情严重程度一般治疗1~2次。嘱患者局部24小时保持干燥，勿食辛辣刺激食物，以防感染。

康复调护

（1）保暖：注意肘部保暖。

（2）避免损伤：肘部适度活动，减少屈肘动作，注意休息。

（3）预防：养成良好的睡眠姿势，勿枕肘睡眠。

第七节 尺骨鹰嘴滑囊炎

尺骨鹰嘴滑囊炎（olecranon bursitis）即肘后滑囊炎，是指因急、慢性损伤导致的鹰嘴皮下囊、鹰嘴腱内囊或肱三头肌腱下囊及其周围充血、水肿、粘连、增生、钙化的炎症性疾病，又称"矿工肘""学生肘"。多见于矿工、运动员及伏案工作者，男性多于女性。

病因病机

急性尺骨鹰嘴滑囊炎是因肘后部突然受到撞击，致使滑膜囊出血、渗出并隆起。慢性尺骨鹰嘴滑囊炎是因急性者不及时正确处理，修复后结疤；或滑囊长期受到摩擦或压迫导致滑膜囊充血、水肿、挛缩、钙化、纤维化和功能障碍。其中，针刀主要治疗慢性尺骨鹰嘴滑囊炎。

临床表现

1. 症状

急性者有肘部撞击史，鹰嘴处疼痛明显、红肿、皮温升高，屈伸活动受限；慢性者有肘部劳损史，鹰嘴上方可无疼痛症状。

2. 体征

患者取侧卧位，检查者站于患者的右侧，注意双侧对比。

（1）患侧鹰嘴附近有边缘清楚的囊样肿物，触之有波动感，肿块内可抽出黏液，急性者肿块内可有血性黏液；慢性者肿块内多为浆液性黏液。但腱下囊、皮下囊同时受累时肿胀不明显。

（2）可有压痛。其中鹰嘴皮下囊痛点位于鹰嘴尖皮下，压痛浅在；鹰嘴腱内囊或肱三头肌腱下囊痛点位于鹰嘴尖部稍上方、肱骨下方，后者较前者位置深。

（3）可出现肱三头肌抗阻力试验阳性。

（4）囊壁可有肥厚感，病久者可出现肌肉萎缩。

3. 影像检查

X 线：可见鹰嘴上方软组织肿胀影；晚期可见尺骨鹰嘴结节变尖，并出现成角样改变。

治疗

⊙ **准备工作**

患者取坐位，患处朝上，充分暴露患处。

⊙ **操作**

（1）在鹰嘴尖及其附近寻找明显压痛点。其中鹰嘴皮下囊痛点位于鹰嘴尖皮下，鹰嘴腱内囊或肱三头肌腱下囊痛点位于鹰嘴尖部稍上方、肱骨下方（图 7-7-1、图 7-7-2）。标记后常规消毒，铺无菌孔巾。

（2）于痛点处选用 5ml 一次性注射器，抽取 1% 利多卡因 2~4ml 行局部麻醉。积液较多者，宜先将积液抽吸，注入生理盐水反复冲洗后再行针刀

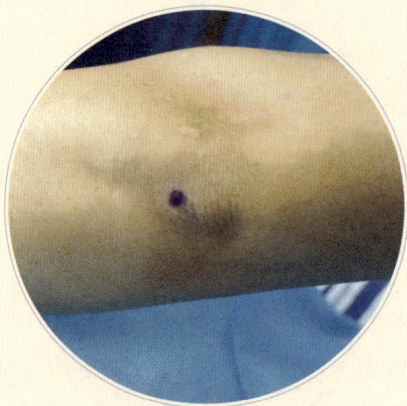

图 7-7-1 定点标记 1

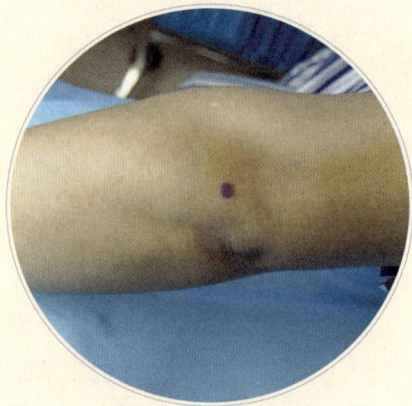

图 7-7-2 定点标记 2

操作。

（3）施术

①鹰嘴皮下囊炎：刀口线平行肌纤维方向垂直刺入痛点直达骨面，先纵行疏通 2~3 刀，再横行剥离 1~2 刀，针下有松动感即出针刀（图 7-7-3）。

②鹰嘴腱内囊炎或肱三头肌腱下囊炎：刀口线平行肌纤维方向，针体与上臂皮肤呈 45° 角快速刺入皮下，慢探至鹰嘴尖骨面，先纵行疏通剥离 2~3 刀，在骨面划割 2~3 下，再横行摆动针体，刀下有松动感即出针刀（图 7-7-4）；滑囊肿胀不明显者，可选斜刃针刀治疗，刀口线平行肌纤维方向垂直刺入痛点直达骨面，纵行划割 2~3 下，出针。

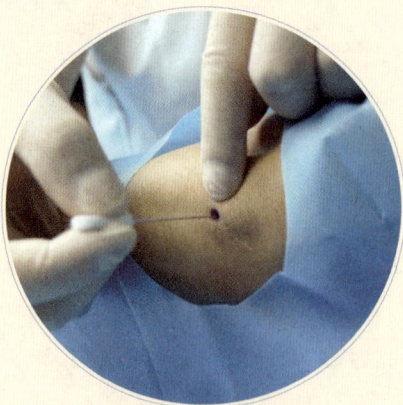

图 7-7-3 针刀操作 1

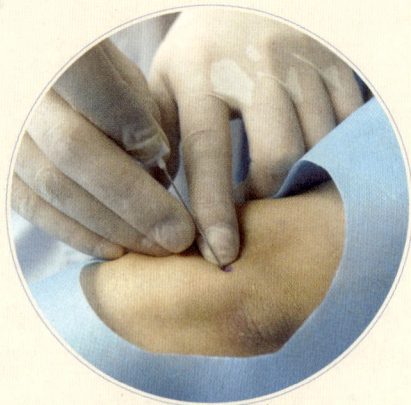

图 7-7-4 针刀操作 2

（4）出针刀随即按压针眼 1~3 分钟，最后用无菌敷料覆之，并用纱布或弹力绷带加压包扎。术毕，术者站在患侧过度屈伸患侧肘关节 1~2 次，力度要适中，治疗完毕。视病程长短和病情严重程度决定治疗次数。嘱患者 1 周后复诊，局部 24 小时保持干燥，勿食辛辣刺激食物，以防感染。

康复调护

（1）保暖：注意局部保暖。

（2）避免损伤：避免剧烈活动、上臂过度用力或局部受压，平时可佩戴护肘。急性期应制动，在 24 小时内每 4~6 小时冷敷 15 分钟并加压包扎。

（3）预防：健身爱好者进行上肢抗阻力运动训练时要先热身，不可操之过急。

（4）功能锻炼：术后 3 天可轻揉患处，肘部活动受限者可于症状缓解后进行前臂旋前屈伸与旋后屈伸锻炼。

第八节　肩周炎

肩周炎（scapulohumeral periarthritis，SP），又称为"五十肩""冻结肩"，西医学认为本病是肩关节周围肌肉、滑囊、关节囊等软组织因慢性劳损、退行性病变而引起的关节周围软组织、关节囊的一种慢性无菌性炎症。该病以冬季多发，具有自愈性。女性发病率略高于男性，且多见于体力劳动者。

病因病机

（1）慢性损伤：肩关节及其周围组织的长期慢性损伤继发肩关节周围炎，例如冈上肌腱炎、肱二头肌肌腱炎、肩峰下滑囊炎等。

（2）年龄和内分泌因素：更年期运动系统受到激素分泌不足的影响，容易形成肩周炎等骨关节炎症。

（3）外伤与运动损伤：习惯某一动作，长期一个姿势造成肩关节的慢性损伤。

（4）在中医学本病属于"痹证"中"肩痹"的范畴，主要由于患者年老体衰，气血虚损，筋失濡养，风寒湿痹侵袭肩部，致使经脉拘急而发病。

临床表现

1. 症状

患者可有陈旧性外伤史或无明显外伤史。患者以肩部疼痛为主要症状，可放射至上臂，夜晚加重，疼痛性质多样；肩关节严重粘连时肩关节活动明显受限，洗脸、梳头和穿衣等不便；病程久者可出现肌肉萎缩。

2. 体征

（1）肩关节功能障碍：轻者患者上举不超过150°，后伸摸背不超过第十胸椎水平；重者外展明显受限，上举不能超过100°，于背部屈肘抬臂最高仅达到第一腰椎水平。

（2）肌肉萎缩：病程较长者可出现三角肌、冈上肌、冈下肌等的肌萎缩。

3. 影像检查

X 线多无明显异常。

治疗

🔹 **准备工作**

患者侧卧位，患肩朝上。

🔹 **操作**

（1）选取肩峰下滑囊点、喙突点、肱骨小结节点、肱骨大结节点、结节间沟点、肱骨小结节嵴点、肱骨大结节嵴点及其他阳性反应点等（图 7-8-1、图 7-8-2），标记后常规消毒，铺无菌孔巾。

（2）于定点处选用 1% 利多卡因进行局部麻醉，每点注射 1~2ml，注入麻药时，必须先回抽无血。

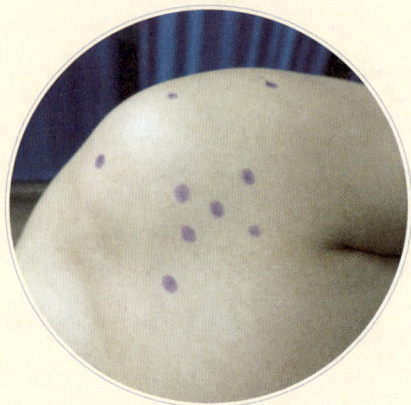

图 7-8-1　定点标记 1

（3）施术

①肩峰下滑囊点：刀口线与肱骨纵轴平行，针体与皮肤呈80°~90°角刺入，直至肩峰骨面，纵行疏通2~3刀，刀下有松动感即出针刀（图7-8-3）。

②喙突点：首先用押手食指按压在喙突上，刀口线与躯干纵轴一致，针体与皮面垂直，刺入皮肤后直达喙突骨面，调整针刀方向到达喙突外侧骨缘，沿骨缘切3~5刀，刀下有松动感即出针刀（图7-8-4）。

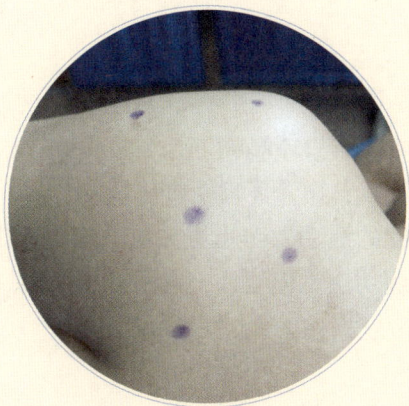

图7-8-2 定点标记2

③肱骨小结节点、肱骨大结节点、结节间沟点、肱骨小结节嵴点、肱骨大结节嵴点及其他阳性反应点：刀口与肌纤维或肌腱方向一致，针体与皮肤垂直，快速刺破皮肤，到达骨面后切3~5刀，刀下有松动感即出针刀。

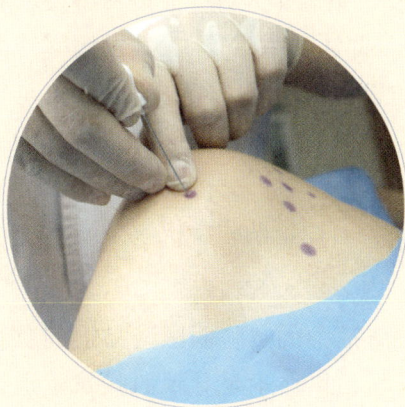

图7-8-3 针刀操作1

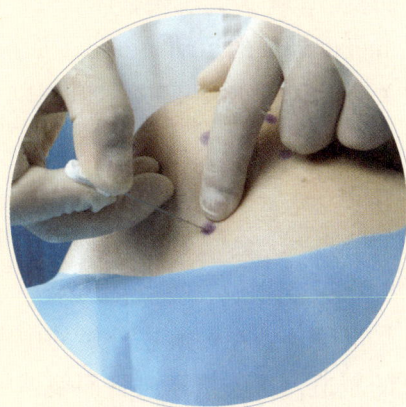

图7-8-4 针刀操作2

（4）出针刀随即按压针眼1~3分钟，最后用无菌敷料覆之。术毕，每5~7天1次，视病程长短和病情严重程度一般治疗3~5次。嘱患者局部24小时保持干燥，勿食辛辣刺激食物，以防感染。术后3天结合功能锻炼。

康复调护

（1）注意肩部保暖：避免着凉，特别是夜间睡觉时。

（2）避免损伤：避免进行过度体力劳动，适当休息。

（3）饮食：以清淡为宜，禁辛辣及刺激性食物，多食新鲜果蔬。

（4）功能锻炼：早期多做肩部较大幅度的活动，防止肩关节粘连及周围肌肉萎缩，可采用摸墙爬窗、弯腰划圈等练功法。但要注意各种功能锻炼中动作适度，不宜太大，应循序渐进，以免过度损伤。

第九节　肩袖损伤

肩袖由来自肩胛下肌、冈上肌、冈下肌、小圆肌这4条肌肉及其肌腱组成，起着稳定及保护肩关节的作用。肩袖损伤（rotator cuff injury，RCI）是一种以肩袖内肌腱发生不同程度破坏为主要特征的常见骨科疾病，以肩关节疼痛及活动障碍为主要临床表现。本病好发于中老年人群，尤以从事要求肩关节极度外展的运动员多见（如投掷运动、仰泳、举重等）。其发病率约占肩关节疾病的40%~50%，80岁以上老人的患病率甚至高达50%。

病因病机

西医学所公认的引起肩袖损伤的病因主要有以下两大学说。

1. 退变学说

当肱骨处在内旋或外旋的中立位时，肩袖中的"脆弱区"易遭到肱骨头的压迫，从而挤压血管而使该区相对缺血，供血不足导致肌腱发生退行性变。

2. 撞击学说

当上肢前伸及过度外展时，肱骨头向前撞击肩峰及各条韧带，肩袖组织长期遭受撞击磨损进而发生退变，长期的慢性刺激可以引起肩峰下滑囊炎、无菌性炎症和肌腱损伤。急性的暴力损伤亦可导致旋转带断裂。

临床表现

1. 症状

（1）疼痛：肩袖损伤的早期主要症状是肩关节疼痛，主要分布在肩前区及三角肌区。夜间疼痛和"过顶位"活动疼痛最为典型。

（2）功能障碍：肩关节主动活动受限及肩关节功能障碍，可伴有肌肉无力及萎缩等症状。

2. 体征

患者取坐位，检查者站于患者的右侧，注意双侧对比。

（1）压痛：压痛多数位于肩峰前下方与大结节之间的间隙，活动时可闻及砾轧音。

（2）活动度：患者不能自主活动患侧肩部，上举及外展动作无力，或不能外展。肩袖部分撕裂时，患者仍能外展上臂，但有 60°~120° 疼痛弧。肩袖完全断裂时，肱骨头失去起保护及稳定支撑作用的组织，肩关节外展功能受到严重影响。

（3）肌肉萎缩：可不同程度出现冈上肌、冈下肌和三角肌萎缩。

（4）疼痛弧试验、肩峰压痛试验、坠臂试验、撞击试验等为阳性。

3. 影像检查

X 线片对肩袖撕裂无直接诊断价值，超声诊断的准确率与仪器及操作者水平有很大相关性，故首选 MRI 检查。根据肩袖的病理改变分型如下。

（1）肌腱炎肌腱信号强度均匀性增加，但无形态学改变，肩峰下和三角肌下滑脂肪层完整。

（2）不全断裂肌腱信号强度局限性增加，形态发生改变，表现为肩峰下和三角肌下滑脂肪层连续性中断。

（3）完全断裂肌腱信号强度明显增加，形态明显异常。

治疗

🔆 准备工作

患者俯卧位，双臂外展上举，手背自然相叠，枕于额前；或坐位（稍弯腰），上肢自然下垂置于身侧。

🔆 操作

（1）在冈上肌起点，冈下窝，肩胛下肌止点选取进针点（图7-9-1），标记后常规消毒，铺无菌孔巾。

（2）选用5ml一次性注射器，抽取1%利多卡因2~4ml行局部麻醉。

（3）施术：以上3个定位点刀法相同，针体和背平面呈90°，刀口线和肌纤维走向平行（图7-9-2），深度达骨面，先行纵行剥离，后行横行剥离。若痛点位置较浅（以冈上肌起点为例），则针刀进针达骨面后，再退至痛点切2~3次（图7-9-3），深度穿透痛点，但不必在骨面运针。

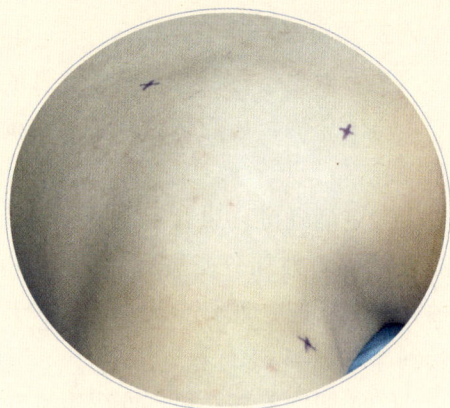

图 7-9-1 定点标记

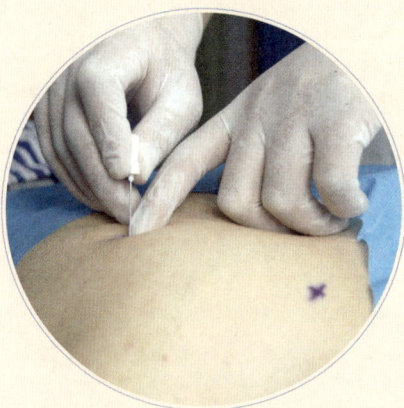

图 7-9-2 针刀操作1

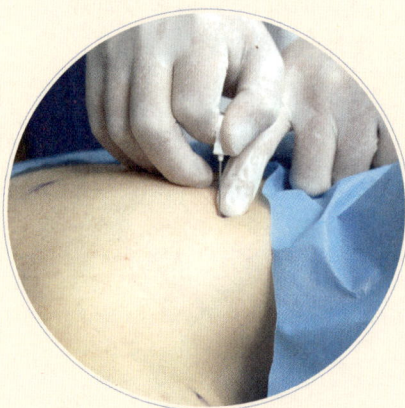

图 7-9-3 针刀操作2

（4）出针刀随即按压针眼 1~3 分钟，最后用无菌敷料覆之。每 5~7 天 1 次，视病程长短和病情严重程度一般治疗 2~3 次。嘱患者局部 24 小时保持干燥，勿食辛辣刺激食物，以防感染。

康复调护

（1）注意肩部的保暖：夏季应避免空调、风扇直接吹向肩部，睡眠时穿带袖睡服，防止肩部受风寒。

（2）避免损伤：平时要减少肩关节剧烈反复动作，症状明显时要减轻劳动强度和减少运动量。

（3）注意姿势：运动时注意变换姿势，防止肩关节长期处于过度外展状态。

（4）正确练功：术后 1 周进行体前搭肩、体后拉手、肩外旋运动等功能锻炼。

第十节　肱二头肌长头肌腱炎

肱二头肌长头肌腱炎（tenosynovitis of long head of biceps brachii，TLHBB）是指肱二头肌的鞘内发生粘连、水肿、增厚形成无菌性炎症，致使肱二头肌长头肌腱滑动发生障碍的一种病症，以肩部疼痛、肩关节活动受限为主要临床表现。本病好发于 40 岁以上的中年人，若病情延误可发展成为肩周炎。

病因病机

1. 损伤
肩关节的直接外伤、骨折或肱二头肌用力不当，致使腱鞘内充血水肿。

2. 慢性劳损
肱二头肌的长期反复运动，使长头肌腱在结节间沟的骨质上反复摩擦而使腱鞘水肿、增厚产生本病。

3. 退行性病变
肱骨颈部的骨刺、骨疣，或肩腱袖的退行性改变。

临床表现

1. 症状

（1）疼痛：痛点明确（位于结节间沟处），疼痛可放射至上臂前外侧。可因劳累、受寒后加重，急性期患者穿脱衣服困难。

（2）肿胀：主要为急、慢性的炎症引起肱二头肌长头腱鞘内的充血、水肿所致。

（3）活动受限：由肱二头肌收缩所产生的肩关节活动受到极大的限制，如上臂的极限外展位时的后伸，以及用力屈肘等动作。

2. 体征

患者取坐位，检查者站于患者的右侧，注意双侧对比。

（1）压痛：肱骨结节间沟处压痛明显。

（2）活动度：早期肩部活动尚无明显受限，但外展、后伸及旋转时疼痛。后期病情逐渐加重，肩关节活动受限，患肢侧手部不能触及对侧肩胛下角。

（3）肱二头肌抗阻力试验阳性：在抗阻力情况下，屈肘及前臂旋后时，肱二头肌长头肌腱周围出现剧烈疼痛。

（4）合并有肩周炎或其他疾病的患者，疼痛范围广，可见肩关节僵硬及肌萎缩。

3. 影像检查

X 线在诊断肱二头肌长头肌腱炎中缺乏特异性图像表现，而高频彩超更能清晰地体现软组织及肌肉组织的病变特点。

（1）急性期：超声表现为腱鞘显著变厚，鞘内或有液体，肌腱内不均匀低强回声，但没有显著增粗。

（2）亚急性期超声可出现肌腱变粗，回声稍强不均匀，或有肱二头肌长头腱的脱位。

（3）慢性期超声显示腱鞘内液体增多，多伴肌腱变性、纤维化，回声明显增强甚至钙化。

治疗

准备工作

患者取侧卧位，患肢肩关节充分暴露，肩关节外展15°~30°，置于身侧。

操作

（1）在肩前内侧面下方，肩峰下约3cm左右寻找压痛点，痛点多在结节间沟处（图7-10-1），标记后常规消毒，铺无菌孔巾。

（2）于痛点处选用5ml一次性注射器，抽取1%利多卡因2~4ml行局部麻醉。

（3）施术：刀口线与肱二头肌长头腱平行，针体与该平面垂直（图7-10-2），刺入结节间沟后先行纵行切法，再将针体向肩峰方向倾斜45°左右（图7-10-3），刀口线向下内

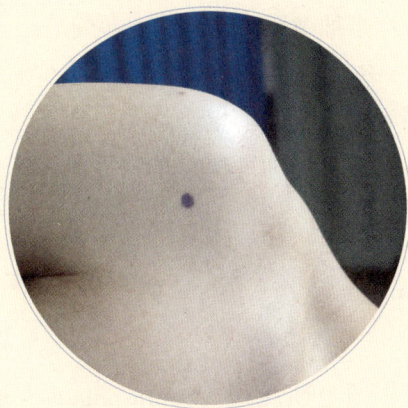

图7-10-1　定点标记

方斜推，切3~4次，如有韧性结节，可深达骨面，先纵行剥离再横行推拨。注意在肩关节内收内旋位不宜进刀，肌腱变性者勿刺入肌腱切开剥离，施术时切割范围不宜太大，否则易造成肌腱滑脱。

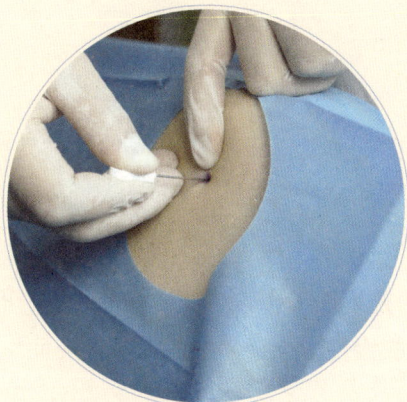

图7-10-2　针刀操作1

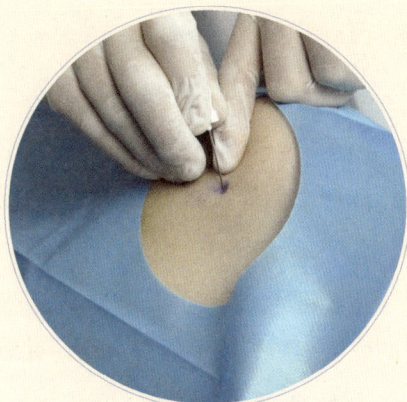

图7-10-3　针刀操作2

（4）出针刀随即按压针眼 1~3 分钟，最后用无菌敷料覆之。每 7 天 1 次，视病程长短和病情严重程度一般治疗 2~3 次。嘱患者局部 24 小时保持干燥，勿食辛辣刺激食物，以防感染。

康复调护

（1）注意肩部的保暖：夏季应避免空调、风扇直接吹向肩部，入睡时尽量穿带袖睡服，防止肩部受寒。

（2）避免损伤：平时要减少肩关节的频繁动作，症状明显时要减轻劳动强度和减少运动量。

（3）正确练功：术后可根据坎贝尔肩关节康复策略进行功能锻炼。

第十一节　冈上肌腱炎

冈上肌腱炎（Supraspinatus Tendinitis），又称冈上肌综合征、外展综合征、游泳肩，是由各种原因引起的冈上肌腱慢性劳损或损伤，进而引发慢性无菌性炎症的疾病。本病以局限性疼痛和活动受限为主要临床表现，易继发冈上肌肌腱钙化。本病好发于中青年人、体力劳动者及运动员，右侧较左侧多见。临床有时易误诊为肩峰下滑囊炎、肱二头肌长头腱鞘炎等其他疾病。

病因病机

1. 生理因素

冈上肌腱离肱骨大结节止点 1cm 内存在乏血管区，血液供应差，被认为是造成冈上肌腱变性甚至撕裂的主要解剖学因素。

2. 炎症刺激

由于冈上肌腱通过肩峰与肱骨头之间的狭小地带，容易遭受挤压损伤，长时间或快速做肩关节外展活动，导致冈上肌腱慢性劳损，易形成无菌性炎症。

3. 其他因素

诸如肩部外伤、感受风寒湿邪等。

临床表现

1. 症状

（1）疼痛：以肩外侧渐进性疼痛为主，可放射到三角肌止点、前臂甚至手指。

（2）活动度受限：主要为肩关节外展上举及下落时活动受限。

2. 体征

患者取坐位，检查者站于患者的右侧。

（1）疼痛弧试验阳性：即肩外展 60°~120° 时疼痛加重，不到 60° 或超过 120° 时疼痛明显减轻或消失。抗阻力外展试验阳性、冈上撞击试验阳性。

（2）压痛：多数可在肱骨大结节冈上肌止点处，三角肌附着点处触及压痛。

（3）影像学改变：X 线可见冈上肌近止点处，即肱骨大结节附近出现钙化影。

3. 影像检查

根据 Zlatkins 肩袖损伤分级标准，按肌腱外形是否正常、肌腱局部信号强度有无异常，肌腱连续性是否存在分级：

（1）Ⅰ级：肌腱形态正常，连续性完好，肌腱内存在信号异常。

（2）Ⅱ级：肌腱炎或退变，但其外形改变，变薄或不规则。

（3）Ⅲ级：肩袖损伤即为肩袖撕裂。

治疗

准备工作

患者取侧卧位，肩关节充分暴露。

操作

（1）在肩关节周围寻找明显压痛点，痛点多在冈上肌止点肱骨大结节处及冈上窝处（图 7-11-1），标记后常规消毒，铺无菌孔巾。

（2）于痛点处选用 5ml 一次性注射器，抽取 1% 利多卡因 2~4ml 行局部

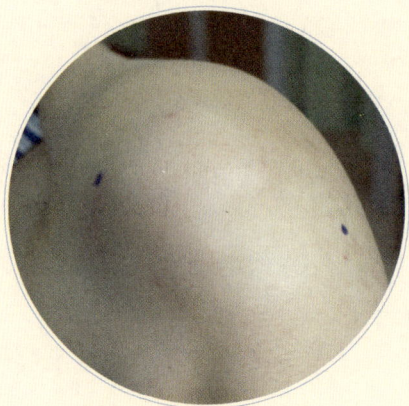

图7-11-1　定点标记

麻醉。

（3）施术：若压痛点在肱骨大结节处，将患侧上肢外展90°，刀口线和冈上肌纵轴平行刺入，针刀触及骨面，针体与患侧上肢呈135°（图7-11-2），先纵行铲剥，后横行铲剥；若病变在冈上窝处，患者腰背部放松，上肢自然下垂放于大腿上，针体垂直于痛点入刀，刀口线和冈上肌纵轴平行（图7-11-3），针刀触及骨面，先纵行铲剥，后横行铲剥。

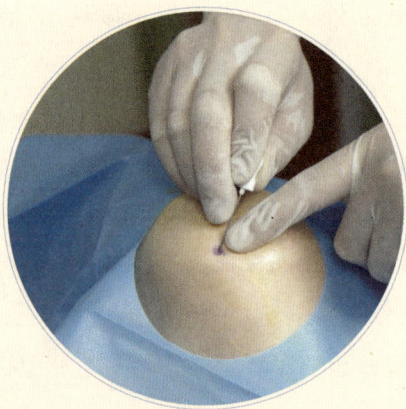

图7-11-2　针刀操作1

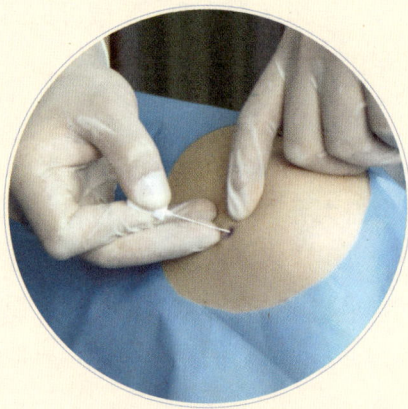

图7-11-3　针刀操作2

（4）出针刀随即按压针眼1~3分钟，最后用无菌敷料覆之。术毕，每7天1次，视病程长短和病情严重程度一般治疗3~5次，最多不超过5次。嘱患者局部24小时保持干燥，勿食辛辣刺激食物，以防感染。

康复调护

（1）注意肩部的保暖：夏季应避免空调、风扇直接吹向肩部，防止肩部受风寒。

（2）避免损伤：平时要减少肩关节剧烈活动。症状明显时要减轻劳动强度和减少运动量。

（3）注意功能锻炼：推荐钟摆式、胸部肌肉伸展运动、背阔肌伸展运动、中下斜方肌及菱形肌的募集运动等。

（4）改善身体姿态。

第十二节　肩峰下滑囊炎

肩峰下滑囊炎（subacromial bursitis，SAB），又称为肩峰三角肌下滑囊炎，是由于肩峰下滑囊受到肩峰以及喙肩韧带等反复摩擦挤压产生的损伤性炎症反应，从而引起肩部疼痛和活动受限为主症的一种疾病。本病好发于 40~50 岁中老年人，尤以长期应用肩部工作者为多见。

病因病机

1. 继发性病变

原发性肩峰下滑囊炎很少见，通常是继发于邻近组织的病变，最常见为冈上肌腱病变。

2. 劳伤

肩部有外伤或劳损病史，造成肩峰下滑囊退化变性及无菌性炎症反应。

3. 外邪侵袭

风寒湿邪相兼为患，客于肩部，导致经络气血痹阻，寒凝阻络，肌腱失去濡养，致血不养筋，发为本病。

临床表现

1. 症状

（1）急性期：患者肩部局部肿胀，伴有关节积液时肩部轮廓扩大，按压时质软或有波动感，当肩关节外展、外旋时疼痛加重。疼痛可向肩胛部、颈、手等处放射，当患者将肩关节变换至内收、内旋位时疼痛可缓解。剧烈疼痛一般持续 10~14 天。

（2）亚急性期：发病相对较缓慢，症状稍轻，经数月后此期滑囊炎可自然痊愈，或演变为冻结肩。肩关节的活动范围逐渐受限，甚至出现肩带肌的萎缩。

（3）慢性期：症状最轻，偶有疼痛，几乎无活动受限及僵硬。通常可经数年症状自然消失。该期间内如患者肩部由于频繁运动或外伤等原因，也可突然加重病情而转为急性期。

2. 体征

患者坐位，检查者站于患者的右侧，注意双侧对比。

（1）疼痛：肩部疼痛多位于肩外侧、前侧及关节深处，并可放射至肩胛部、颈、手等部位，具有静息痛及夜间加重的特点。

（2）压痛：压痛点通常位于肩峰下方稍内侧、大结节、三角肌止点等部位，可伴随肩关节活动而出现转移。

（3）活动度：以肩外展、内旋时疼痛明显，活动受限。当滑囊肿胀、充满积液时，可见外形圆隆。

3. 影像检查

超声具有实时、动态、方便、费用低廉等优点，超声联合 X 线应成为肩痛患者的首选影像学检查手段。本病在超声下可见滑囊壁不同程度增厚，其内可有无回声或低回声液体。受累肌腱增厚，内部回声减低，不均匀。

治疗

准备工作

患者屈膝屈髋侧卧，患侧在上，患侧上臂保持与躯体平行，屈肘 90° 置于胸前，手扶床面。

操作

（1）进针点位于肩峰与肱骨头

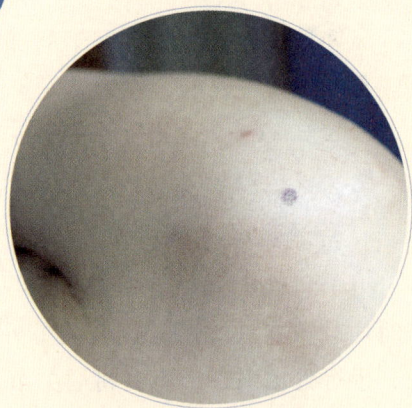

图 7-12-1　定点标记

之间的缝隙处（图7-12-1），标记后常规消毒，铺无菌孔巾。

（2）于痛点处选用5ml一次性注射器，抽取1%利多卡因2~4ml行局部麻醉。若有关节腔积液或肩关节滑囊肿胀时，先将积液抽吸后，再行针刀操作。

（3）施术：肩关节内侧方向水平进针，针刀向肩峰下间隙刺入（图7-12-2），对滑囊及冈上肌肌腱以同样的刀法各纵疏横剥3刀（图7-12-3），最后出针。

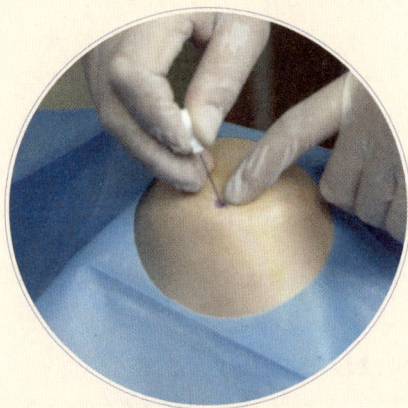

图 7-12-2　针刀操作1　　　　**图** 7-12-3　针刀操作2

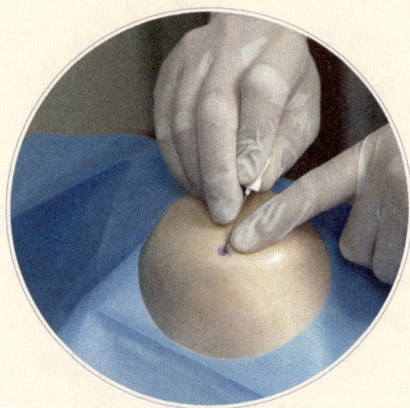

（4）出针刀随即按压针眼1~3分钟，后用无菌敷料覆之。最后，患者取端坐位，术者站于患者侧后方，一手托患者肘部做肩关节被动内旋外旋、内收外展、前举后伸、上举等活动，治疗完毕。每7天1次治疗，病愈即停，最多不超过3次。嘱患者局部24小时保持干燥，勿食辛辣刺激食物，以防感染。

康复调护

（1）注意肩部的保暖：夏季应避免空调、风扇直接吹向肩部，入睡时穿带袖睡服，防止肩部受风寒。

（2）避免损伤：平时要减少肩关节剧烈的反复动作，症状明显时要减轻劳动强度和减少运动量。

（3）正确练功：可外展外旋位制动练习，提高肩关节的稳定性。

第十三节 髋关节滑膜炎

髋关节滑膜炎（transient synovitis，TS），又称暂时性滑膜炎，是一种由非特异性炎症引起的以急性单侧髋关节或腹股沟疼痛、肿胀为主要特征的疾病。本病是 3~10 岁儿童急性髋关节疼痛的主要原因（近年来成人发病率亦呈上升趋势），男女比例约为 5：2。通常为单侧关节发病，右侧多于左侧，双侧髋关节发病人数仅占 5%。若病情迁延不愈或反复发作，将会导致小儿股骨头缺血性坏死或发育障碍等严重后果。

病因病机

目前髋关节滑膜炎的病因病理尚不明确，主要有以下几种学说。

（1）单一活动过量学说：髋关节活动过度或遭受创伤后，滑膜血管发生充血和水肿。

（2）感染学说：与病毒感染、细菌感染及过敏反应有关。

（3）滑膜嵌顿学说：髋关节的突然用力或运动过量，导致髋关节滑膜嵌入髋关节之间的缝隙，造成挤压伤。

临床表现

1. 症状

（1）疼痛：通常表现为单侧髋部、腹股沟或膝周疼痛，年龄较小的患儿可表现为夜啼。

（2）活动受限：患侧髋关节旋转、内收甚至屈曲等活动受限，表现为不愿行走。

（3）咳嗽、咽痛、耳痛等：近半数的髋关节滑膜炎患者可伴随出现此类症状。

2. 体征

患者平躺，检查者站于患者的右侧，注意双侧对比。

（1）压痛：患侧髋部及腹股沟中点压痛，少数患者出现膝关节周围压痛。

（2）活动度：患侧髋关节活动范围受限，尤以内旋、外展及伸直时明显。

（3）平卧位时，检查者滚动患者下肢，可以发现患侧肌肉出现不自主的保护性收缩。患肢假性变长，通常不超过 2cm。

（4）"4" 字试验阳性。

3. 影像学检查

（1）X 线检查：一般骨质无异常表现，有时可表现为骨盆轻度倾斜，关节囊阴影膨胀。积液过多时，关节间隙增宽，股骨头有侧方移位，但无骨质破坏。

（2）MRI 检查：在显示患侧髋关节间隙增宽和关节腔不同程度积液时，相比于 X 线会更加清晰，同时能显示髋关节内是否存在软组织占位。

（3）超声检查：患髋股骨颈颈前间隙较健侧明显增宽，双侧差值＞1mm。

治疗

◉ 准备工作

患者取仰卧位，髋关节充分暴露，若患者为儿童，则需家长陪同。

◉ 操作

（1）在患侧髋部及腹股沟周围寻找压痛点，多在以腹股沟韧带上股动脉搏动处为基点，向下向外各 2~2.5cm 处（图 7-13-1），标记后常规消毒，铺无菌孔巾。

（2）于痛点处选用 5ml 一次性注射器，抽取 1% 利多卡因 2~4ml 行局部麻醉。若有关节腔积液时，先将积液抽吸后，再行针刀操作。

（3）施术：刀口线与躯干纵轴

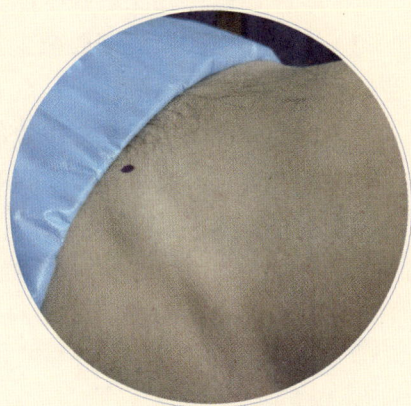

图 7-13-1　定点标记

平行，针体与皮肤垂直（图7-13-2），快速刺入皮肤，直达股骨颈前骨面。然后将刀口线与股骨颈长轴垂直，与躯干纵轴线头侧呈40°~50°（图7-13-3），提起刀刃少许，铲切关节囊全层2~3刀，此处无需剥离。若关节囊十分厚韧，则可多切割几次。

（4）出针刀随即按压针眼1~3分钟，最后用无菌敷料覆之。每7天1次，视病程长短和病情严重程度一般治疗3~5次。嘱患者局部24小时保持干燥，勿食辛辣刺激食物，以防感染。

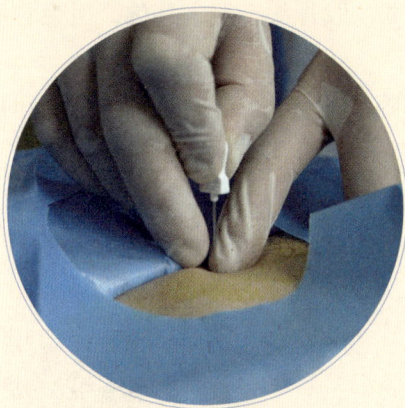

图 7-13-2　针刀操作1

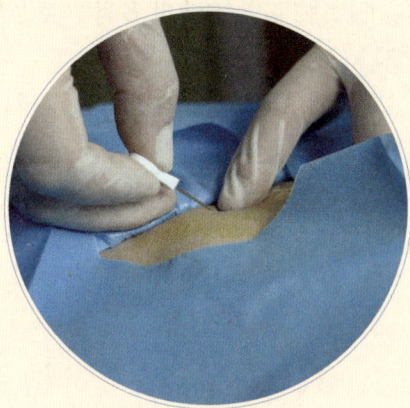

图 7-13-3　针刀操作2

康复调护

（1）卧床休息：应注意卧床休息，控制活动量，避免负重。

（2）避免损伤：恢复期要减少髋关节剧烈的反复动作，症状明显时要减轻劳动强度和减少运动量。

（3）注意髋部的保暖：夏季应避免空调、风扇直接吹向髋部。

（4）注意姿态：避免跷二郎腿等不正确坐姿。

（5）功能锻炼：根据病情，自由选择以下2种训练，1组20次，每次10秒钟，每日2次。如股四头肌等长收缩训练、仰卧直腿抬高训练、立位摆腿训练、卧位屈伸训练等。

第十四节　弹响髋

弹响髋（snapping hip，SH），又称为髂胫束摩擦综合征，是一种常见的以行走或髋关节屈伸运动时发出弹响声为主要临床表现的疾病。这种弹响往往是自发出现的，甚至可发展为走一步响一声的严重程度，但一般无疼痛。以青壮年、舞者、足球运动员、健身爱好者、肥胖者等较为多见。在髋部无疼痛且无活动障碍时，笔者认为本病应更加注重心理疏导。

病因病机

弹响髋分为关节外弹响和关节内弹响，以关节外弹响较为常见。

（1）关节外弹响：髂胫束和臀大肌肌腱在大转子处结合紧密，形成一个梭形增厚的结合部，覆盖于大转子表面，在股骨大转子或大粗隆部前后滑动摩擦造成弹响；阔筋膜张肌移行至髂胫束段变性增粗，当屈伸膝关节时在大转子处滑过从而产生弹响；有时是在屈髋位时，紧张的臀大肌下缘与坐骨摩擦而产生弹响。

（2）关节内弹响：由于慢性劳损，髂骨韧带呈条索状增厚，在髋关节后伸，尤其是外旋时与股骨头摩擦而产生弹响；外伤或劳损后受累组织充血水肿及无菌性炎症反应，导致纤维组织增生等一系列病理改变造成弹响。

临床表现

1.症状

（1）弹响声：髋关节在主动伸屈活动和行走时，出现听得见或感觉得到的"咔咔"声。

（2）不适感：弹响髋一般不伴随疼痛，但患者始终自觉髋部不适。如出现疼痛，则提示伴随大粗隆部滑囊炎。

2.体征

患者平躺，检查者站于患者的右侧，注意双侧对比。

（1）可触及到（瘦弱的人甚至可从体表见到）一条粗厚的纤维在大粗隆附近滑动。

（2）弹响髋患者常有髋内翻。

（3）髂胫束挛缩试验阳性。

3. 影像检查

对于本病，在 X 线片中髂腰肌或髂胫束引发弹响的特征性表现不甚明显，核磁共振检查一定程度上可能会提供大转子滑囊炎、髂腰肌囊或外展肌的间接炎性征象，但也很难发现牵扯到髂腰肌肌腱弹响的直接证据。

治疗

准备工作

患者侧卧位，健侧肢在下并伸直，患肢在上，保持屈髋屈膝。

操作

（1）在髂胫束及大转子区域寻找硬结，多位于髂前上棘下方与大转子附近（图7-14-1）。标记后常规消毒，铺无菌孔巾。

（2）于痛点处选用5ml 一次性注射器，抽取1% 利多卡因 2~4ml 行局部麻醉。

（3）施术：将针刀平行髂胫束走向刺入至增厚的硬结处，先行纵行剥离。再上提少许至筋膜层，调转刀刃与髂胫束走向垂直（图7-14-2），横行

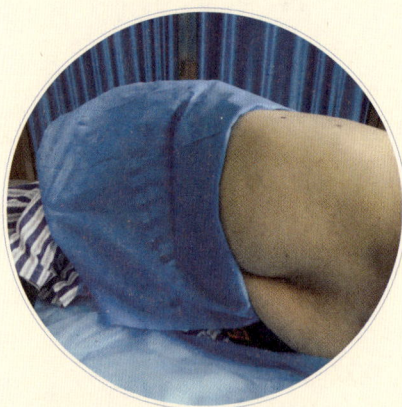

图7-14-1 定点标记

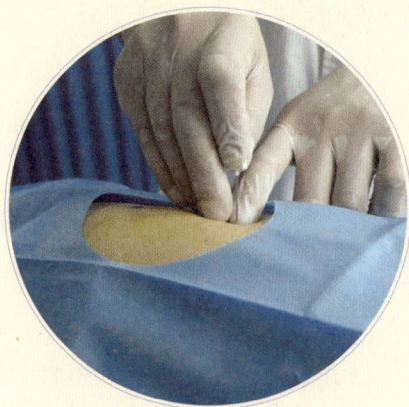

图7-14-2 针刀操作

切开 3~4 刀，同时作剥离松解，将紧张肥厚的条索状物部分切断，对紧张挛缩的阔筋膜张肌及髂胫束进行松解，直到刀下硬结松动，退出针刀。

（4）出针刀随即按压针眼 1~3 分钟，最后用无菌敷料覆之。

（5）保持同样体位，一手抱住患侧膝部，屈膝屈髋并内收大腿至极限位，使膝接触床面后，突然发力，弹压患肢 1~2 次。针刀治疗为每周 1 次，视病程长短和病情严重程度一般治疗 2~3 次。嘱患者局部 24 小时保持干燥，勿食辛辣刺激食物，以防感染。

康复调护

（1）避免损伤：平时要减少髋关节长时间的反复动作，注意保暖。

（2）减重：弹响髋好发于肥胖人群，减轻体重可减少发病，或利于疾病恢复。

（3）正确练功：术后进行股四头肌静态收缩训练，臀肌拉伸训练，逐步进行髂胫束的侧倾斜拉伸训练、直腿抬高训练及深蹲训练等。

第十五节　股骨头缺血性坏死

股骨头缺血性坏死（Avascular necrosis of femoral head，AVN），又称股骨头坏死（Osteonecrosis of the Femeral Head，ONFH），是股骨头血供中断或受损，引起骨细胞及骨髓成分凋亡，继而导致股骨头结构改变、股骨头塌陷、关节功能障碍的疾病。发病率及致残率较高，20~50 岁中青年多发。主要表现为前期局部疼痛，酸胀不适，后期行走困难，甚至不能活动等情况，是骨科常见的难治性疾病。

病因病机

（1）创伤性：主要为髋关节扭伤、髋关节脱位、股骨颈骨折等髋部外伤所引起。

（2）非创伤性：此类原因主要是皮质类固醇的应用及酗酒。

（3）其他：如高脂血症、减压病、髋臼先天性发育不良等因素。

临床表现

股骨头坏死的各种临床症状及体征都不是其所特有的，许多其他疾患亦可出现相同的症状。出现疼痛的时间，个体发作的程度也不尽相同，难以通过患者的主观症状和临床检查做出股骨头坏死的诊断。

1. 症状

（1）疼痛：髋关节及大腿内侧持续性或静息疼痛，有时放射至膝部。

（2）活动受限：表现为以下蹲困难为主的髋关节活动受限，特别是旋转活动受限。

（3）有痛性或短缩性跛行。

（4）X光片显示股骨头表面不光滑，髋关节间隙变窄，骨小梁排列紊乱，股骨头表面有明显的囊性病变，严重者甚至塌陷。

2. 体征

（1）早期因髋关节疼痛，"4"字试验及 Thomas 征阳性。

（2）晚期因股骨头塌陷及髋关节脱位，Allis 征及单腿独立试验可呈阳性。伴有髋关节脱位者还可有 Nelaton 线上移，Bryant 三角底边小于 5cm，Shenton 线不连续等。

（3）其他体征还有肌肉萎缩、患肢缩短，甚至有半脱位体征。

3. 影像检查

按 X 线在不同病变阶段的表现结合临床症状和功能检查，对病变的程度进行分期（同时亦可参考 Marcus 分期及 Ficat 分期）。

（1）Ⅰ期（软骨不溶解期）：头外形正常，在负重区软骨下出现 1~2cm 新月形透光带，称新月症。

（2）Ⅱ期（头坏死期）：头外形尚正常，外上方或中部软骨下密度增高，增高区周围密度减低，有时出现假囊变，有时出现带状硬化区。

（3）Ⅲ期（头塌陷期）：在与髋接触处，头部呈台阶状塌陷，软骨下骨组织有细微骨折线，进而负重区变扁，有明显的契状或锥状坏死区，周围有明显的骨质疏松。

（4）Ⅳ期（头半脱位期）：头坏死区向股骨头内下沉，头明显变扁、增生、肥大，并向髋臼外上方半脱位。关节间隙变窄，髋臼外上缘有骨赘形成。

治疗

◎ 准备工作

患者取仰卧位，髋关节充分暴露，体表定位为髋关节髂股韧带，髂腰肌止点，长收肌起点（图7-15-1、图7-15-2），标记后常规消毒，铺无菌孔巾。

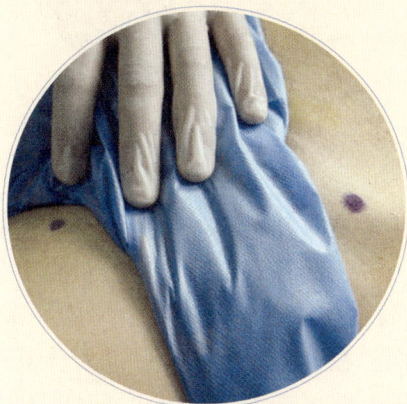

图7-15-1　定点标记1

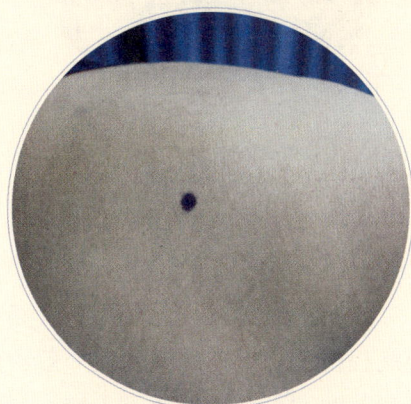

图7-15-2　定点标记2

◎ 操作

（1）选用5ml一次性注射器，抽取1%利多卡因2~4ml行局部麻醉。

（2）施术

①第1步松解髋关节髂骨韧带，横剥3刀，后调转刀口线90°，向上入关节腔，用提插刀法切割2~3刀（图7-15-3）。

②第2步松解髂腰肌起点，针刀于髂腰肌起点部，铲剥3刀（图7-15-4）。

③第3步松解长收肌起点，于耻骨结节进刀，向耻骨下支方向行进至耻骨上支即长收肌起点，上下铲剥3刀（图7-15-5）。

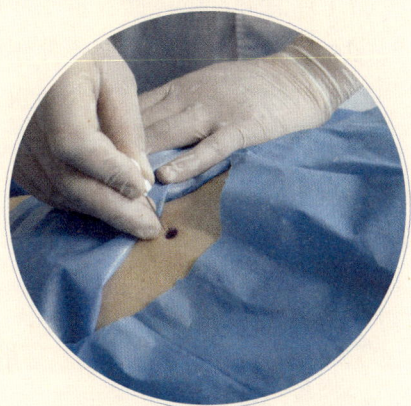

图7-15-3　针刀操作1

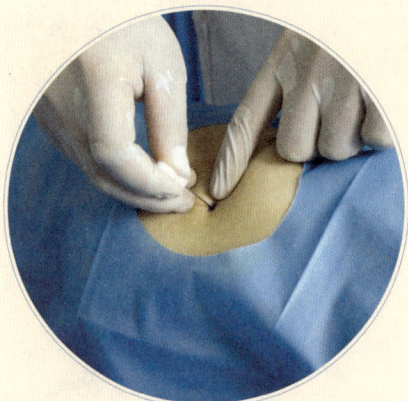

图 7-15-4　针刀操作 2　　　　　图 7-15-5　针刀操作 3

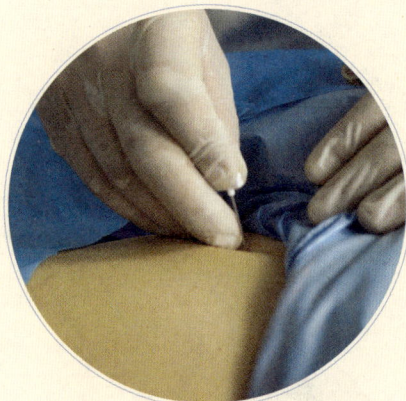

④第 4 步松解臀大肌、臀中肌及梨状肌（具体针刀操作，请参见第八章第十七、十九节）。

（3）出针刀随即按压针眼 1~3 分钟，最后用无菌敷料覆之。每周 1 次，视病程长短和病情严重程度一般治疗 3~5 次。在针刀治疗 1 周后，配合手法治疗按摩和患肢牵引每天 1 次，持续 6~8 周。嘱患者局部 24 小时保持干燥，勿食辛辣刺激食物，以防感染。

康复调护

（1）注意髋部的保暖：夏季应避免空调、风扇直接吹向髋部。

（2）避免酗酒，尽可能不使用糖皮质激素。

（3）拄拐 3~6 个月，避免负重；踝牵引 3 个月（外旋外展 30°）。

（4）加强功能锻炼：针刀术后开始进行所有下肢肌肉的等长收缩练习，如股四头肌等长收缩运动、脚趾屈曲与背伸运动、臀收缩运动、直腿抬高运动、仰卧屈膝屈髋运动等。

第十六节　股骨大转子滑囊炎

股骨大转子滑囊炎（trochanteric bursitis，TB），又称大粗隆滑囊炎，是一种骨科常见的慢性非特异性滑囊疾病，以髋关节后外侧方疼痛及髋关节功能受限为主要临床表现。多发生在需要反复屈膝屈髋的运动员中，如举重、田径、自行车运动员等。

病因病机

（1）创伤：如该处直接受到多次的撞击，使滑囊反复受到外力刺激，滑囊闭锁，难以吸收不断渗出的滑液，引起滑膜充血水肿，滑囊膨大进而形成滑囊炎。

（2）劳损：由于生理结构下股骨大转子向外突出，表面不光滑，与臀大肌等肌腱反复摩擦，亦可转为慢性滑囊炎。

（3）本病属中医"痹证"范畴，因疲劳过度、经脉受损、局部水湿稽留、筋脉粘连，痹阻不通所致。

临床表现

1. 症状

（1）疼痛：初期患者膝上外侧或大腿外侧紧张，酸困，疼痛不甚明显。随着病情进一步发展，股骨大转子后外侧方或上方疼痛不适，跑跳或走路时较为明显。疼痛可向臀部、大腿后外侧及小腿放射，产生类似于腰椎间盘突出症的临床表现，应注意鉴别。

（2）异常体位：患者将患髋部处于屈曲、外展外旋位时可使疼痛减轻，但髋关节伸屈活动多不受限。

2. 体征

患者平躺，检查者站于患者的右侧，注意双侧对比。

（1）压痛：多位于臀大肌肌腱与股骨大转子后外侧之间，纵向挤压疼痛不明显。

（2）肿胀：肿胀时大转子部后侧凹陷消失，严重时可触及囊性波动感。

（3）活动度：患侧被动内旋可引起强烈疼痛，但伸屈活动不受限。

（4）托马氏征阴性。

（5）必要时可行穿刺，穿刺出的黏液多为淡黄色。

3. 影像检查

X 线检查常为阴性，少数病程长者可见钙化斑。应结合 B 超、MRI 检查排除结核性滑囊炎、肿瘤等疾病。

治疗

◈ 准备工作

患者取侧卧位，患肢在上，使髋关节保持内旋、屈曲位。

◈ 操作

（1）取臀大肌肌腱与股骨大转子后外侧之间的肿胀部或压痛点（图7-16-1），标记后常规消毒，铺无菌孔巾。

（2）于痛点处选用5ml一次性注射器，抽取1%利多卡因2~4ml行局部麻醉。若有滑囊肿胀时，先将积液抽吸后，再行针刀操作。

（3）施术：一手压于痛点，另一手持针刀顺着肌腱走向垂直进针（图7-16-2），刺破滑囊到达骨面，纵行疏通2~3刀（图7-16-3），将滑囊部分切开，缓解内部压力，针刀下有松动感即出针刀。

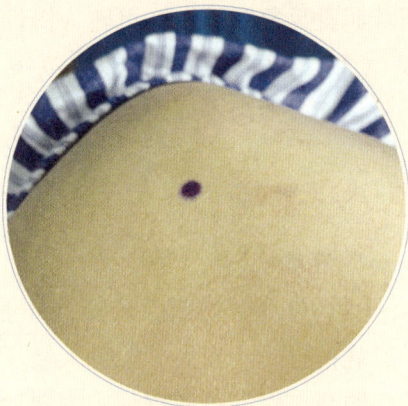

图7-16-1　定点标记

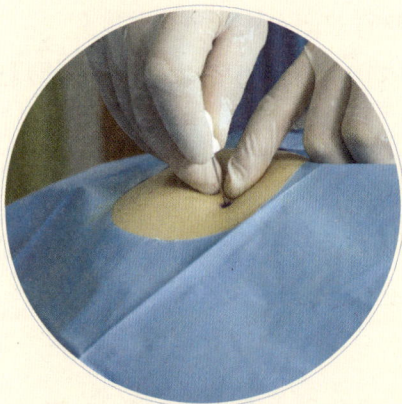

图7-16-2　针刀操作1

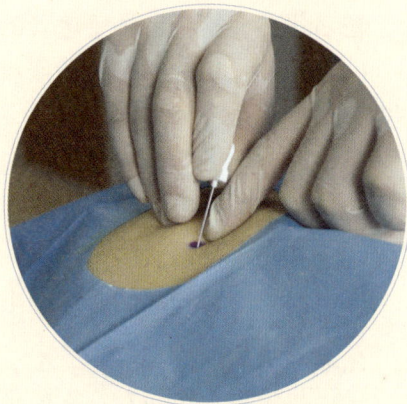

图7-16-3　针刀操作2

（4）出针刀随即按压针眼 1~3 分钟，最后用无菌敷料覆之。每 7 天 1 次，视病程长短和病情严重程度一般治疗 3 次。嘱患者局部 24 小时保持干燥，勿食辛辣刺激食物，以防感染。

康复调护

（1）注意髋部的保暖：夏季应避免空调、风扇直接吹向髋部，冬季出门应注意下肢保暖，防止髋部受风寒。

（2）避免损伤：平时要减少反复剧烈的屈膝屈髋动作，症状明显时要减轻劳动强度和减少运动量。

（3）注意姿势：注意变换姿势，避免跷二郎腿。

（4）热敷：平时可经常用湿毛巾热敷，缓解症状。

第十七节　膝关节创伤性滑膜炎

膝关节创伤性滑膜炎（traumatic synovitis of the knee，TSK），又称膝关节渗出性关节炎，是指膝关节因外伤后引起的非感染性的滑膜炎性疾病。本病发病率约为 1%~3%，好发于年老、运动人群及肥胖者。一经确诊应及时治疗，否则将有 12.6% 的几率形成顽固性、反复性发作的慢性滑膜炎。

病因病机

膝关节创伤性滑膜炎临床上可分为急性创伤性炎症和慢性劳损性炎症两种。

1. 急性创伤性炎症

主要为暴力外伤、手术等原因，造成膝关节滑膜损伤，致使关节内充血水肿，内压增高。若其中的纤维性物质不能及时吸收，日久可发生粘连，并逐渐加重。

2. 慢性劳损性炎症

多继发于膝关节骨性关节炎、膝关节骨质增生，伴有膝内翻、膝外翻或其他膝部畸形的患者或急性滑膜炎处理不当等。

临床表现

1.症状

（1）急性创伤性炎症：表现为局部出血、肿胀，膝部及小腿部可有广泛瘀血斑，关节内血肿在外伤后 1~2 小时内即可发生。关节周围肌肉出现保护性痉挛，活动关节会产生剧烈疼痛，膝关节屈伸活动受限。

（2）慢性劳损性炎症：表现为双下肢困重不适，膝关节疼痛不剧烈，局部无血肿。

2.体征

（1）急性创伤性炎症：膝关节内外侧关节间隙广泛压痛，髌韧带两侧肿胀饱满，局部皮温升高，关节屈伸困难。如关节积液超过 50ml，则浮髌试验阳性。

（2）慢性劳损性炎症：膝关节压痛不明显，屈伸活动受限，但被动运动多无障碍，触诊时皮温不高，膝关节功能检查一般无明显阳性体征。此类型常继发于其他损伤，体格检查时要仔细，以防漏诊。

3.影像检查

X 线检查可见髌韧带反 S 形消失，关节囊膨隆及滑膜肿胀，有时可以见到骨质破坏等情况及骨折征象。

治疗

◎ **准备工作**

患者取仰卧位，患肢膝关节充分暴露，膝关节屈曲 90°。

◎ **操作**

（1）在髌周及内外侧副韧带处寻找明显压痛点，痛点多在内外侧副韧带中点（针刀操作参见第七章第十九节），髌上囊等处（图 7-17-

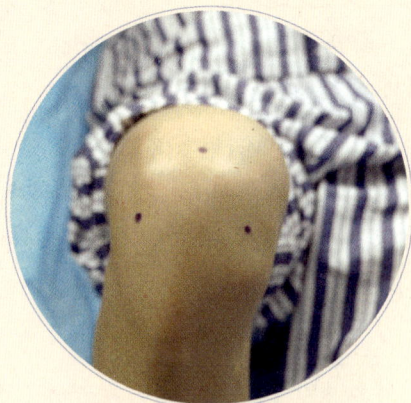

图 7-17-1 定点标记

1），标记后常规消毒，铺无菌孔巾。

（2）于痛点处选用 5ml 一次性注射器，抽取 1% 利多卡因 2~4ml 行局部麻醉。若有关节腔积液或髌周滑囊肿胀时，先将积液抽吸后，再行针刀操作。

（3）施术：松解髌上囊时，针体与皮肤垂直，刀口线与股四头肌走行方向一致（图 7-17-2），按针刀四步进针规程进针，穿过股四头肌，到达髌上囊，提插切割 2~3 刀。然后将针体向下肢方向倾斜 45°（图 7-17-3），针刀沿股骨凹面，进入髌骨关节，提插切割 2~3 刀，缓解髌上囊与关节囊的粘连。上述所有切割范围均不超过 0.5cm。

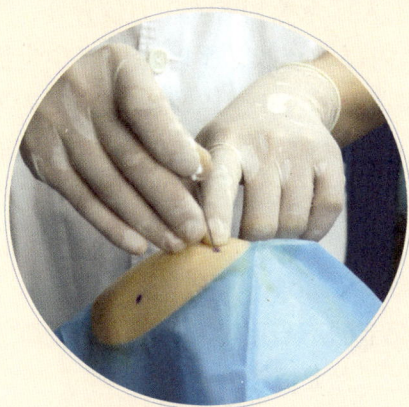

图 7-17-2　针刀操作 1　　　　　**图** 7-17-3　针刀操作 2

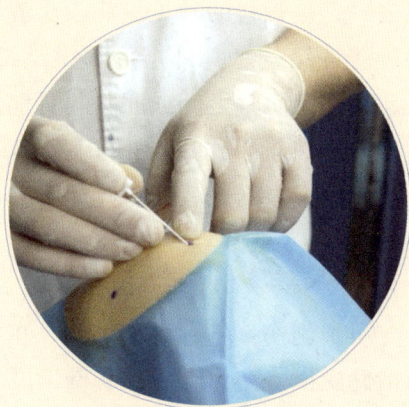

（4）出针刀随即按压针眼 1~3 分钟，最后用无菌敷料覆之。患者取仰卧位，施术者手指张开抓住患者髌骨，向四周各推动 10 次，手术完毕。每 7 天 1 次，视病程长短和病情严重程度一般治疗 2~3 次。嘱患者局部 24 小时保持干燥，勿食辛辣刺激食物，以防感染。

康复调护

（1）注意膝部的保暖：夏季应避免空调、风扇直接吹向膝部，尽量穿能盖住膝关节的裤子，冬季出门应戴护膝，防止膝部受风寒。

（2）避免损伤：运动前应注意多做准备活动，症状明显时要减轻劳动强度和减少运动量，膝关节伸屈动作宜缓慢。女性应尽量不穿高跟鞋。

（3）注意姿势：注意变换姿势，防止膝关节受压，长期处于负重状态。

（4）减重：肥胖是膝骨性关节炎的发病因素之一，亦会加重病情，减轻体重可减少发病，或利于疾病恢复。

（5）正确练功：平时应注意对膝关节进行无负重练功，增强股四头肌的力量，提高膝关节的稳定性。

第十八节　髌骨周围滑囊炎

髌骨周围滑囊炎（peripatellar bursitis，PB）是造成膝关节疼痛的主要原因之一，是骨科的常见疾病。滑囊通常位于人体摩擦频繁或压力较大处，是一种缓冲结构。其外层为纤维结缔组织，内层为滑膜，平时囊内有少量滑液，有减少肌腱之间或肌腱与骨骼之间的摩擦、减轻压力以促进运动更为灵活、散发热量等作用。由于膝关节结构复杂，除髌周外还存在近10种其他滑囊，故应根据患者症状体征，结合影像学资料仔细诊察，以免误诊。

病因病机

（1）创伤：各种暴力外伤、车祸、膝关节的不当用力等原因，造成膝关节滑囊受损，充血水肿，囊壁增厚和纤维化，有大量纤维蛋白渗出。

（2）炎症：由于膝关节的反复运动、摩擦、挤压，造成关节腔内无菌性炎症的出现。关节内滑膜增生肥大，组织液增多但吸收障碍，引发本病。

（3）感染：感染性滑囊炎相对较少，髌前滑囊易受累及。致病菌主要有金黄色葡萄球菌、链球菌、肺炎球菌。金黄色葡萄球菌占80%，厌氧菌和结核杆菌少见。

临床表现

1. 症状

（1）髌上滑囊炎：髌底部上方及股四头肌肌腱内侧面疼痛，膝关节肿胀，膝关节活动受限，压痛明显。

（2）髌下滑囊炎（髌前皮下囊、髌下皮下囊、髌下深囊）：膝部髌下隐痛不适，胫骨粗隆或稍上方疼痛，膝关节屈伸不利，一般下楼梯比较困难。患侧下肢不愿伸直，行走时呈轻度跛行，如过多做屈伸下肢活动，疼痛加剧。

2. 体征

患者平躺，检查者站于患者的右侧，注意双侧对比。

（1）髌上滑囊炎：多有行走劳累、负重或受寒史，髌上囊触及波动感，患处多伴有血肿、积液，屈膝下蹲困难。

（2）髌下滑囊炎（髌前皮下囊、髌下皮下囊、髌下深囊）：有长期屈伸关节的劳损史，髌骨及胫骨粗隆或稍上缘有轻微压痛。髌韧带下方有囊样突起，并有波动感。

3. 影像检查

本病 X 线片常无阳性表现，但 X 线片有助于排除髌骨、膝关节结核性或感染性改变。MRI 对于滑囊炎的诊断具有较好的特异性，囊肿在 MRI 表现为圆形、卵圆形或椭圆形长 T1、长 T2 信号影，大小不一，其与低信号的副韧带及周围高信号脂肪形成鲜明对比，可清晰辨认。

治疗

◎ 准备工作

患者仰卧位，膝关节屈曲 70°~80°，足平放于治疗床上。

◎ 操作

（1）压痛点多位于髌骨下极与髌韧带上部，胫骨粗隆与髌韧带交界处，胫骨粗隆偏上之皮下（图 7-18-1），标记后常规消毒，铺无菌孔巾。

（2）于痛点处选用 5ml 一次性注射器，抽取 1% 利多卡因 2~4ml 行局部麻醉。若有关节腔积液或髌周滑囊肿胀时，先将积液抽吸后，再行针刀操作。

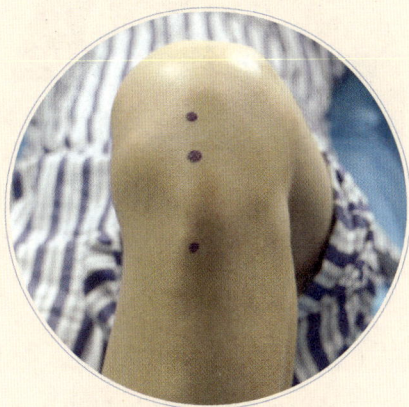

图 7-18-1 定点标记

（3）施术

①髌上滑囊炎

操作参见第七章第十七节。

②髌下滑囊炎（髌前皮下囊、髌下皮下囊、髌下深囊）

A. 如在髌骨前方皮下疼痛，即髌前皮下囊处，在痛点处进针，使针体和皮肤垂直，刀口线和髌韧带平行刺入（图7-18-2），深度直达髌骨骨面，做切开剥离2~3刀出针，使膨隆平复即可。

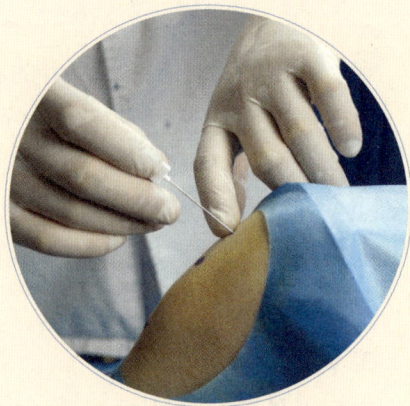

图7-18-2　针刀操作1

B. 如在胫骨粗隆的下部与皮肤之间疼痛，即髌下皮下囊，在痛点处进针，使针体和进针处皮肤垂直，刀口线和髌韧带平行（图7-18-3），深度达髌韧带的附着点，不要深达骨平面，做切开剥离2~3刀出针，使膨隆平复即可。

C. 如在髌韧带与胫骨上端之间疼痛，即髌下深囊，在痛点处进针，刀口线和髌韧带平行，使针体和髌韧带上侧平面约成70°刺入（图7-18-4），深度达骨面，做切开剥离2~3刀出针，使膨隆平复即可。

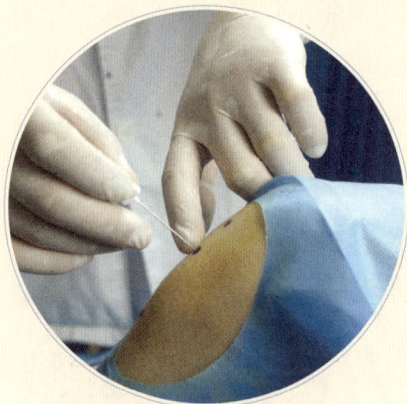

图7-18-3　针刀操作2

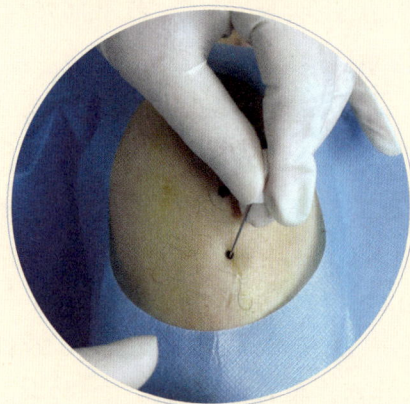

图7-18-4　针刀操作3

（4）出针刀随即按压针眼1~3分钟，最后用无菌敷料覆之。术者以双手扣于小腿上段，双拇指紧压于病变处，用力挤压，使囊内液体尽量排除，然后反复屈伸患处膝关节，最后以最大限度的瞬时力屈曲膝关节1次。每5~7

天 1 次，视病程长短和病情严重程度一般治疗 3~5 次。嘱患者局部 24 小时保持干燥，勿食辛辣刺激食物，以防感染。

康复调护

（1）注意膝部的保暖：夏季应避免空调、风扇直接吹向膝部，尽量穿能盖住膝关节的裤子，冬季出门应戴护膝，防止膝部受风寒。

（2）避免损伤：平时要减少膝关节剧烈的反复屈伸活动动作，例如蹲跪、上下楼梯。症状明显时要减轻劳动强度和减少运动量，膝关节伸屈动作宜缓慢。女性应尽量不穿高跟鞋。

（3）注意姿势：注意变换姿势，防止膝关节受压，长期处于负重状态。

（4）减重：肥胖是本病的发病因素之一，亦会加重病情，减轻体重可减少发病，或利于疾病恢复。

（5）正确练功：平时应注意对膝关节进行无负重练功，提高膝关节的稳定性。

第十九节　膝关节骨性关节炎

膝关节骨性关节炎（knee osteoarthritis，KOA）是一种常见的以关节软骨损害为特征，且病变累及软骨下骨、滑膜和关节周围组织的慢性退行性关节疾病，以反复的膝关节疼痛和日常功能受限为主要临床表现。中老年人常见，女性多于男性，我国约 66% 的 65 岁以上老年人患有骨性关节炎。

病因病机

（1）过度负重：由于肥胖或膝关节内外翻畸形而致关节面过度负重。

（2）损伤：半月板损伤、髌骨脱位、关节内骨折等原因造成关节软骨损伤。

（3）炎症：感染或炎症引起关节软骨破坏。

（4）软骨下骨坏死：由于以上因素造成软骨损伤，而使软骨成分的"隐蔽抗原"暴露，引起自身免疫反应，而造成继发性损伤。

临床表现

1. 症状

（1）轻度：患病关节可有隐痛，活动时疼痛加重，休息后好转，初起疼痛为阵发性。

（2）中度：疼痛为持续性，劳累及夜间更甚，上下楼梯疼痛明显，急性发作时可见患膝肿胀。

（3）重度：疼痛剧烈且为持续性，严重影响患者的日常生活，关节活动时有弹响声，同时伴有关节僵硬，久坐后关节僵硬加重，稍活动后好转，上下楼或自椅子上站起时有困难，有关节不稳感。

2. 体征

患者平躺，检查者站于患者的右侧，注意双侧对比。

（1）畸形：部分患者处于急性发作期时，会出现关节肿胀；病程长，病情重的患者可能会出现膝关节内翻畸形。

（2）压痛：部分患者膝周会出现压痛点，部分急性期的患者会出现膝周皮温升高。

（3）活动度：后期疼痛持续，关节活动明显受限，甚则跛行，关节活动时可有弹响、摩擦音，极少数患者可出现交锁现象，日久股四头肌萎缩。

（4）浮髌试验：浮髌试验阳性，病久则股四头肌萎缩，滑膜囊增厚，触之可有韧厚感。

3. 影像检查——Kellgren–Lawrence 分级

（1）0级：正常膝关节。

（2）Ⅰ级：膝关节骨性关节炎发生的前期，有可疑的膝关节关节间隙狭窄现象（X线及CT不能发现明显软骨损害迹象），关节在活动后稍有不适，活动增加后伴有关节的疼痛及肿胀。

（3）Ⅱ级：膝关节骨性关节炎病变的早期，活动增多时有明显的疼痛，休息后减轻，X线观察有明显骨赘，关节间隙可疑变窄，CT可见软骨轻度损害，同位素检查，被损害关节可见凝聚现象。

（4）Ⅲ级：膝关节骨性关节炎的进展期软骨进一步损害，造成关节畸形，功能部分丧失，在站立位膝关节X线片上明确出现小的骨赘及可能的关节间隙狭窄。

（5）Ⅳ级：出现明显的关节畸形，X线示大量骨赘，严重关节间隙狭窄，明显软骨下硬化。

治疗

◉ **准备工作**

患者仰卧位，患肢膝关节充分暴露，膝关节屈曲30°，膝下垫一软枕。

◉ **操作**

（1）在髌周、内外侧副韧带处寻找明显压痛点，痛点多在髌骨周围股骨内外髁，胫骨上端关节附近，内外侧副韧带起止点等处（图7-19-1），标记后常规消毒，铺无菌孔巾。

（2）于痛点处选用5ml一次性注射器，抽取1%利多卡因2~4ml行局部麻醉。若有关节腔积液或髌周滑囊肿胀时，先将积液抽吸后，再行针刀操作。

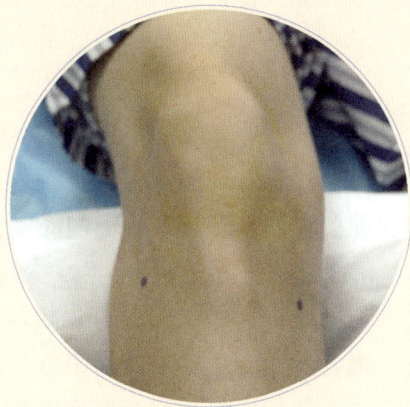

图 7-19-1 定点标记

（3）施术：按针刀的常规操作先纵行后横行松解剥离。刀口线平行肌纤维方向刺入病灶部位或达骨面（图7-19-2），先纵行疏通2~3刀，再横行剥离1~2刀，感针下有松动感即出针刀，若遇骨刺尖部，调转刀口线与其垂直（图7-19-3），切开松解局部组织。

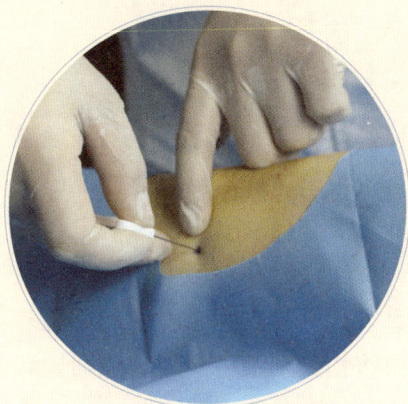

图 7-19-2 针刀操作1

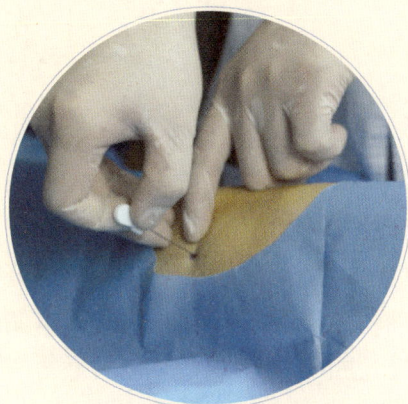

图 7-19-3 针刀操作2

（4）出针刀随即按压针眼 1~3 分钟，最后用无菌敷料覆之。术毕，术者站在患侧以左手食、拇指按压患肢内外膝眼，手掌叩在膝盖上，右手握患肢小腿近踝部，让患者放松，左手揉按局部同时，右手协助患肢屈伸 3~5 次，屈时要达到最大限度。而后医者站在床尾，双手抓住患肢踝部，将患肢固定在中轴位做牵拉动作约 1 分钟，力度要适中，治疗完毕。每 5~7 天 1 次，视病程长短和病情严重程度一般治疗 3~5 次。嘱患者局部 24 小时保持干燥，勿食辛辣刺激食物，以防感染。

康复调护

（1）注意膝部的保暖：夏季应避免空调、风扇直接吹向膝部，尽量穿能盖住膝关节的裤子，冬季出门应戴护膝，防止膝部受风寒。

（2）避免损伤：平时要减少膝关节剧烈的反复屈伸活动动作，例如蹲跪、上下楼梯。症状明显时要减轻劳动强度和减少运动量，膝关节伸屈动作宜缓慢。女性应尽量不穿高跟鞋。

（3）注意姿势：注意变换姿势，防止膝关节受压、长期处于负重状态。

（4）减重：肥胖是膝骨性关节炎的发病因素之一，亦会加重病情，减轻体重可减少发病，或利于疾病恢复。

（5）正确练功：平时应注意对膝关节进行无负重练功，增强股四头肌的力量，增强膝关节的稳定性。

第二十节　膝关节扭伤

膝关节扭伤（Sprained Knees，SK）是指膝关节在外力的作用下超越了其正常的活动范围造成损伤，但未发生骨折、脱臼及皮肉破损等情况的软组织损伤疾病。临床可见膝关节周围肿胀疼痛和关节活动受限，影响患者膝关节活动功能及正常工作生活。爱好运动的青少年是目前临床上发病率较高的人群。急性膝关节扭伤通过采取制动、休息、冰敷等治疗手段多能治愈。若损伤过重、失治误治或好转后短时间内再次扭伤，则有可能转为陈旧性膝关节扭伤。本节主要讨论陈旧性膝关节扭伤的针刀操作方法。

病因病机

（1）暴力外伤：多因剧烈运动、负重不当、牵拉扭伤、外力下闪避不当或跌倒等，导致受损部位的毛细血管破裂出血，可出现皮肤、肌肉、肌腱、韧带和血管损伤，引起膝关节肿痛及活动障碍。

（2）膝关节损伤经脉，气血运行不畅，皮肉筋脉损伤。瘀血壅滞膝周围局部，经气运行受阻，经络不通，络脉阻滞而发病。

临床表现

1.症状

（1）疼痛：膝关节扭伤处剧痛，关节屈伸不利，以致患肢不敢伸直，伸直则疼痛难忍。陈旧性扭伤则表现为疼痛迁延不愈，痛势较缓。

（2）肿胀：迅速出现肿胀，膝关节局部出现皮下瘀血，多呈红、青或紫色。

（3）活动障碍：不能正常行走或站立，患者多跛行或由他人抬来，保持一定的强迫姿势。

2. 体征

患者平躺，检查者站于患者的右侧，注意双侧对比。

（1）压痛：具有明显的膝关节压痛，压痛点位于损伤处，大多在膝关节内侧副韧带附近。

（2）急性期可无明显的阳性体征，陈旧性扭伤患者可表现出不同程度的关节不稳，不稳定的膝关节容易反复受伤。

3. 影像检查

X线片多为阴性，但应根据X线检查排除骨折、脱臼等情况。早期无特殊发现，晚期骨质疏松，或胫骨结节处有密度增高阴影。

（1）轻度：损伤后局部疼痛，但无明显肿胀，关节活动不受限制。

（2）中度：损伤后疼痛明显，局部肿胀，关节活动受限，不能参加运动和劳动。

（3）重度：损伤后疼痛，肿胀显著，且有青紫瘀血，关节不能活动。

治疗

准备工作

患者仰卧位，膝部屈曲 70°~80°，足平放于治疗床上。

操作

（1）痛点多在股骨内上髁、膝关节内侧间隙、胫骨粗隆等附近（图7-20-1）。标记后常规消毒，铺无菌孔巾。

（2）于痛点处选用 5ml 一次性注射器，抽取 1% 利多卡因 2~4ml 行局部麻醉。

（3）施术：若压痛点在关节间隙附近（以膝关节内侧间隙为例），刀口线与肢体纵轴平行，针体与皮面垂直（图7-20-2）。快速刺入皮肤，进

图 7-20-1　定点标记

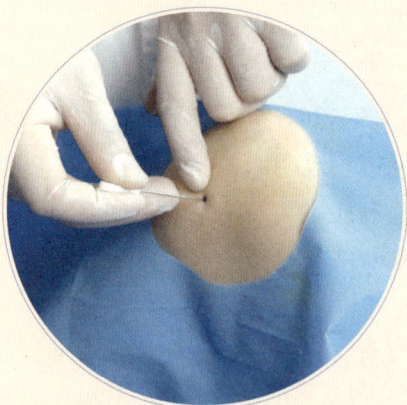

入内侧副韧带，刀刃应到达关节间隙上或间隙下的骨面，行纵行疏通、横行剥离。然后将刀刃移向关节间隙，切入关节腔。此时应有明确的落空感，停止进刀。然后可提起刀刃，并调转刀口线 90°（图7-20-3），切开关节囊 1~2 刀。

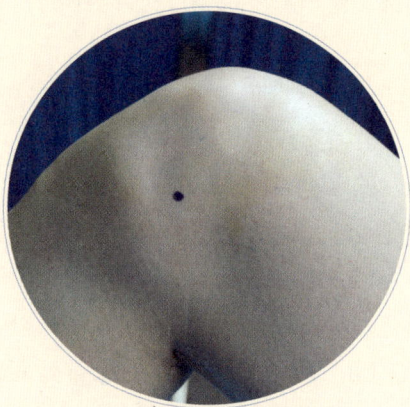

图 7-20-2　针刀操作 1

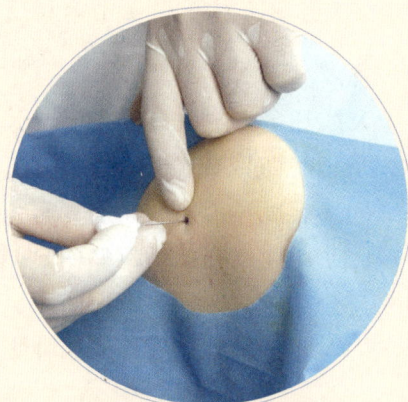

图 7-20-3　针刀操作 2

（4）出针刀随即按压针眼 1~3 分钟，最后用无菌敷料覆之。然后令患者仰卧位，伸直膝关节。术者站于患侧床旁，一手握于踝上小腿处，另一手由膝外侧向膝内侧方向推 1~3 下，手术完毕（其他压痛点的针刀操作参见第七章第十七、十九节）。每 5~7 天 1 次，视病程长短和病情严重程度一般治疗 2~3 次。嘱患者局部 24 小时保持干燥，勿食辛辣刺激食物，以防感染。

康复调护

（1）注意膝部的保暖：夏季应避免空调、风扇直接吹向膝部，尽量穿能盖住膝关节的裤子，冬季出门应戴护膝，防止膝部受风寒。

（2）避免损伤：进行正常的体育活动、上下楼梯或外出时，要注意安全，有意识地保护膝关节。症状明显时要注意休息，膝关节伸屈动作宜缓慢。女性应尽量不穿高跟鞋。

（3）佩戴护膝：佩戴护膝是目前应用广泛、效果较好的一种防护手段。而且无论对于既往病史者还是康复阶段的患者，护膝对膝关节的保护和膝关节扭伤的愈合都具有显著效果。

（4）局部冰敷：膝关节急性期扭伤时，冰敷可以有效减少和缓解组织胺的释放，降低对疼痛的敏感性，此外还可以改善局部微循环，控制局部组织的渗出和肿胀。

（5）正确练功：平时应注意对膝关节进行无负重练功，增强股四头肌的力量，提高膝关节的稳定性。

第二十一节　伸膝装置粘连

伸膝装置粘连（knee extensor device adhesion，KEDA）是骨科常见的以关节内滑膜机化粘连为特征，临床表现以膝关节屈曲障碍为主的关节疾病。本病为近膝关节骨折后的主要并发症，若治疗不及时，可能造成患者终生残疾等严重后果。若粘连小于 3 个月且病情轻，采用推拿理疗等多能治愈；粘连在 3~6 个月，可在麻醉下行稍重手法推拿；病程在半年以上且较严重者，应施行针刀松解。

病因病机

（1）损伤：下肢骨折及骨折手术后，骨折断端或手术直接损伤股四头肌肌腱，但未能及时进行股四头肌训练，以致在股四头肌和骨折端产生血肿。随着时间的推移，血肿机化、股四头肌肌腱形成致密的纤维性粘连。

（2）不当制动：骨折后的长时间伸膝位固定、膝关节疾患等因素使膝关节两侧支持带处在挛缩状态，关节动力肌代谢转为负平衡，肌蛋白减少，肌肉萎缩纤维化，形成股四头肌扩张部的粘连及挛缩。

（3）炎症：感染及膝关节滑膜病变引起出血、渗出、血液及淋巴循环障碍、组织水肿，导致髌骨关节及胫骨关节面粘连增生。

临床表现

1. 症状

（1）疼痛：被动或主动屈膝时，膝关节出现疼痛。

（2）活动障碍：膝关节的活动范围受到限制，不足以满足患者的生活和工作需要。

2. 体征

患者仰卧位，检查者站于患者的右侧，注意双侧对比。

（1）活动度：膝关节屈曲小于60°，若髌骨内粘连广泛，则髌骨推之不移。

（2）肌肉萎缩：检查可见大腿近膝部肌肉僵硬，股四头肌扩张部挛缩者，局部皮肤多伴紧缩且弹性差；膝关节内粘连者，可见股四头肌松弛萎缩。

（3）肌力异常：股四头肌肌力通常在Ⅳ级以下。

3. 影像检查

骨折部位达到临床愈合标准，主要表现为局部骨质疏松，关节间隙变窄。并应根据影像学表现排除骨性强直或由结核和化脓性关节炎引起的膝关节功能障碍。

治疗

◎ 准备工作

患者取仰卧位，健侧肢伸直，患侧肢屈膝。

◎ 操作

（1）根据粘连部位不同，分别选取不同的进针点及操作方式（图7-21-1）。

①髌骨上缘正中点

标记后常规消毒，铺无菌孔巾。于痛点处选用5ml一次性注射器，抽取1%利多卡因2~4ml行局部麻醉。以下部位消毒麻醉方法相同，不再赘述。

施术：刀口线与肢体纵轴平行，针体与皮肤垂直，快速刺入皮肤，匀速推进，直达髌骨面。先行纵行

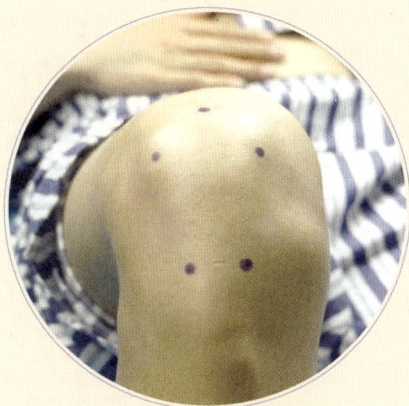

图 7-21-1 定点标记

疏通、横行剥离，直到刀下有松动感。然后将刀柄向头侧倾斜，刀刃指向髌骨上缘正中，深入达髌骨骨面。调转刀口线90°，深入至髌骨上缘内侧面，切开髌周韧带（图7-21-2），刀下有松动感后出刀。

②髌骨两侧缘点

施术：刀口线与肢体纵轴平行，针体与皮面垂直，刺入达髌骨骨面。调整刀刃至髌骨内侧面边缘，刀口线与髌骨缘平行，切开髌副韧带（图7-21-3）。刀下有松动感后出刀。

③髌韧带中段两侧点

施术：刀口线与髌韧带纤维平行，即与肢体纵轴平行，针体与皮

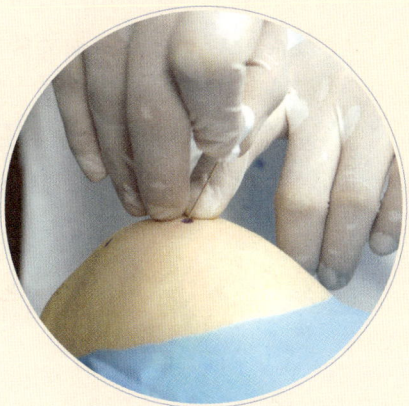

图 7-21-2 针刀操作1

面垂直刺入皮肤，穿过皮下组织和髌韧带，有落空感即停止进刀，并在此层面做纵行疏通、横行剥离 1~2 次（图 7-21-4），有松动感后出刀。

（2）出针刀随即按压针眼 1~3 分钟，最后用无菌敷料覆之。术毕，患者取仰卧位，膝微屈，术者以双拇指抵于患者髌骨边缘，使髌骨向 4 个方向滑动。针刀每 5~7 天 1 次，视病程长短和病情严重程度一般治疗 2~3 次。嘱患者局部 24 小时保持干燥，勿食辛辣刺激食物，以防感染。

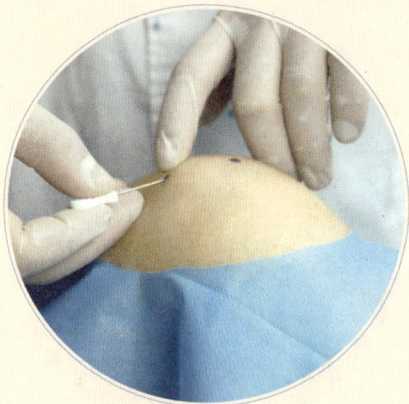

图 7-21-3　针刀操作 2　　　　图 7-21-4　针刀操作 3

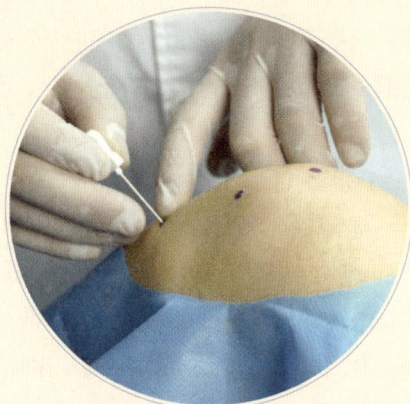

康复调护

（1）注意膝部的保暖：夏季应避免空调、风扇直接吹向膝部，尽量穿能盖住膝关节的裤子，冬季出门应戴护膝，防止膝部受风寒。

（2）注意姿势：注意变换姿势，防止膝关节长期处于负重状态。

（3）减重：肥胖会加重病情，减轻体重可减少发病，或利于疾病恢复。

（4）正确练功：通过锻炼增强股四头肌的力量，提高膝关节的稳定性。有条件者，可行 CPM 机被动膝关节屈伸锻炼。

第二十二节　踝管综合征

踝管综合征（tavsal tunnel syndrome，TTS），又称跗管或跖管综合征，是指因踝管发生狭窄导致走行于内的胫神经和胫后血管被卡压所引起的一种以足底阵发性麻木及疼痛为主要特征的临床症候群。踝管的内侧壁为屈肌支持带，这条韧带位置表浅，过大的踝部运动量和运动度极易损伤此韧带，因此本病好发于青壮年。

病因病机

（1）外伤：踝管是骨纤维管道，本身无伸缩性。若踝部外伤或骨折则会引起屈肌支持带肿胀、撕裂，进而导致踝管狭窄使胫神经和胫后血管受压。

（2）踝管内容物张力增大：诸如腱鞘炎、腱鞘囊肿、滑膜炎、屈肌支持带增厚变紧等原因，都可以直接或者间接地压迫胫神经及其分支。

（3）踝管内占位性病变：踝管内的脂肪瘤、神经鞘瘤、瘢痕组织、距骨内侧结节的外生骨疣等占位性病变，会导致踝管容积减少，造成卡压。

临床表现

1. 症状

（1）疼痛：早期患者足底部常感酸胀不适，在久站、负重、运动后可加重，适当休息后症状缓解或消失。随着病情的加重，可出现内踝酸痛、足底烧灼样疼痛，行走状态下足背屈时可有足底、足跟、足背部疼痛伴压痛。

（2）麻木：病情严重者可出现足底部和跟骨内侧部麻木感或感觉异常。

（3）自主神经功能紊乱征象：极少数患者会出现足趾皮肤发亮、汗毛脱落、少汗等症状。

2. 体征

患者仰卧位，检查者站于患者的右侧，注意双侧对比。

（1）Tinel 实验阳性：压迫踝管或叩击内踝出现疼痛，并引起足底感觉异常，可放射至足趾。

（2）肿块：内踝后方常有肿胀，踝管部可触及棱形肿块，叩之可引起明显的疼痛，并向足底部放射。

3. 影像检查

常规检查首选肌电图，同时肌电图也是确诊踝管综合征的金标准。肌电图可见患足神经传导速度和感觉诱发电位潜伏期延长或消失，足拇短展肌出现自发纤颤电位等失神经改变。若条件受限，亦可根据病史、查体、X 线、MRI 和超声检查等明确诊断。

治疗

◎ 准备工作

患者取侧卧位，健侧在上，患侧在下，患侧屈曲贴于床面，外踝用软枕垫平稳，充分暴露内踝。

◎ 操作

（1）在踝管周围处寻找明显压痛点，痛点多在内踝后缘、跟骨内侧面、屈肌支持带等处（图7-22-1），标记后常规消毒，铺无菌孔巾。

（2）于痛点处选用5ml一次性注射器，抽取1%利多卡因2~4ml行局部麻醉。

（3）施术：首先于内踝后缘进针，刀口线与小腿纵轴呈45°（图7-22-2），经皮肤、皮下和筋膜深

图 7-22-1　定点标记

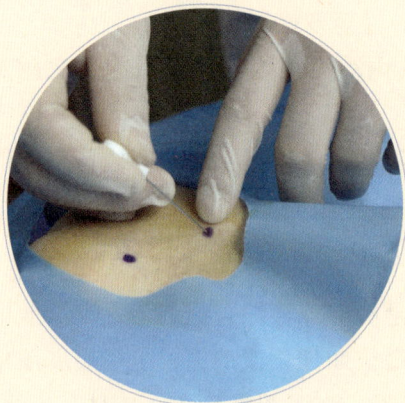

达骨面，当刀下有坚韧感时，即达到屈肌支持带起点，使用提插法切割2~3刀。然后针刀定位于跟骨内侧面（图7-22-3），刀口线与小腿纵轴呈45°，进针后直达跟骨内侧面，沿骨面探寻，当刀下有坚韧感时，向上向下各铲剥

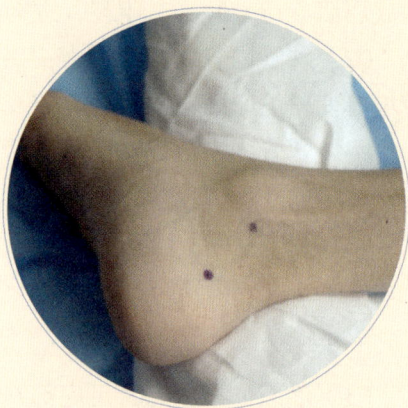

图 7-22-2　针刀操作 1

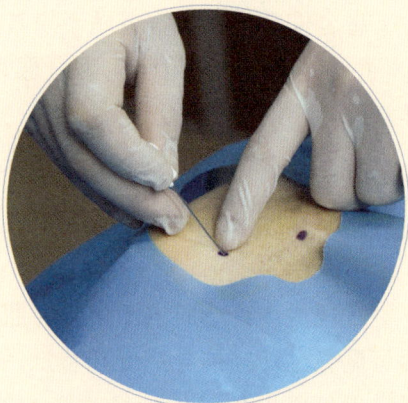

图 7-22-3　针刀操作 2

2~3 刀。以上针刀操作施术范围均在 0.5cm 以内。

　　（4）出针刀随即按压针眼 1~3 分钟，最后用无菌敷料覆之。术毕，患者取仰卧位，患肢外旋，以一指禅推法或揉法沿小腿后侧，由上而下至踝管部推揉 5~10 分钟，然后被动外展、外旋踝关节数次，治疗完毕。每 10 天 1 次，视病程长短和病情严重程度一般治疗 2~3 次。嘱患者局部 24 小时保持干燥，勿食辛辣刺激食物，以防感染。

康复调护

　　（1）注意踝部的保暖：尽量穿能盖住踝关节的裤子，防止踝部受风寒。

　　（2）避免损伤：平时要减少诸如跑、跳等踝关节反复运动的活动，症状明显时要减轻劳动强度和减少运动量，必要时佩戴护踝。女性应尽量不穿高跟鞋。

　　（3）减重：肥胖会增加踝部的压力，亦会加重病情，减轻体重可减少发病，或利于疾病恢复。

　　（4）正确练功：平时应进行适当的踝关节功能锻炼，提高踝关节的稳定性。

第二十三节　踝关节扭伤

　　踝关节扭伤（ankle sprain，AS）是指在外力作用下，踝关节突然向某一侧过分牵拉而超过其正常活动范围，引起关节周围软组织如关节囊、韧带、肌腱等发生部分或完全撕裂的一种疾病。踝关节扭伤占所有运动损伤的 10%~30%，多发生于活动量较大的青壮年和运动活跃的人群。根据病程的长短，可分为急性踝关节扭伤和陈旧性踝关节扭伤。对于急性踝关节扭伤患者，通过中药外敷、石膏固定及推拿按摩等治疗方法，多能取得满意疗效。如若治疗不及时，或活动过早，或扭伤较重，将转变为陈旧性踝关节扭伤。本节主要讨论陈旧性踝关节扭伤的针刀操作方法。

病因病机

　　正常生理解剖下，踝关节内侧副韧带力量强大，外侧副韧带力量稍弱，所以在日常活动中，内翻力比外翻力大，故踝关节多发生内翻型扭伤，以外侧副韧带损伤为主，且以距腓前韧带的损伤最为常见。

（1）急性踝关节扭伤：来自外部的暴力内翻或外翻，使踝关节周围软组织过度牵拉，导致韧带部分或完全断裂，严重者可并发骨折。

（2）陈旧性踝关节扭伤：急性踝关节扭伤治疗不及时、误治失治或急性扭伤后仍长期从事负重等活动，容易引起复发性损伤，最终发展为陈旧性踝关节扭伤。反复的脚踝扭伤可以导致踝关节不稳，严重影响生活质量。

临床表现

1. 症状

（1）急性踝关节扭伤：踝部出现疼痛、红肿、皮下瘀血明显，伴关节活动障碍或伴跛行。

（2）陈旧性踝关节扭伤：踝部疼痛程度减轻但长期存在，踝关节稳定性下降，行走时出现步态异常，活动受限。

2. 体征

患者仰卧位，检查者站于患者的右侧，注意双侧对比。

（1）急性踝关节扭伤：有明确的踝部外伤史，踝部肿胀，压痛明显，皮下多伴青紫色瘀斑。内翻扭伤时做内翻动作引起外踝前下方剧痛，外翻扭伤时做外翻动作引起内踝前下方剧痛。

（2）陈旧性踝关节扭伤：踝关节长期反复性疼痛、活动障碍、肿胀、可见皮下瘀血吸收完全。

3. 影像检查

MRI 对于踝关节肌腱、韧带及软骨的损伤相对于其他检查具有较高的临床应用价值。

（1）韧带损伤参考 Kreitner 标准：Ⅰ度为轻微损伤；Ⅱ度为中度损伤；Ⅲ度为重度损伤。

（2）肌腱损伤参考韧带损伤标准：Ⅰ度为轻微损伤，肌腱完整；Ⅱ度为中度损伤，肌腱部分撕裂；Ⅲ度为重度损伤，肌腱完全撕裂。

治疗

准备工作

患者取仰卧位，踝关节充分暴露。

操作

（1）根据扭伤部位不同，分为以下两种类型。

①内翻型陈旧性扭伤：在外踝尖下压痛最明显处进针（图7-23-1），标记后常规消毒，铺无菌孔巾。于痛点处选用5ml一次性注射器，抽取1%利多卡因2~4ml行局部麻醉。

施术：刀口线和外踝距腓前韧带平行刺入（图7-23-2），穿过皮肤达骨面后作韧带松解，横行剥离2~3刀，刀下出现松动感即出针。

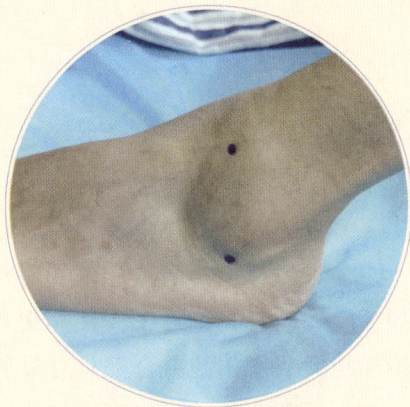

图 7-23-1　定点标记

②外翻型陈旧性扭伤：在腓前韧带周围找准压痛点，刀口线和韧带纵轴平行刺入，当刀尖接触到韧带附着点处，采用纵行刀切、纵行摆动为主的刀法，纵行剥离2~3刀（图7-23-3），完成松解即出针。

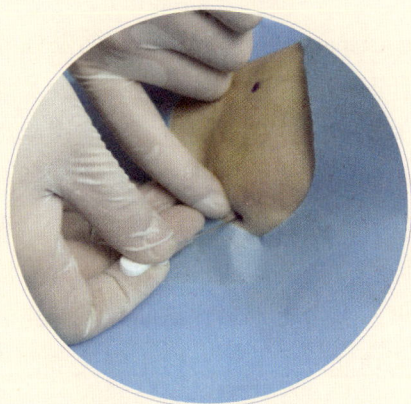

图 7-23-2　针刀操作1

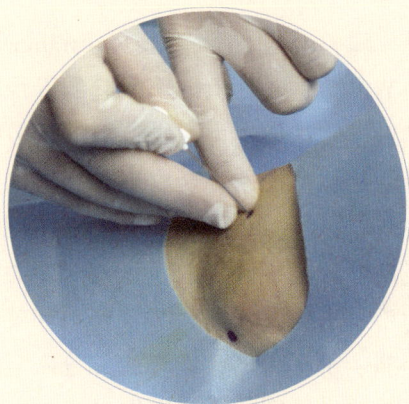

图 7-23-3　针刀操作2

（2）出针刀随即按压针眼 1~3 分钟，最后用无菌敷料覆之。术毕，术者一手托住患者患侧足跟，一手握住其足尖，缓慢做踝关节的背伸、屈曲、外翻、内翻等动作，然后作牵引、拔伸动作。上述动作反复数次即可，动作幅度尽量要大，有时还可听到"咔咔"的声响。若伴有小腿及大腿酸胀，用大拇指在酸胀显著部位做适当揉法。每 7 天 1 次，视病程长短和病情严重程度一般治疗 2~3 次。嘱患者局部 24 小时保持干燥，勿食辛辣刺激食物，以防感染。

康复调护

（1）注意踝部的保暖：夏季应避免空调、风扇直接吹向踝部，尽量穿能盖住踝关节的裤子，防止踝部受风寒。

（2）佩戴踝护：佩戴踝护和足踝贴扎是目前应用广泛、效果较好的一种防护手段。而且无论对于既往病史者还是康复阶段的患者，踝护对踝关节的保护和踝关节扭伤的愈合都具有显著效果。

（3）局部冰敷：可以有效减少和缓解组织胺的释放，降低对疼痛的敏感性，此外还可以改善局部微循环，控制局部组织的渗出和肿胀。

（4）减重：肥胖会加重病情，减轻体重能减少发病，或利于疾病恢复。

第二十四节　踝关节创伤性关节炎

踝关节创伤性关节炎（traumatic ankle osteoarthritis，TAO）为继发性骨关节炎，是一种由创伤引起的以踝关节软骨退行性病变、关节炎性病变及继发形成软骨增生为主要特征的关节疾病。本病早期症状不明显，不能引起患者的足够重视，直至出现踝关节剧烈疼痛才前往就医。但此时多数已发展为终末期，踝关节面受损严重并出现畸形，伴有顽固性疼痛和活动受限，具有极高的致残率。目前，终末期踝关节创伤性关节炎公认的最有效的治疗方法为手术治疗，即踝关节置换术和关节融合术。经过手术治疗可明显减轻患者疼痛、矫正畸形，恢复或部分恢复踝关节的功能。本节主要讨论踝关节创伤性关节炎早期的针刀操作方法。

病因病机

（1）创伤：暴力外伤、高处坠落伤、过量负重、承重失衡、车祸等损伤治疗不及时或治疗方法不当，将继发性导致踝关节创伤性关节炎，这是本病的主要病因。关节内出现软骨损坏、关节内骨折、骨关节面不平整等，对患者的日常生活造成严重影响。

（2）炎症：随着病情进展，将逐渐引起各组织发生一系列病理性改变，包括踝关节滑膜、软组织、韧带和肌肉等。关节内血肿机化，组织液吸收障碍，以致受损软组织增生、粘连等，造成踝关节逐渐疼痛、肿大、活动受限。

临床表现

1. 症状

（1）早期：症状不明显，主要表现为踝关节轻微酸痛、运动僵硬感或轻微活动受限。过劳后症状加重，但经休息后症状缓解或消失。因本病为继发性病变，早期给患者带来的痛苦程度小，不易察觉，就诊率低，故本病一经确诊，大都为终末期。

（2）终末期：踝关节持续性疼痛多大于6个月，关节反复肿胀，自主行走受限，踝关节不稳，严重影响患者的生活质量及身心健康。

2. 体征

患者仰卧位，检查者站于患者的右侧，注意双侧对比。

患者存在明显的踝关节损伤史，早期除踝关节活动受限外无明显特征性体征。终末期出现踝关节压痛、骨性结构畸形、功能丧失致残等。

3. 影像检查

根据 McDemott、Scranton 踝关节骨关节炎分类标准分为以下4型，Ⅰ、Ⅱ型患者为早期。

（1）Ⅰ型：滑膜撞击，X线片显示有炎性反应，骨赘小于3mm。

（2）Ⅱ型：骨软骨反应性骨赘大于3mm。

（3）Ⅲ型：严重的外生骨赘，可伴或不伴有碎裂，距骨上可见继发性骨赘。

（4）Ⅳ型：胫距关节发生骨性关节炎改变。

治疗

◎ 准备工作

患者取仰卧位，患肢踝关节充分暴露，呈足跖屈内翻位。

◎ 操作

（1）在踝部寻找明显压痛点，痛点多在外踝后关节间隙、外踝前缘距腓前韧带（操作见第七章第二十三节）、内踝后缘（操作见第七章第二十二节）等处（图 7-24-1），标记后常规消毒，铺无菌孔巾。

（2）于痛点处选用 5ml 一次性注射器，抽取 1% 利多卡因 2~4ml 行局部麻醉。

（3）施术：刀口线与肢体纵轴平行，针体与皮面垂直（图 7-24-2），

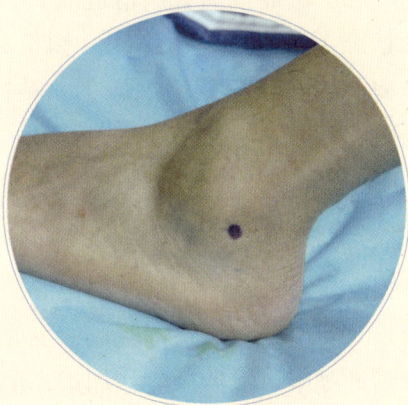

图 7-24-1　定点标记

快速刺入皮肤，通过皮下组织，到达距骨骨面。寻找与外踝斜面平行的关节隙，沿距骨骨缘切开关节囊及距腓后韧带。然后，将刀刃调至与关节水平线平行（图 7-24-3），向内侧切开关节囊，松解距小腿关节的后外侧关节囊。

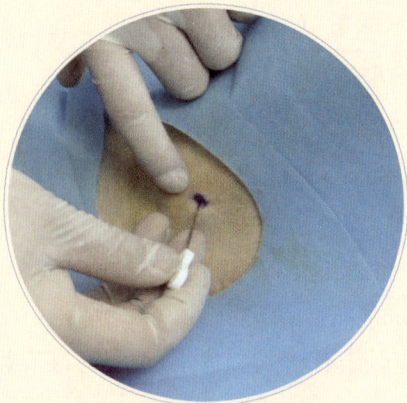

图 7-24-2　针刀操作 1

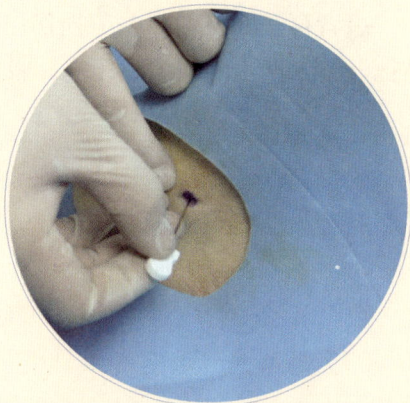

图 7-24-3　针刀操作 2

（4）出针刀随即按压针眼 1~3 分钟，最后用无菌敷料覆之。术毕，术者一手托住患者患侧足跟，一手握住其足尖，缓慢做踝关节的背伸、屈曲、外翻、内翻等动作，然后做牵引、拔伸动作。上述动作反复数次即可，手术完毕。每 5~7 天 1 次，视病程长短和病情严重程度一般治疗 3~5 次。嘱患者局部 24 小时保持干燥，勿食辛辣刺激食物，以防感染。

康复调护

（1）注意踝部的保暖：尽量穿能盖住踝关节的裤子，防止踝部受风寒。

（2）避免损伤：平时要减少诸如跑跳等踝关节反复运动的活动，症状明显时要减轻劳动强度和减少运动量。女性应尽量不穿高跟鞋。

（3）减重：肥胖会增加踝部的压力，亦会加重病情，减轻体重可减少发病，或利于疾病恢复。

（4）正确练功：平时应进行适当的踝关节功能锻炼，提高踝关节的稳定性。

头面脊柱躯干针刀

第一节　颞下颌关节紊乱症

颞下颌关节紊乱症（temporomandibular disorders，TMD）是一种颞下颌关节受到超常外力作用或劳损、寒冷刺激或周围炎症波及引起的下颌骨离位、颞下颌关节周围的咀嚼肌群功能障碍，亦称为颞颌关节弹响症。

病因病机

颞下颌关节由下颌骨的髁状突、颞骨关节面和居于二者间的关节盘、关节周围的关节囊和关节韧带组成，其周围附着有咀嚼肌。本病病因尚无定论，但根据临床观察一般与下列因素有关。

（1）情绪波动：患者情绪过于急躁、易怒、精神紧张，从而引起人体生理功能紊乱而诱发本病。

（2）咬合关节紊乱：两侧后牙的缺失、牙尖的错位、牙齿的过度磨损、上下颌距离的改变、夜间磨牙和长期的错误的咀嚼方式等都易导致颞下颌关节内部组织的平衡关系被破坏。

（3）两侧关节发育差异：两侧关节发育不一致可导致两侧的关节运动不协调和肌力的不平衡而引发此病。

（4）外伤：暴力撞击、过大的开口动作（如打呵欠、口腔手术等）导致关节内软骨盘破裂或周围韧带的撕裂而发病。

（5）其他：关节局部受寒、患者素体虚弱、年龄、性别等因素皆与本病有关。

临床表现

1. 症状

（1）患者开、闭口或咀嚼时，颞下颌关节区酸胀疼痛，开、闭口障碍，活动时发出弹响声。

（2）少数患者伴有头昏、颞部疼痛、耳鸣和听力减退等。

2. 体征

检查时患者坐或站位，检查者站于患者的前方，注意双侧对比。

（1）观察颞下颌关节两侧是否对称，有单侧咀嚼习惯的患者通常咀嚼一侧面部较丰满，另一侧较塌陷。

（2）下颌活动受限，颞下颌关节处伴有轻重不等的压痛。

（3）张、闭口时下颌有弹跳现象，用手指按压两侧髁突可辨别滑动情况。

3. 影像检查

（1）关节造影：早期可发现"关节鼠"样改变，而后可有关节盘移位、穿孔以及软骨面的变化。

（2）X线检查：通过两侧颞下颌关节开、闭口斜位片对比，可排除骨性疾患。如果髁突顶白线明显缺损或消失，提示创伤性关节炎症；关节间隙变狭或比例失调，则提示关节盘或髁突移位。

治疗

◎ 准备工作

患者取仰卧位，患侧朝上，充分暴露颞颌关节。

◎ 操作

（1）在颞颌关节处寻找明显压痛点，痛点多在颧弓上点，颧弓下缘，关节结节等处（图8-1-1），标

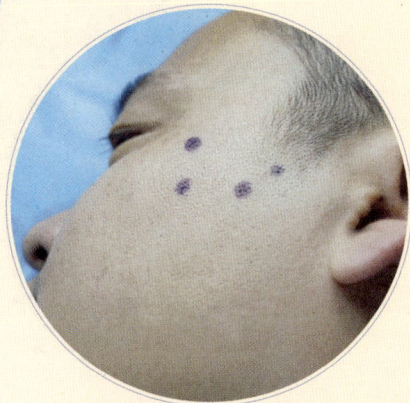

图 8-1-1　定点标记

记后常规消毒，铺无菌孔巾。

（2）于痛点处选用5ml一次性注射器，抽取1%利多卡因1~2ml行局部麻醉。

（3）施术

①关节囊点：刀口线与颧弓平行，针体与皮肤垂直，快速刺入皮肤，缓慢匀速推进至颞下窝骨面，沿颞下窝骨缘切开颞下颌关节囊1~2刀，直至松解剥离后出刀（图8-1-2）。

②颧弓上点：在避免横切损伤面神经节的前提下，刀口线与面神经节的中心放射线平行，针体与皮肤垂直，快速刺入皮肤，缓慢匀速推进至颅骨骨面。先纵行疏通，再横行松解剥离，再调转刀口线90°，切1~2刀，感觉刀

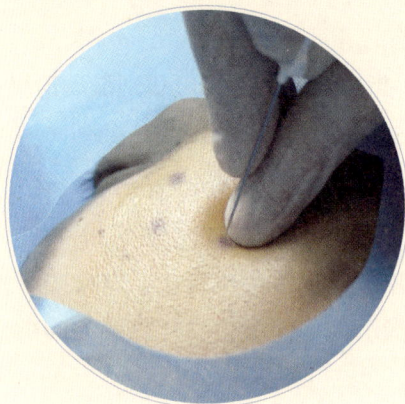

图8-1-2 针刀操作1

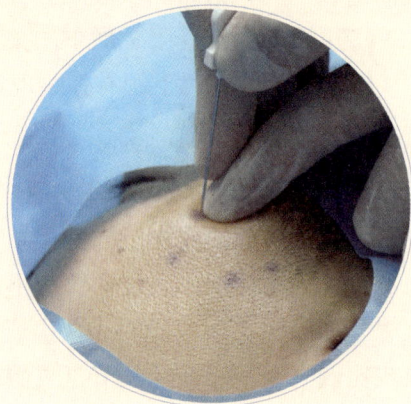

图8-1-3 针刀操作2

下有松动感即可出刀（图8-1-3）。

③颧弓下缘点：刀口线与颧弓平行，针体与皮肤垂直，快速刺入皮肤，缓慢匀速推进直至颧弓骨面，刀刃调至颧弓下缘骨面，沿骨缘切开关节囊1~3刀，直至疏通剥离即可出刀（图8-1-4）。

④关节结节点：刀口线与颧弓平行，针体与皮肤垂直，快速刺入皮肤，匀速推进至骨面，刀刃调至关节结节下后缘，沿骨缘切

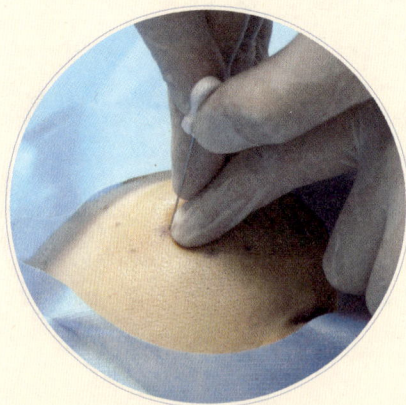

图8-1-4 针刀操作3

开颞下颌韧带 2~3 刀，剥离后出刀（图 8-1-5）。

（4）出针刀随即按压针眼 1~3 分钟，最后用无菌敷料覆之。术毕，嘱患者自行活动下颌关节。每 5~7 天 1 次，视病程长短和病情严重程度一般治疗 2~3 次。嘱患者局部 24 小时保持干燥，勿食辛辣刺激食物，以防感染。

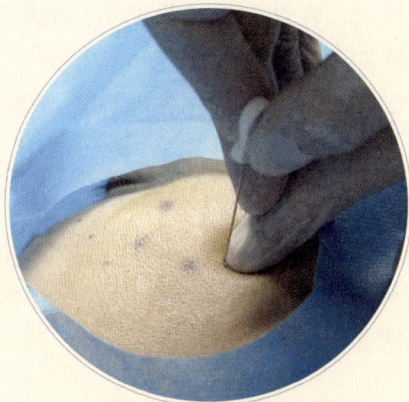

图 8-1-5 针刀操作 4

康复调护

（1）注意保暖：夏季应避免空调直吹面部，睡觉时不宜开窗，冬季出门应戴围巾、口罩。

（2）避免外力击打。

（3）注意姿势：进食、打呵欠时张口不宜过大，尽量避免咀嚼硬物。

（4）若有牙齿问题，应及时进行矫正治疗。

第二节 颈椎病

颈椎病（cervical spondylosis，CS），又称颈椎综合征，是指随着年龄的增长，间盘、骨质发生退行性改变，进而影响到颈椎的稳定性，产生一系列病理性改变。这些变化直接刺激、压迫或通过影响血运使颈部脊神经根、脊髓、椎动脉及交感神经发生功能或结构上的损害，引起相应的临床症状。颈椎病是一种常见的中、老年疾病，目前有年轻化趋势。

病因病机

（1）椎间盘退行性变：椎间盘的退行性改变是颈椎病的基础，也是最重要的原因，如髓核脱水、纤维环变性、软骨板变形变薄等。

（2）慢性劳损：长期不良的睡眠体位、不当的工作姿势、不恰当的体育锻炼都可引起颈椎病变。

（3）脊椎结构先天性异常：骨关节畸形、椎管狭窄等都可诱发本病。

（4）其他：颈部受到外力撞击，邻近部位的慢性感染性炎症等皆是本病的病因。

（5）中医认为本病不外乎内、外二因：内因为肝肾不足，筋骨失养，颈椎易发生退行性变；外因为颈项部感受风寒湿邪，致局部气血瘀滞，引发本病。

⬭临⬭床⬭表⬭现

颈椎病根据临床表现不同，分为如下几型。

1. 颈型颈椎病

（1）症状：最突出表现是颈项疼痛，这是颈椎病的首发症状和最常见的症状。特殊表现有反复出现"落枕"现象，患者肩胛骨内上角和内侧缘常有酸胀疼痛感等。

（2）体征：患者颈部前屈、旋转幅度明显减小，颈夹肌、半棘肌、斜方肌张力明显增高，肩胛提肌、菱形肌、冈下肌、大小圆肌处往往可触及条索状改变及压痛；神经系统检查未见明确的定位体征。

（3）影像学表现：X线检查常并不与患者的症状完全相符。

2. 椎动脉型颈椎病

（1）症状：眩晕是椎动脉型颈椎病的主要症状。此外还可出现头痛、耳鸣、耳聋、恶心、呕吐、持物落地等症状，甚则猝倒。常于头部转动或侧弯时诱发或加重。

（2）体征：患者可出现颈后部压痛、转颈试验阳性等。

（3）影像学表现：动脉造影可显示椎动脉迂曲、变细或者阻滞等异常情况，脑血流图中可见基底动脉两侧不对称。多普勒检查往往提示椎–基底动脉供血不足。X线检查显示颈椎退行性变化。

3. 神经根型颈椎病

（1）症状：颈部神经根性痛是其最主要表现。上肢放射性疼痛往往呈急性发作，或在慢性疼痛的基础上急剧加重，部分患者有麻木或蚁行等异样感觉。

（2）体征：受累神经所支配的皮肤感觉减退。压顶试验、臂丛神经牵拉试验呈阳性。

（3）影像学表现：X 线侧位片可见颈椎生理曲度改变，如生理曲度变直甚至反弓，椎间隙变窄，轻度滑脱或项韧带钙化等。

4. 脊髓型颈椎病

（1）症状：特点为双下肢进行性麻木和运动障碍。患者自觉下肢无力，行走不稳，主诉有"脚下踩棉花"感，甚至出现四肢瘫痪、小便潴留或失禁等。有时会伴有面部烘热、头颈部疼痛、出汗异常等。

（2）体征：肌力减退，下肢肌张力增高，腱反射亢进，膝、踝反射亢进，霍夫曼征阳性，部分可见到髌阵挛及踝阵挛。

（3）影像学表现：X 线检查可见颈椎生理曲度改变，椎体后缘有明显的骨赘，椎间隙狭窄，椎间孔缩小或椎体沿后关节突斜面向后下方滑脱。MRI检查可确定颈脊髓的机械压迫是否存在。

5. 交感神经型颈椎病

（1）症状：慢性头痛是交感神经型颈椎病的最突出的症状。疼痛往往呈持续性，主要出现在额部，特别是眼窝和眉棱骨处。影响到眼睛时，患者多会出现眼痛，伴恶心、呕吐。累及咽喉、食道黏膜时，可产生咽喉不适等。干扰心脏时，可引起"类冠心病综合征"，患者感到胸前区憋闷、心悸。全身性交感神经紧张时，可引起颈性高血压。

（2）体征：此型客观体征较少，部分患者屈颈试验与臂丛牵拉试验可呈阳性。

（3）影像学表现：如果患者出现交感神经症状，并有颈型颈椎病的临床表现，X 线检查有颈椎椎体退行性变即可诊断为本病。

治疗

🔵 **准备工作**

患者一般取俯卧位，胸部垫一软枕，下颏抵在枕头上，颈部前屈，前额抵于床面，充分暴露颈项部。

操作

（1）在颈部寻找阳性反应点，一般在下项线、C_2 棘突点，关节突关节点，C_7 颈椎棘突、乳突点，茎突点，颈椎横突后结节点等处（图 8-2-1），标记后常规消毒，铺无菌孔巾。

（2）于定点处选用 5ml 一次性注射器，抽取 1% 利多卡因 2~4ml 行局部麻醉。麻醉时要确认回抽无血无液后才可注入麻醉药液。

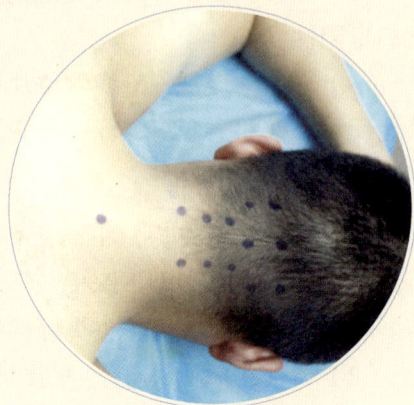

图 8-2-1　定点标记

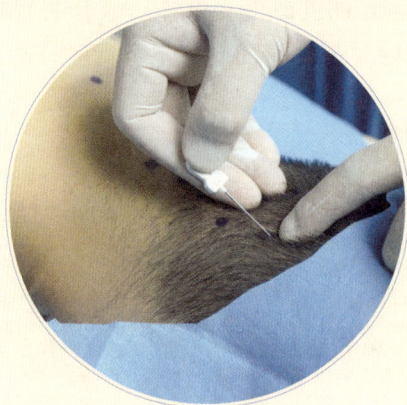

图 8-2-2　针刀操作 1

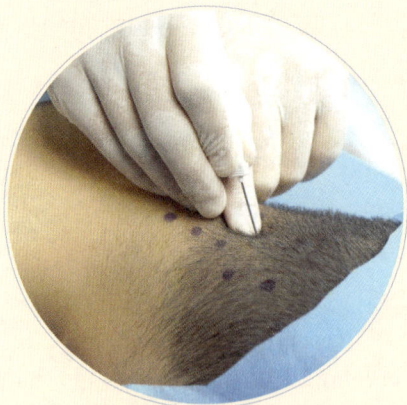

图 8-2-3　针刀操作 2

（3）施术

①下项线点：一般选择 3~5 个点，术者站在患者头侧，刀口线平行于躯干纵轴，针体与皮肤呈 15° 角到达枕骨骨面，刀口线调转 90°，刀刃与冠状面平行，横行切开寰枕后膜 3~5 刀后出刀（图 8-2-2）。

② C_2、C_7 棘突点：刀口线与颈椎纵轴平行，针体与棘突外侧骨缘垂直，快速刺入皮肤，直达棘突外侧骨缘骨面或稍浅，行纵行疏通剥离 2~3 刀，刀下有松动感后出刀（图8-2-3）。

③关节突关节点：刀口线与躯干纵轴平行，针体与关节突骨面垂直，快速刺入皮下，直达颈椎关节突关节，调转刀口线 90°，找到关节突关节间隙，切 1~2 刀即可（图8-2-4）。

④乳突点、茎突点、颈椎横突后结节点（以上 3 点患者一般取侧卧位）：刀口线与颈椎纵轴平行，快速刺入皮肤，直达骨面，纵行疏通 2~3 刀，刀下有松动感后出刀（图 8-2-5）。

⑤出针刀随即按压针眼 1~3 分钟，最后用无菌敷料覆之，治疗完毕。每 5~7 天 1 次，视病程长短和病情严重程度一般治疗 3~5 次。嘱患者局部 24 小时保持干燥，勿食辛辣刺激食物，以防感染。

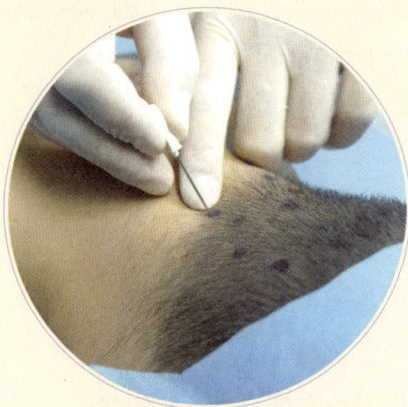

图 8-2-4　针刀操作 3

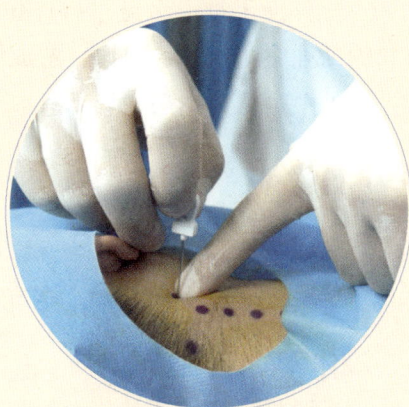

图 8-2-5　针刀操作 4

康复调护

（1）注意姿势：选择合适的坐姿、睡姿，纠正不良的工作、生活姿势，以保持颈椎的正常生理曲度。

（2）注意保暖：避免空调、风扇直吹颈项部，冬季出门应戴围巾。

（3）避免外伤：避免外力撞击，在驾驶、乘车时注意颈部保护。

（4）正确练功：平时应适量进行颈部功能锻炼，维持颈椎稳定性。

第三节　肌性斜颈

肌性斜颈（myogenic torticollis，MT）是一种因一侧胸锁乳突肌纤维性挛缩而导致的以头斜向患侧、旋向健侧及面部畸形为特征的疾病，是先天性斜颈的一种。

病因病机

（1）胸锁乳突肌纤维化：胸锁乳突肌纤维化可直接引起肌肉挛缩和变短，为本病的最直接原因。

（2）胎位不正：胎儿头部在子宫内位置太过固定，长时间压迫，使得胸锁乳突肌局部缺血、萎缩、挛缩、发育不良引发本病。

（3）分娩困难：多见于臀产位，产道挤压、产程过长挤压胸锁乳突肌，引起胸锁乳突肌血肿、缺血，造成肌纤维变形引发斜颈。

（4）中医认为本病为局部气血运行不畅，气滞血瘀。

临床表现

1. 症状

患者头部总是偏向一侧，并可在此侧扪及一花生米大小肿块。

2. 体征

检查时患者坐位或站位，检查者站于患者的右侧，注意双侧对比。

（1）斜颈：患者头部偏向患侧，下颌部偏向健侧。

（2）颈部肿块：按压肿块时一般无疼痛，肿块质地较硬，如花生米大小。

（3）面部畸形：面部五官不对称，此症状出现于 2 岁以后。

（4）活动受限：头颈向健侧倾斜或向患侧旋转皆困难。

3. 影像检查

X 线检查可排除颈椎畸形或其他骨性原因而引发的斜颈。

治疗

◎ 准备工作

患者仰卧位，患侧肩部或背部垫一薄枕，头偏向健侧，充分暴露患处。

◎ 操作

（1）定点多在胸锁乳突肌起止点（图 8-3-1），标记后常规消毒，铺无

菌孔巾。

（2）于痛点处选用 5ml 一次性注射器，抽取 1% 利多卡因 1~2ml 行局部麻醉。

（3）施术

①乳突点：刀口线与胸锁乳突肌纤维方向平行，针体与皮肤垂直。直达乳突骨面，在肌腱处先纵行疏通，再横行剥离。若松解不够，可将刀口线旋转 90°，使之与胸锁乳突肌纤维方向垂直，切开 1~2 刀，觉刀下松动即可出刀（图 8-3-2）。

②胸骨端点：刀口线与肌纤维平行，针体与皮肤垂直，快速刺入皮肤，直达骨面，刀刃调至胸骨上端骨面，在肌腱处先纵行疏通再横行剥离，若松解不足，可将刀口线调转 90°，切开 1~2 刀，觉刀下松动即可出刀（图 8-3-3）。

③锁骨端点：刀口线与肌纤维平行，针体与皮肤垂直，快速刺入皮肤，到达锁骨骨面，刀刃调至锁骨上缘，紧贴骨缘，在肌腱处纵行疏通再横行剥离，若松解不足，可将刀口线调转 90°，切开 1~2 刀（图 8-3-4）。

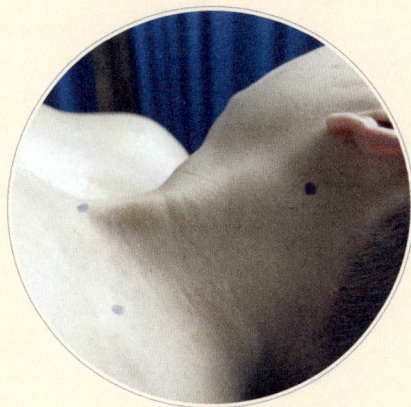

图 8-3-1　定点标记

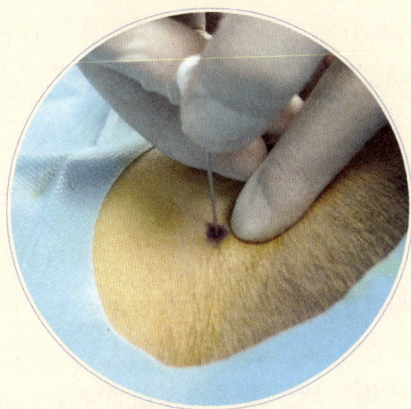

图 8-3-2　针刀操作 1

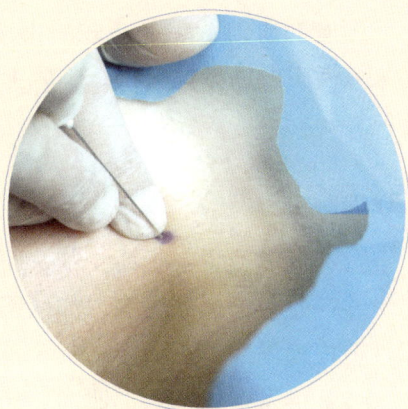

图 8-3-3　针刀操作 2

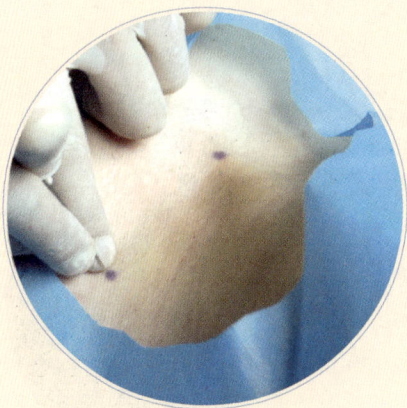

（4）出针刀随即按压针眼 1~3 分钟，最后用无菌敷料覆之。每 5~7 天 1 次，视病程长短和病情严重程度一般治疗 1~3 次。嘱患者局部 24 小时保持干燥，勿食辛辣刺激食物，以防感染。

图 8-3-4　针刀操作 3

康复调护

（1）注意姿势：尽量使患者下颌部转向患侧，睡觉时头部应固定，面部朝上。

（2）患处拉伸：患者或家属可常在患侧胸锁乳突肌处作牵拉伸展动作。

（3）注意保暖：患处尽量不要受风受寒，冬季出门应戴围巾。

第四节　颈肩部肌肉劳损

颈肩部肌肉劳损是指颈肩部肌肉因长期劳累，活动过度频繁或急性损伤未愈而引发的慢性劳损，临床上主要以局部疼痛、压痛和功能障碍为主要特征。

病因病机

（1）过度劳累：长期、单一而特定的低头姿势，使颈部肌肉、韧带负荷增大并一直处于紧张状态，如伏案工作、低头玩手机等，导致了肌肉、韧带慢性劳损，局部组织粘连、变性或纤维化。

（2）继发损伤：颈部肌肉、韧带等急性损伤后，未进行系统而有效的治疗，迁延不愈，引发本病。

（3）颈肩部肌肉长期感受风寒湿邪，导致其痉挛收缩，诱发疼痛。

（4）中医认为本病属"痹证"范畴，因颈肩部长期过度劳累，又复感风寒湿邪以致局部气血瘀滞，肌肉、筋膜等挛缩，不通则痛。

临床表现

1. 症状

（1）疼痛：颈肩部酸胀不适，并且长期反复发作。颈肩部肌肉无力，劳累、受寒湿后加重，休息后缓解。若急性发作，会出现明显肌痉挛。

（2）颈部活动一般无明显障碍，可能会有牵掣不适感。无法长时间低头，低头稍久便觉颈肩部僵硬，抬起困难。头部转动时可能会有弹响声。

2. 体征

患者坐位，检查者站于患者的右侧，注意两侧对比。

（1）压痛：颈肩部压痛明显，多在斜方肌、肩胛提肌等处。

（2）肌肉紧张：颈肩部肌肉紧张痉挛，或有条索状硬结等。

3. 影像检查

X 线检查一般无明显异常。

治疗

◎ 准备工作

患者俯伏坐位，两前臂交叉，臂下垫一薄枕，充分暴露颈肩部。

◎ 操作

（1）在颈肩部寻找明显压痛点，痛点多在斜方肌、肩胛提肌等处（图 8-4-1），标记后常规消毒，铺无菌孔巾。

（2）于痛点处选用 5ml 一次性注射器，抽取 1% 利多卡因 2~4ml 行局部麻醉。麻醉时确认回抽无血

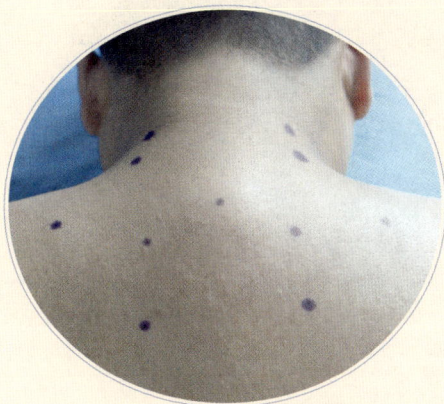

图 8-4-1 定点标记

后方可注入药液，在肺尖处进针不可过深。

（3）施术

①斜方肌：刀口线与斜方肌肌纤维方向平行，针体垂直于皮肤。快速刺入皮下，避开重要血管和神经，当患者有酸胀感时先纵行疏通再横行剥离，若有硬结，可切开2~3刀（图8-4-2）。

②肩胛提肌

A.颈椎横突后结节点：刀口线与颈椎纵轴平行，针体垂直于皮肤。快速刺入皮肤，直达颈椎横突后结节骨面。先纵行疏通再作横行剥离（图8-4-3）。

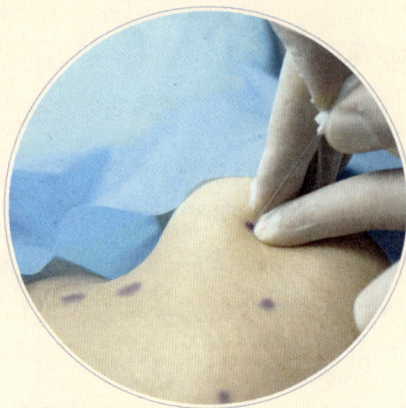

图8-4-2　针刀操作1

B.肩胛骨边缘点：刀口线与肩胛提肌肌纤维走向平行，针体与皮肤垂直。快速刺入皮肤，缓慢推进摸索直至骨面，先纵行疏通再横行剥离（图8-4-4）。

（4）出针刀随即按压针眼1~3分钟，最后用无菌敷料覆之。每5~7天1次，视病程长短和病情严重程度一般治疗1~2次。嘱患者局部24小时保持干燥，勿食辛辣刺激食物，以防感染。

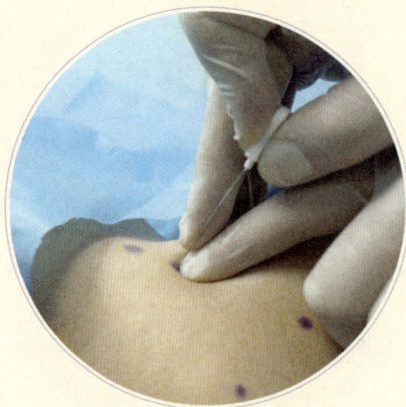

图8-4-3　针刀操作2

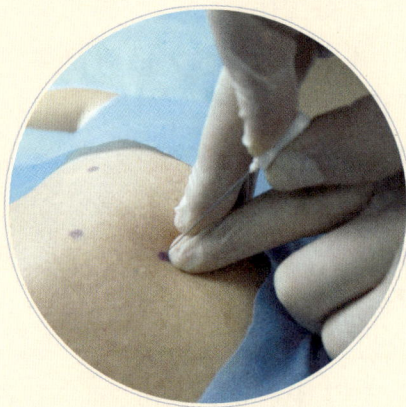

图8-4-4　针刀操作3

康复调护

（1）注意保暖：夏季应避免空调、风扇直接吹向颈肩部，冬季出门应戴围巾，家里应防潮去湿，避免受风寒湿的刺激。

（2）注意姿势：注意变换姿势，不要长时间低头，防止颈肩部肌肉过劳，长期处于紧张状态。

（3）注意休息：工作半小时以上可以起身活动一下颈肩部，用双手交替捶打、按摩颈肩部，缓解肌肉紧张，驱散疲劳。

（4）正确练功：平时应注意对颈肩部肌肉进行功能锻炼，增强肌肉及韧带力量，有助于减少本病发生。

第五节　落枕

落枕（stiff neck，SN），又称失枕，是一种睡前无任何症状，晨起后却自觉项背部明显酸痛，颈部功能活动受限为主要特征的疾病。本病多见于青壮年，男性多于女性，多发于冬、春季。

病因病机

（1）睡姿不当：睡觉时姿势不当或枕头高度不适，使得颈部肌肉长时间牵拉而发生静力性损伤，或颈部肌肉突然收缩而发生纤维撕裂性损伤。

（2）中医认为本病或因平素体虚，气血运行不畅，颈项活动失调，又复感风寒湿邪，气血瘀滞而痹阻不通，则出现疼痛和功能活动受限。

临床表现

1. 症状

（1）晨起后颈项部疼痛，疼痛可向背部放射，活动时疼痛加剧。

（2）颈部歪斜，功能活动受限。

2. 体征

检查时患者坐位，检查者站于患者的右侧，注意双侧对比。

（1）压痛：患者颈项部肌肉压痛，触之有条索状肿块，颈部前屈或旋转时加剧。常见受累的肌肉有胸锁乳突肌、肩胛提肌、斜方肌等。

（2）活动度：颈项部活动度差，处于强迫体位，转头时常连身体一起转动。

3. 影像检查

X 线检查多无明显异常，或因其头颈部歪斜，侧位片可见颈段生理曲度变直，可与其他骨性疾病相鉴别。

治疗

🏵 准备工作

患者俯卧位，颈部前屈，下颏抵在枕头上，颈肩部和上背部充分暴露。

🏵 操作

（1）痛点多在胸锁乳突肌、肩胛提肌、斜方肌等起止点及肌腱处（图 8-5-1），标记后常规消毒，铺无菌孔巾。

（2）于痛点处选用 5ml 一次性注射器，抽取 1% 利多卡因 2~4ml 行局部麻醉。

（3）施术

①乳突点：刀口线与胸锁乳突肌纤维方向平行，针体与皮肤垂直。刀刃快速刺入，直达骨面，在肌腱处先纵行疏通，再横行剥离。

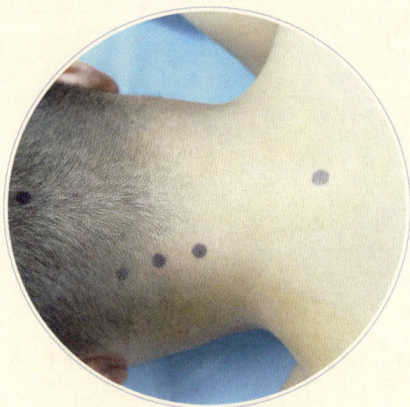

图 8-5-1 定点标记

若松解不够，可将刀口线旋转 90°，使之与胸锁乳突肌纤维方向垂直，切开 1~2 刀，觉刀下松动即可出刀（图 8-5-2）。

②胸骨端点：刀口线与肌纤维平行，针体与皮肤垂直，快速刺入皮肤，直达骨面，刀刃调至胸骨上端骨面，在肌腱处先纵行疏通再横行剥离，若松

解不够，可将刀口线调转90°，切开1~2刀，觉刀下松动即可出刀（图8-5-3）。

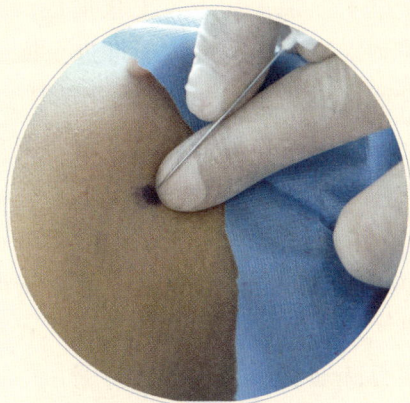

图 8-5-2　针刀操作1

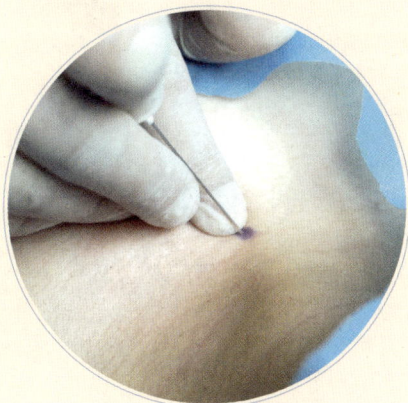

图 8-5-3　针刀操作2

③锁骨端点：刀口线与肌纤维平行，针体与皮肤垂直，快速刺入皮肤，到达锁骨上面，刀刃调至锁骨上缘，紧贴骨缘，在肌腱处纵行疏通再横行剥离，若松解不够，可将刀口线调转90°，切开1~2刀（图8-5-4）。

④肩胛骨内上角肋骨面点：刀口线与肩胛提肌肌纤维平行，针体与皮肤垂直，快速刺入皮肤，缓慢匀速推进直达肋骨面，先纵行疏通再横行剥离，再将针体倾斜，使得其与肩胛骨平面呈15°，和背面呈50°，刀刃调至肩胛骨骨缘面上，切开1~2刀即可（图8-5-5）。

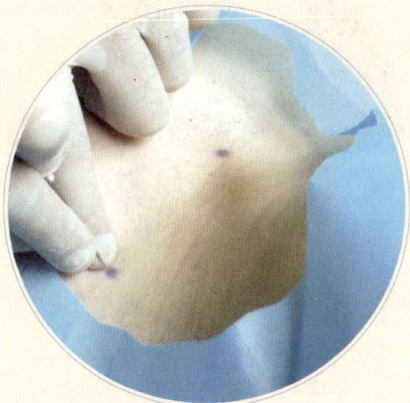

图 8-5-4　针刀操作3

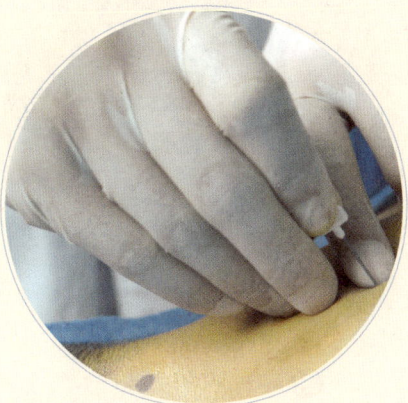

图 8-5-5　针刀操作4

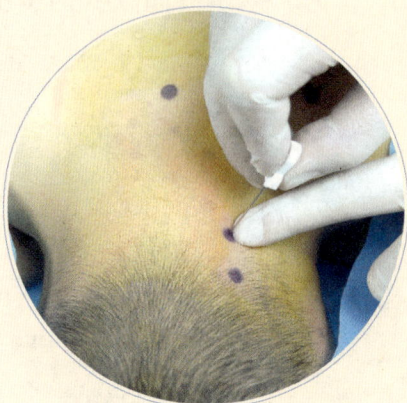

图 8-5-6　针刀操作 5

⑤颈椎横突后结节点：手指寻到横突后结节并压住，刀口线平行于躯干纵轴，针体与皮肤垂直，快速刺入皮肤，缓慢匀速推进至横突骨面，刀刃调至横突后结节尖端，先纵行疏通再横行剥离，觉刀下松动即可出刀（图 8-5-6）。

⑥C_7 棘突点：刀口线平行于躯干纵轴，针体与皮肤垂直。快速刺入皮肤，直达 C_7 棘突，先纵行再横行疏通剥离。若松解不够，可将刀刃调整到棘突外上方，调转 45°，切开 1~2 刀后出刀（图 8-5-7）。

⑦枕外隆凸点：刀口线平行于躯干纵轴，针体向下方倾斜，与皮肤呈 30°，快速刺入皮肤，直达枕外隆凸骨面，刀口线调转 90°，先纵行疏通再横行剥离 2~3 刀，即可出刀（图 8-5-8）。

（4）出针刀随即按压针眼 1~3 分钟，最后用无菌敷料覆之。术后配合颈部整脊，一般 1 次即愈，反复落枕病情严重者，5~7 天 1 次，一般 3 次即可。嘱患者局部 24 小时保持干燥，勿食辛辣刺激食物，以防感染。

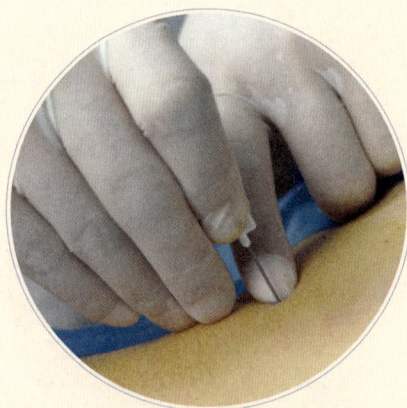

图 8-5-7　针刀操作 6

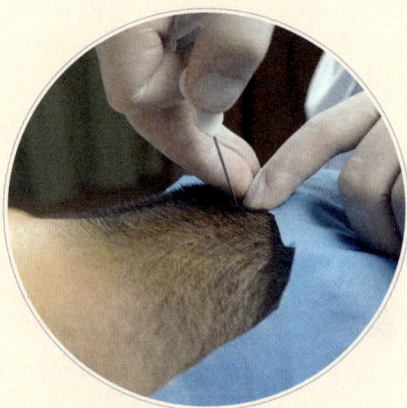

图 8-5-8　针刀操作 7

康复调护

（1）注意颈部保暖：夏季应避免空调、风扇直接吹向颈部，晚上睡觉不宜开窗，冬季出门应戴围巾。

（2）注意姿势：选择适宜的枕头，不可过高，改掉不良睡姿。看书、使用手机、电脑等时不要长时间保持低头姿势。

（3）正确练功：平时应注意对颈部进行功能锻炼，保持颈部活动性。

第六节　背部筋膜炎

背部筋膜炎（back fasciitis，BF）是一种因长期劳累、牵拉刺激或风寒湿邪侵犯，导致背部筋膜、肌肉等损伤或变性，以局部疼痛、僵硬、运动障碍等为主要特征的疾病。多发于伏案工作者。

病因病机

（1）慢性劳损：长时间的慢性劳损使得背部肌肉收缩、筋膜受到反复牵拉，造成局部筋膜缺血、增厚、粘连等引发此病。

（2）寒湿刺激：背部筋膜反复受到寒冷、潮湿的刺激，导致肌肉、血管痉挛收缩，诱发本病。

（3）中医认为本病属"痹病"范畴，是由于先天肝肾不足，筋失所养，平时劳累过度又复感风寒湿邪以致局部气血瘀滞、经脉不畅，不通则痛。

临床表现

1. 症状

（1）疼痛：背部弥漫性疼痛、僵硬、麻木、有沉重感，休息后缓解，晨起、受凉或劳累后加重。

（2）运动障碍：急性发作时，背部肌肉紧张、挛缩，会出现局部功能活动受限。

2. 体征

患者俯卧位，检查者站于患者的右侧，注意双侧对比。

（1）压痛：疼痛部位能寻到固定压痛点。

（2）结节：部分患者可触及条索状的结节。

（3）实验室检查中血沉或抗"O"正常或偏高。

3. 影像检查

X线检查多无明显异常；超声检查可显示背部筋膜增厚。

治疗

● 准备工作

患者俯卧位，患处下垫一枕头，充分暴露背部。

● 操作

（1）在背部寻找明显压痛点，痛点多在肩胛骨内侧缘、胸椎棘突及大圆肌、小圆肌、背阔肌等肌肉的体表投影处（图8-6-1），标记后常规消毒，铺无菌孔巾。

（2）于痛点处选用5ml一次性

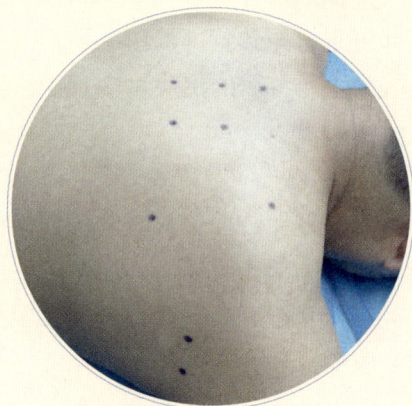

图8-6-1　定点标记

注射器，抽取1%利多卡因2~4ml行局部麻醉。麻醉时回抽无血无液后才可注入药液。

（3）施术：刀口线与躯干纵轴平行，针体垂直于皮肤快速刺入皮下，一般深度不超过5mm，到达浅筋膜层，轻剥1刀进行松解即可出刀（图8-6-2）。若为条索结节处，先行纵行疏通再横行剥离，在结节

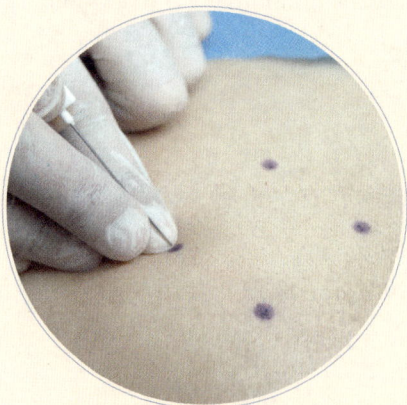

图8-6-2　针刀操作1

处切开 2~3 刀，觉刀下松动即可出刀（图 8-6-3）。

（4）出针刀随即按压针眼 1~3 分钟，最后用无菌敷料覆之。每 5~7 天 1 次，视病程长短和病情严重程度一般治疗 1~3 次。嘱患者局部 24 小时保持干燥，勿食辛辣刺激食物，以防感染。

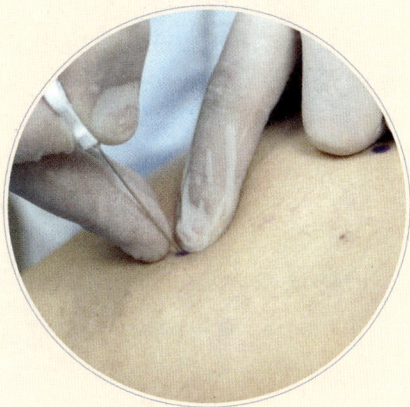

图 8-6-3　针刀操作 2

康复调护

（1）注意保暖：夏季应避免空调、风扇直接吹向患处，可适当做背部热敷；潮湿地区应注意房间的防潮散湿。

（2）注意休息：平时应减少负重劳累，多休息，睡觉宜选择硬板床。

（3）改变姿势：注意改变生活、工作中的不良姿势，久坐应变换姿势，防止背部肌肉一直处于紧张中。

（4）减重：适当减重有利于减少肌肉筋膜的压力和张力。

（5）功能锻炼：平时应注意对背部肌肉进行适当锻炼，增强体质。

第七节　棘上韧带炎

棘上韧带炎（supraspinal syndemitis，SS）是指由于长期慢性劳损等导致棘上韧带产生炎症，以棘上韧带局部固定性疼痛或压痛为特征的疾病。背部棘上韧带发病率高于腰部。

病因病机

（1）慢性劳损：此为本病最基础的病因。长期长时间埋头弯腰工作，使得棘上韧带负重增加，牵拉损伤。

（2）暴力损伤：棘上韧带受外力击打或强力牵拉而损伤。

（3）继发损伤：椎间盘突出、椎体错位、脊柱弯曲等病变，可使棘上韧带受压变大而引发本病。

（4）中医认为本病为长期劳损，又复感风寒湿邪致气滞血瘀而发病。

临床表现

1. 症状

（1）疼痛：脊柱酸痛，疼痛固定。夜间、晨起时疼痛更甚，严重者咳嗽、打喷嚏时疼痛加剧。

（2）活动障碍：弯腰困难，走路拘谨，步伐短小。

2. 体征

患者俯卧，检查者站于患者的右侧，注意两侧对比。

（1）压痛：压痛部位一般局限于棘突和棘上韧带，浅在皮下。

（2）结节：患处可触之条索状结节。

（3）功能活动受限：患者背腰板直难以下弯，拾物试验阳性。

3. 影像检查

X线检查一般无异常，可与其他亦会引发疼痛的骨性疾病相鉴别。

治疗

准备工作

患者俯卧位，患处下垫一薄枕，充分暴露胸背部。

操作

（1）压痛点多在病变棘突顶点、棘突上下角等处（图8-7-1），标记后常规消毒，铺无菌孔巾。

（2）于痛点处选用5ml一次性

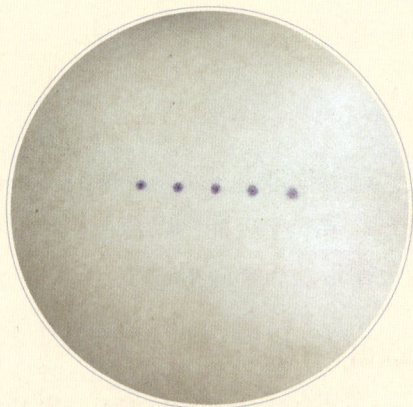

图 8-7-1 定点标记

注射器，抽取1%利多卡因2~4ml行局部麻醉。麻醉时要确认回抽无血。

（3）施术

①棘突上下角：刀口线与躯干纵轴平行，针体与皮肤呈45°，垂直棘突上下角骨面，快速刺入皮肤直达骨面，纵行疏通再横行剥离，切开2~3刀后即可出刀（图8-7-2）。

②棘突顶点：刀口线与躯干纵轴平行，针体垂直于皮肤，快速刺入皮肤，直达棘突顶部骨面，纵行疏通再横行剥离，有钝厚之条索者，刀刃调转至变性软组织上切开2~3刀，刀下松动即可出刀（图8-7-3）。

③出针刀随即按压针眼1~3分钟，最后用无菌敷料覆之。一般治疗1~2次即可。嘱患者局部24小时保持干燥，勿食辛辣刺激食物，以防感染。

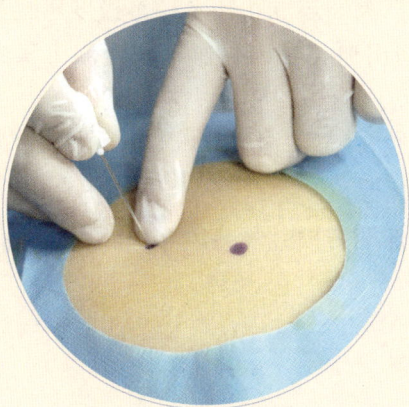

图 8-7-2　针刀操作 1

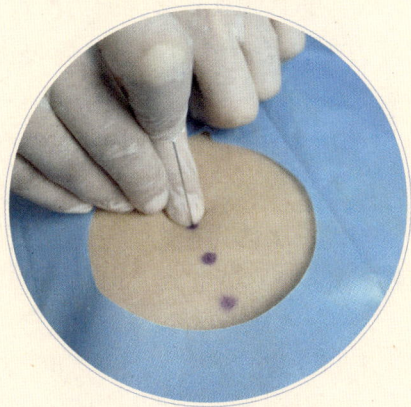

图 8-7-3　针刀操作 2

康复调护

（1）注意休息：治疗期间或治愈后1个月应避免负重或长时间低头工作。

（2）改变姿势：改善不良习惯，注意平时生活、工作姿势。

（3）注意保暖：夏季空调、风扇不可对患处直吹。

（4）治疗原发疾病：若本病是由原发疾病如椎间盘突出等引起的，应先治疗原发疾病。

第八节　棘间韧带炎

棘间韧带炎（interspinal syndemitis，IS）是指由于棘间韧带退行性变、慢性劳损或急性扭伤等导致棘间韧带产生无菌性炎症，以弯腰时痛重，腰部无力，腰前屈明显受限，不能做旋体活动为特征的疾病。因 L_4~L_5 之间只有部分棘上韧带，L_5~S_1 之间无棘上韧带，故本病多发于以上部位。

病因病机

（1）韧带退变：棘间韧带的退行性变为本病最基础的病因。

（2）急性损伤：多为暴力所致，如脊柱突然过度扭转牵拉，极度弯腰又受外力击打，造成韧带急性撕裂伤，继而出血、渗出、血细胞浸润等导致本病。

（3）慢性劳损：长期慢性牵拉，如持续弯腰、扛抬重物等可加速韧带的退行性变，日久韧带发生挛缩、结疤、钙化等。

（4）中医认为本病为局部感受暴力或长期劳损，复感风寒湿邪以致血行不畅，气滞血瘀。

临床表现

1. 症状

（1）疼痛：下腰部弥漫性、深在性酸胀痛，很难指出具体疼痛部位。弯腰时重痛，自觉腰部无力，行走时脊柱有僵硬感。

（2）活动障碍：腰前屈时明显受限，不能持久弯腰，不能做旋体活动。患者久坐站起或弯腰后需缓缓扶腰而起。

2. 体征

患者俯卧，检查者站于患者的右侧，注意两侧对比。

（1）压痛：压痛部位在棘突之间，部位较深，背伸时疼痛加剧，慢性劳损者压痛不明显。坐位脊柱屈伸时按压可发现深层叩击痛。

（2）活动受限：腰部前屈困难，扭转脊柱困难。拾物试验阳性。

3. 影像检查

（1）X线检查一般无特殊表现，但部分患者可有"吻性棘突"，棘突间隙增大。

（2）韧带造影可显示韧带断裂、松弛等。

治疗

◎ 准备工作

患者俯卧位，患处下垫一薄枕，充分暴露背腰部。

◎ 操作

（1）压痛点多在病变棘突间隙处（图8-8-1），标记后常规消毒，铺无菌孔巾。

（2）于痛点处选用5ml一次性注射器，抽取1%利多卡因2~4ml行局部麻醉。麻醉时针头穿过棘间韧带会有"落空感"，此时再进针5mm以内，严禁深入，回抽无血时才可注入药液。

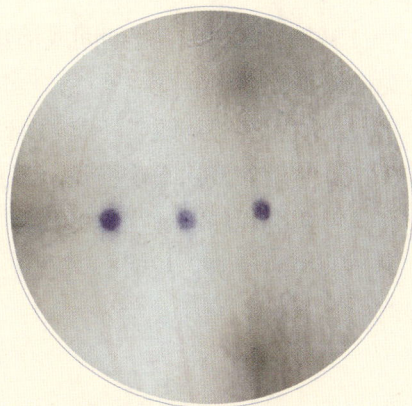

图 8-8-1　定点标记

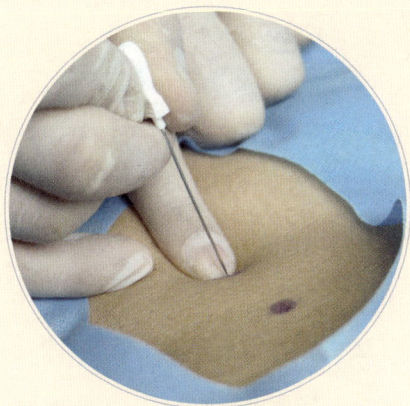

图 8-8-2　针刀操作1

（3）施术：刀口线与躯干纵轴平行，针体垂直于皮肤，快速刺入，直达韧带面，继续深入约1cm，正常的棘间韧带几乎无阻力，针下有阻力感且患者有明显酸胀感，即到达病变组织，根据其大小，纵行疏通再横行剥离2~3刀（图8-8-2）。若病变组织较大，连及上下棘突骨

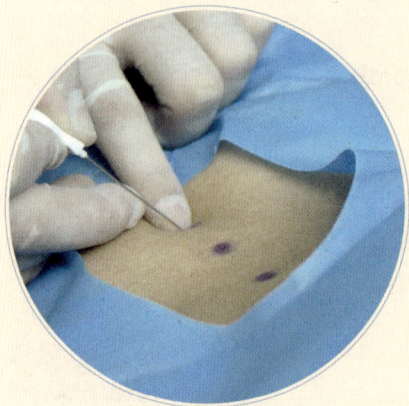

面，则将针体上下倾斜，与躯干纵轴呈30°，刺至棘突上下缘骨面，纵行剥离2~3刀，刀下有松动感即可出刀（图8-8-3）。

（4）出针刀随即按压针眼1~3分钟，最后用无菌敷料覆之。一般治疗1~2次即可。嘱患者局部24小时保持干燥，勿食辛辣刺激食物，以防感染。

图 8-8-3　针刀操作 2

康复调护

（1）注意休息：治疗期间或治愈后1个月应避免负重或长时间弯腰工作，避免搬抬重物。

（2）改变姿势：改善不良习惯，注意平时生活、工作姿势。

（3）注意保暖：夏季空调、风扇不可对患处直吹，局部可做热敷。

（4）功能锻炼：适当进行腰背肌肉锻炼，以减少棘间韧带牵拉力。

（5）提前预防：长时间弯腰工作时，每隔40~50分钟应活动腰椎，慢旋腰部。

第九节　腰三横突综合征

腰三横突综合征（third lumbar transverse process syndrome，TLTPS），亦称腰三横突关节炎，是指因急、慢性损伤等使第三腰椎横突处产生炎症反应，出现以腰部疼痛、第3腰椎横突处压痛、腰部活动障碍为主要特征的疾病。多发于青壮年体力劳动者。

病因病机

（1）解剖特点：第3腰椎处于腰曲活动顶点，其横突最长，又是腰部活动肌肉收缩受力最大的地方，故易发生损伤。

（2）急性损伤：某些急性损伤，如腰部突然前屈、扭、挫时造成此处附着的深筋膜急性撕裂损伤，继而局部炎性肿胀、出血、渗出等，产生周围组织增生引发本病。

（3）慢性劳损：肌肉长期处于紧张状态，使横突周围慢性损伤，局部产生炎性反应，从而发生筋膜增厚、瘢痕粘连、肌腱挛缩等病理改变。

（4）感受风寒：腰部受寒湿侵袭会加剧疼痛等症状。

（5）中医认为本病为腰部急性或慢性劳损，又复感风寒湿邪以致损伤局部血行不畅，瘀滞于此，炎性渗出，从而引起粘连、筋膜增厚或挛缩等。

临床表现

1. 症状

（1）疼痛：腰部一侧或双侧酸痛、钝痛，疼痛可向大腿后侧放射。晨起、腰部侧屈时疼痛加剧。

（2）活动障碍：腰部活动明显受限，甚则翻身、行走均感困难。

2. 体征

患者俯卧，检查者站于患者的右侧，注意两侧对比。

（1）压痛：压痛部位多在第 3 腰椎横突尖处，压迫此处时因第 2 腰神经分支受压而引起下肢放射痛，但一般不过膝。

（2）硬结：第 3 腰椎横突外缘可触及局限性肌紧张或肌痉挛、条索状或结节状物，拨动时可有弹响感。

（3）活动受限：腰部前屈、侧屈较困难。屈躯试验阳性；直腿抬高试验可能阳性；加强试验阴性。

3. 影像检查

X 线检查一般无特殊表现，部分患者可见第 3 腰椎横突肥大或过长或两侧横突不对称。

治疗

◉ 准备工作

患者俯卧位，腹下垫一薄枕，充分暴露背腰部。

◉ 操作

（1）压痛点多在第3腰椎横突尖处（图8-9-1），标记后常规消毒，铺无菌孔巾。

（2）于痛点处选用5ml一次性注射器，抽取1%利多卡因2~4ml行局部麻醉。麻醉时针尖不可超过横突骨面，确认回抽无血后才可注入药液。

（3）刀口线与躯干纵轴平行，针体垂直于皮肤，快速刺入皮肤，直达横突骨面，沿骨面至横突尖，先纵行疏通再横行剥离，刀下有松动感即可出刀（图8-9-2）。若想彻底解除粘连，可将刀刃调至横突尖处的骨与软骨交界面处，在此切开2~3刀。

（4）出针刀随即按压针眼1~3分钟，最后用无菌敷料覆之。术毕，再嘱患者做坐位体前屈，反复数次，手指尖尽量触到脚面。按病程长短和病情严重程度治疗1~3次即可。嘱患者局部24小时保持干燥，勿食辛辣刺激食物，以防感染。

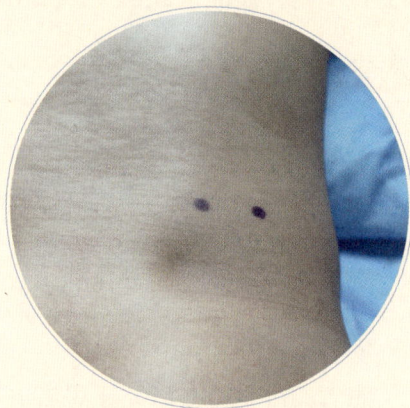

图 8-9-1　定点标记

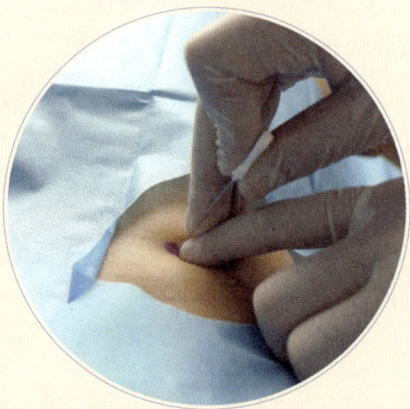

图 8-9-2　针刀操作

康复调护

（1）注意休息：嘱患者多卧硬板床休息，避免负重或长时间屈伸旋转腰部。

（2）改变姿势：改善不良习惯，注意平时生活、工作姿势。

（3）注意保暖：夏季空调、风扇不可对患处直吹，局部可做热敷，避免风寒刺激。

（4）功能锻炼：适当进行腰背肌肉锻炼，如"小燕飞"等。

（5）提前预防：避免长时间站立、弯腰或搬重物，固定姿势每隔几十分钟需活动腰部。

第十节　腰椎间盘突出症

腰椎间盘突出症（Lumbar intervertebral disc protrusion，LIDP），是由于腰椎间盘退行性变、纤维环破裂，髓核突出刺激或压迫神经根、马尾神经，表现为腰腿痛及麻木、无力等症状的一种综合征。好发于 30~50 岁的体力劳动者或平时缺乏锻炼者。

病因病机

（1）不良习惯和强迫体位的慢性劳损：经常性的不良姿势，导致椎体两侧应力不平衡，从而导致韧带损伤，纤维环变性，终致椎间盘突出。

（2）脊柱畸形：脊柱侧凸、腰椎单侧骶化可引起椎间盘突出。

（3）过度负重：长期腰椎负荷过重，导致椎间盘压力增大。

（4）长期颠簸和震荡：长期处于坐位和颠簸状态，腰椎间盘承受巨大压力，将加速椎间盘变性、突出。

（5）中医学认为腰椎间盘突出症发病之本在肾虚，而风、寒、湿、热、痰饮、血瘀等痹阻经络则为发病之标。

临床表现

1. 症状

腰痛伴坐骨神经痛是本病的主要症状。腰痛常常局限于腰骶部附近，程度轻重不一。坐骨神经痛多为单侧，疼痛沿大腿后侧向下放射至小腿外侧、足跟部或足背外侧。久行、久站或咳嗽、喷嚏、排便等使腹压增高均可加重症状，休息后可缓解。小腿后外侧可见麻木或感觉功能减退，甚至出现肌萎缩。

2. 体征

（1）步态：疼痛重者，患者身体前倾而臀部凸向患侧，走路时则呈跛行状态。

（2）强迫体位和脊柱运动受限：根据椎间盘突出与神经根的相对位置不同而侧弯方向不同。

（3）肌痉挛：患侧肌肉比健侧更加硬韧，且有压痛。

（4）压痛和放射痛：①常在突出部位棘突及两侧有压痛，典型患者可以有同侧坐骨神经的放射痛。②在患侧臀部，多在梨状肌下口的投影区可有压痛及放射痛。③在患侧下肢坐骨神经投影区可有多个压痛点。

（5）肌力下降及肌萎缩：最常见的是患侧，拇趾背伸肌力下降；病程长者常有臀肌、股四头肌及小腿肌肉萎缩。

（6）直腿抬高及加强试验、平卧挺腹试验阳性，拇趾背伸或跖屈力减弱。

（7）神经功能障碍：根据压迫的部位不同可出现该神经根皮肤感觉支配区的功能障碍。

3. 影像检查

腰椎 X 线作为常规检查可以帮助排除骨折、结核等疾病，CT、MRI 为腰椎间盘突出症的主要检查方法，它们可以清楚看出膨出、突出的椎间盘。

治疗

◎ **准备工作**

患者俯卧位，腹部垫一薄枕。

◎ **操作**

（1）在腰部、下肢寻找明显压痛点，痛点多在 L_3、L_4、L_5 横突、椎间孔外口、关节突关节、梨状肌上下口（图8-10-1）、下肢点（腘窝点、腓肠肌点、小腿后外侧点、外踝点）等（图8-10-2），标记后常规消毒，铺无菌孔巾。

（2）于痛点处选用10ml一次性注射器，抽取1%利多卡因6~8ml行局部麻醉。

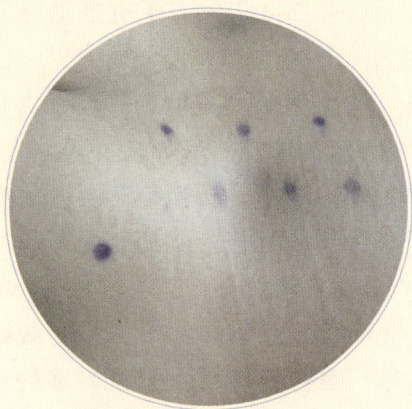

图 8-10-1　定点标记1

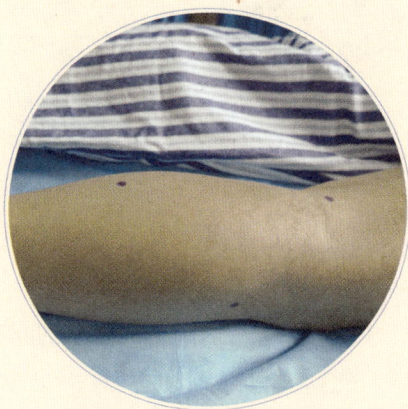

图 8-10-2　定点标记2

（3）施术

①横突点：刀口与脊柱纵轴平行，针体与皮面垂直，快速刺入皮肤，均匀推进至横突骨面，后调转刀口线90°，切3~5刀后出刀（图8-10-3）。

②椎间孔外口点：当针刀到达横突根部后，依照椎间孔外上缘的弧度逐渐调整针刀的刀口线角度，使刀刃始终与骨缘平行，在椎间孔外口的外后上1/2切开附着在骨缘上的组织，不可深切，刀下有松动感即可（图8-10-4）。

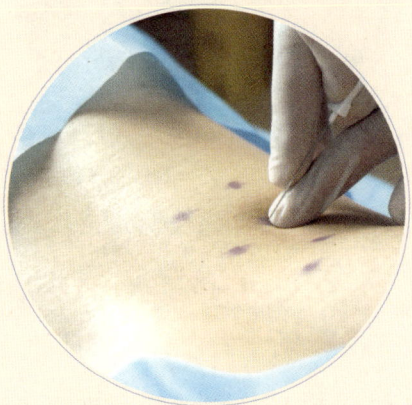

图 8-10-3　针刀操作1

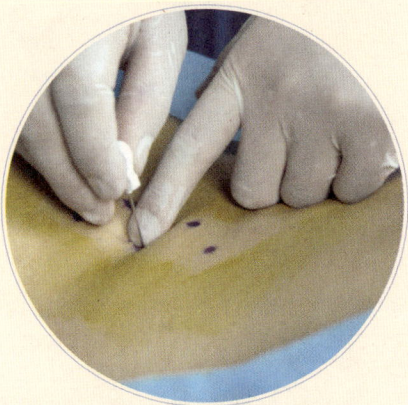

图 8-10-4　针刀操作2

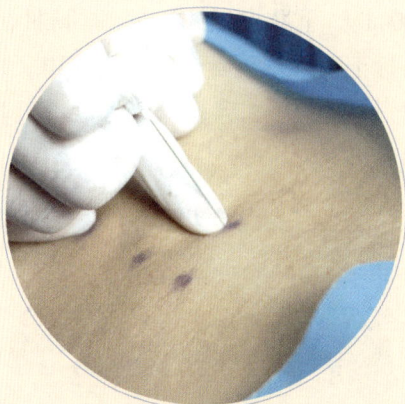

图 8-10-5　针刀操作 3

③关节突关节点：刀口与脊柱纵轴平行，针体与皮面垂直，均匀推进至横突骨面，调转刀口线25°~30°，使刀口线与关节突关节面平行，切2~4刀，刀下有松动感后出刀（图8-10-5）。

④梨状肌上下口点：刀口线与躯干纵轴平行，针体与皮肤垂直，快速刺入皮肤，缓慢匀速向深部推进，纵行疏通横行剥离3~4刀即可（图8-10-6）。

⑤下肢点（腘窝点、腓肠肌点、小腿后外侧点、外踝点）：刀口与肢体纵轴平行，针体与皮面垂直，快速刺入皮肤，直达骨面，纵行疏通，横行剥离1~2刀，刀下有松动感后出刀（图8-10-7）。

⑥出针刀随即按压针眼1~3分钟，最后用无菌敷料覆之。术毕，嘱患者局部24小时保持干燥，勿食辛辣刺激食物，以防感染。

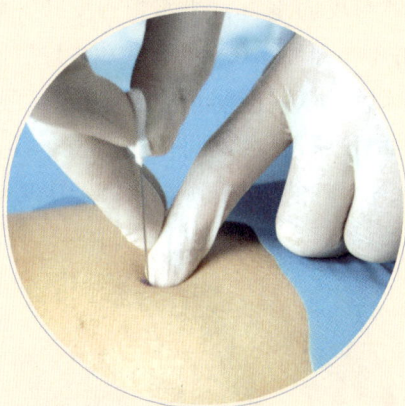

图 8-10-6　针刀操作 4

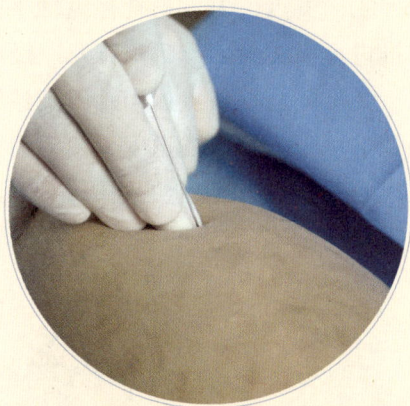

图 8-10-7　针刀操作 5

康复调护

（1）注意腰部的保暖：避风寒，防外感，适时添加衣物，注意腰腿部保暖。

（2）避免损伤：避免过重劳动，严防跌倒。

（3）注意姿势：改变不良生活方式，避免久站久坐，长时间负重弯腰。

（4）正确练功：症状恢复期后应加强体育锻炼，尤其是腰部肌肉训练，增强腰部肌肉群的力量和韧性，维持腰椎小关节的稳定。

第十一节　腰椎管狭窄症

腰椎管狭窄症（lumbar spinal stenosis，LSS），是指因组成椎管的骨性或纤维性组织异常，引起腰椎椎管、神经根根管及椎间孔的狭窄，以致于管道中的神经组织受压而产生一系列症状。男性发病多于女性。

病因病机

（1）椎间盘退变：此为最重要的病因。腰椎间盘的退行性变会导致腰椎的骨质增生，黄韧带肥厚或骨化，关节突关节增生或肥大，椎板肥厚等均可使椎管内有效容积变小，而后引起脊神经根或马尾神经受压而发病。

（2）先天性狭窄：由于先天性发育异常等因素，使椎管自身狭窄，多见于椎弓根短缩患者。

（3）其他：脊柱外伤、腰椎滑脱、腰椎间盘中央型突出、椎体粉碎性骨折碎片后移、畸形性骨炎等均为本病的病因。

（4）中医认为本病属"腰腿痛"范畴，因素体先天肾气不足或后天劳役伤肾，又长期劳损加之复感风寒湿邪以致局部筋脉痹阻，不通则痛。

临床表现

1. 症状

（1）疼痛：下腰部及骶部疼痛，腰部后伸时因压迫骶神经而疼痛加剧，故常处于强迫前屈体位。

（2）间歇性跛行：常在行走后出现单侧或双下肢麻木、沉重、疼痛、无力等症状，休息、下蹲后症状马上得以缓解，继续行走又出现此类症状。

（3）严重者可出现受损神经支配区运动、感觉障碍，如双下肢不完全瘫痪、鞍区麻木、肢体感觉减退及二便障碍等。

2. 体征

患者俯卧，检查者站于患者的右侧，注意两侧对比。

（1）压痛：无固定压痛点，局部有酸麻、胀痛感。

（2）肌肉萎缩：部分患者可出现下肢肌肉萎缩，小腿外侧痛觉减退或消失。

（3）检查：跟腱反射消失，膝跳反射存在。直腿抬高试验一般为阴性。

3. 影像检查

（1）X线检查可见椎体骨质增生，两侧关节突关节增生、肥大或椎板增厚等。

（2）CT可见椎管矢径变小，椎管呈三叶型，中央椎管或侧隐窝狭窄等。

（3）椎管造影可见腰椎呈节段性狭窄，可出现尖形中断、梳状中断及蜂腰状改变。

治疗

◎ 准备工作

患者俯卧位，腹下垫一薄枕，充分暴露腰骶部。

◎ 操作

（1）压痛点多在棘间韧带、横突下缘、椎间孔外口等处（图8-11-1），标记后常规消毒，铺无菌孔巾。

（2）于痛点处选用5ml一次性注射器，抽取1%利多卡因2~4ml行局部麻醉。麻醉时针尖不可过深，确认回抽无血后才可注入药液。

（3）施术

①棘间韧带：刀口线与躯干纵轴平行，针体垂直于皮肤，快速

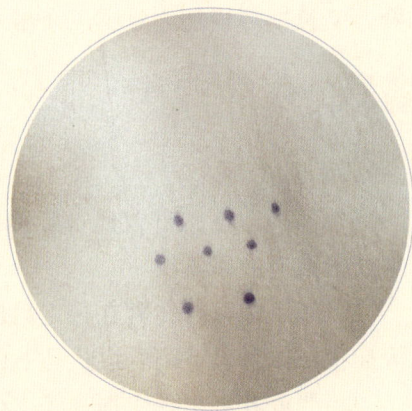

图 8-11-1　定点标记

刺入穿过棘上韧带后，调转刀口线90°，垂直于躯干纵轴，纵行疏通再横行剥离棘间韧带 2~3 刀即可（图8-11-2）。

②横突下缘：刀口线与躯干纵轴平行，针体垂直于皮肤，快速刺入，直达横突骨面，调转刀口线90°，沿横突下缘骨面疏通剥离横突间韧带 2~3 刀（图8-11-3）。

③椎间孔外口：刀口线与躯干纵轴平行，针体向内倾斜，与皮肤

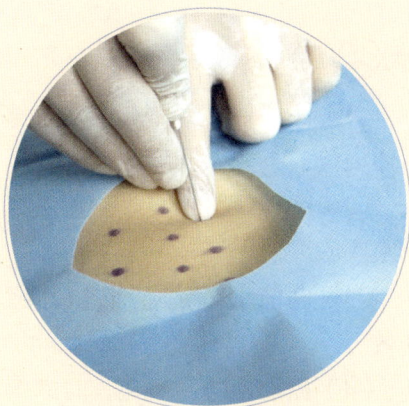

图 8-11-2　针刀操作 1

呈45°，快速刺入皮肤，直达横突根部下缘，按椎间孔弧度调整刀口线，刀刀始终平行于骨缘，刀口线逐渐旋转调至垂直于横突下缘，在椎间孔外后上二分之一骨缘上切开附着的组织（图8-11-4）。

（4）出针刀随即按压针眼 1~3 分钟，最后用无菌敷料覆之。术毕，患者仰卧，术者站立于其患侧，一手托患者小腿，另一手扶膝向上至出现抵抗感，双手协同使髋关节屈曲90°，反复 3~5 次。再配合腰部斜扳法。嘱患者局部 24 小时保持干燥，勿食辛辣刺激食物，以防感染。

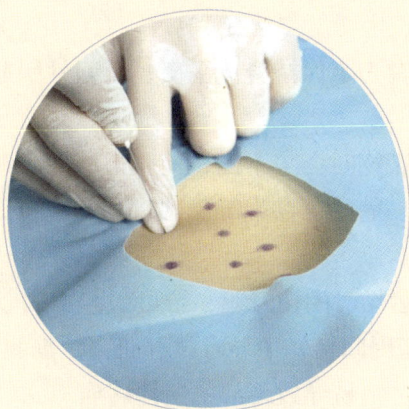

图 8-11-3　针刀操作 2

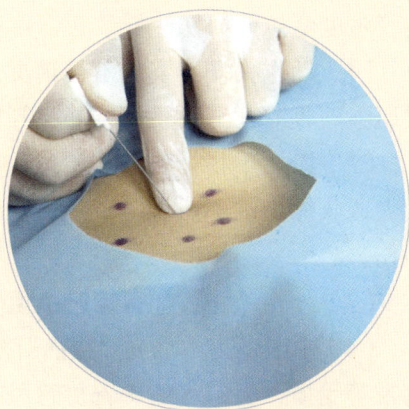

图 8-11-4　针刀操作 3

康复调护

（1）注意休息：嘱患者术后多卧床休息，3个月内避免弯腰，尽量减少后伸姿势，不要做剧烈运动。

（2）注意保暖：夏季空调、风扇不可对患处直吹，局部可做热敷，避免风寒刺激。

（3）功能锻炼：适当进行腰背肌肉锻炼，如直腿抬高锻炼等，以巩固疗效。

（4）提前预防：避免长时间保持站立、弯腰等一个姿势，适时休息。

第十二节 急性腰扭伤

急性腰扭伤（acute lumbar muscle sprain，ALMS），是指因突然遭受外力如扭、闪等，造成腰部肌肉、筋膜、韧带、椎间关节、腰骶关节的急性损伤。好发于髂肋筋膜和腰骶关节等处。多见于青壮年体力劳动者。

病因病机

本病多由间接暴力所致，人体在某种状况下腰部肌肉剧烈收缩，肌肉和筋膜过度牵拉而损伤，导致腰部疼痛。常发生于下列情况。

（1）动作失调：姿势不当情况下，患者为了保持身体平衡，反射性引起腰肌强烈收缩，导致肌肉、筋膜等损伤。

（2）搬抬重物：猛然扛抬过重物体或搬物时姿势不当，使腰部肌肉负荷过大或收缩运动不协调，致使腰骶部肌肉、筋膜、韧带等受到过度的牵拉而损伤。

（3）外伤跌仆：如行走时不慎跌倒，运动时闪扭身躯，皆可引起本病。

（4）中医认为本病属"腰痛"范畴，指因间接暴力导致腰部肌肉、筋膜、韧带等受损，引起疼痛。若复感风寒湿邪，则易导致腰部的慢性疼痛。

临床表现

1. 症状

（1）疼痛：腰部扭挫后一侧或双侧疼痛，痛感强烈且呈持续性，咳嗽、打喷嚏、大小便时疼痛加剧。轻度损伤患者当时并无明显感觉，休息后才觉腰部疼痛。

（2）运动障碍：患者往往不能挺直腰部，俯、仰、扭转均觉困难。站立时需扶腰。

2. 体征

患者俯卧，检查者站于患者的右侧，注意两侧对比。

（1）压痛：压痛部位较局限，且可扪及明显紧张的腰部肌肉，按压时有明显压痛点，部分患者可有下肢牵扯痛。

（2）功能活动受限：腰部各个方向活动均困难，前屈最为明显。患者上床、翻身、起坐均不易。

（3）生理曲度变化：部分患者可见腰前凸消失，甚至脊柱侧弯。

（4）检查：直腿抬高试验阳性，加强试验为阴性，拾物试验阳性。

3. 影像检查

X线检查一般无明显异常。部分患者可见脊柱腰段生理曲度消失或脊柱侧弯。

治疗

图 8-12-1　定点标记

◎ **准备工作**

患者俯卧位，腹下垫一薄枕，充分暴露腰骶部。

◎ **操作**

（1）压痛点多在各横突、骶岬、骶嵴、髂嵴后缘、棘突旁等处（图

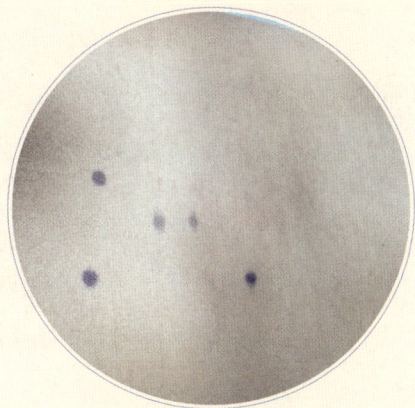

8-12-1），标记后常规消毒，铺无菌孔巾。

（2）于痛点处选用5ml一次性注射器，抽取1%利多卡因2~4ml行局部麻醉。麻醉时针尖不可过深，确认回抽无血无液后才可注入药液。

（3）施术：刀口线与躯干纵轴平行，针体垂直于皮肤。快速刺入皮肤，直达骨面。先纵行疏通再横行剥离，刀下松动即可出刀（图8-12-2）。若肌腱处太过紧张，可将刀口线调转90°，注意运刀时刀刃不离骨面，切开2~3刀即可出刀（图8-12-3）。

（4）出针刀随即按压针眼1~3分钟，最后用无菌敷料覆之。术毕，再配合腰部斜扳手法。嘱患者局部24小时保持干燥，勿食辛辣刺激食物，以防感染。

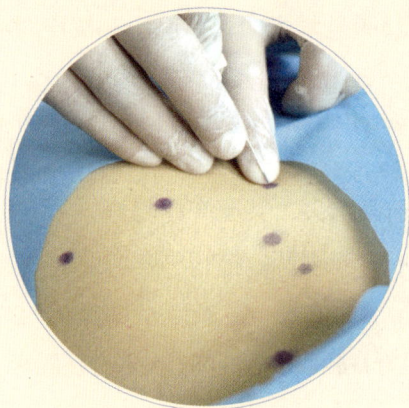

图 8-12-2　针刀操作1

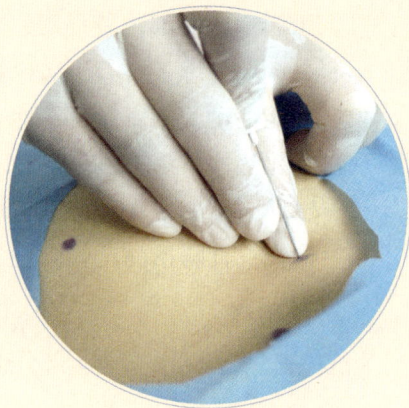

图 8-12-3　针刀操作2

康复调护

（1）注意休息：嘱患者术后卧硬板床休息3~5天，3个月内勿大幅度活动腰部，不要做剧烈运动。

（2）注意保暖：注意局部保暖，可做热敷，避免风寒刺激。

（3）功能锻炼：适当进行腰背肌肉锻炼，防止组织粘连，增强肌力。

（4）提前预防：剧烈运动或搬重物前应充分做好热身，避免腰部突然受力。

第十三节　慢性腰肌劳损

慢性腰肌劳损（chronic lumbar muscle strain，CLMS），是指因腰部肌肉、筋膜、韧带等软组织的慢性损伤或急性腰扭伤后未进行及时有效的治疗而产生的无菌性炎症，以腰骶部一侧或两侧的弥漫性疼痛为特征的疾病。亦称腰臀肌筋膜炎或功能性腰痛。

病因病机

（1）过度劳累：腰部长期负重或长期姿势不当，使腰部肌肉、韧带一直处于紧张状态。如搬运工过度负重、伏案工作者弯腰时间太长等，导致了肌肉、韧带慢性撕裂，局部组织粘连、变性引发本病。

（2）急性扭伤未愈：腰部急性扭伤后，局部肌肉、韧带等组织受损，又缺少及时有效的治疗，损伤未愈，长此以往发展成为慢性腰肌劳损。

（3）其他：先天畸形的解剖缺陷，如腰椎骶化、脊柱隐裂等，以及后天损伤，如腰椎间盘突出、腰椎滑脱等，都可造成腰部肌肉、韧带失稳，而引起慢性腰肌损伤。

（4）中医认为本病属"腰痛"范畴，因素体肾气不足，复感风寒湿邪以致局部气血运行不畅，肌肉拘挛，筋膜不和，不通则痛。

临床表现

1. 症状

（1）疼痛：腰背部酸痛不适或胀痛，长期反复发作。腰部重着，时重时轻，迁延不愈。劳累、受寒湿后加重，休息后缓解。急性发作时，会出现明显肌痉挛。

（2）腰部活动一般无明显障碍，有时或有牵掣不适感。无法久坐久站，弯腰稍久便直腰困难，常双手捶腰以减轻疼痛。

2. 体征

患者俯卧，检查者站于患者的右侧，注意两侧对比。

（1）压痛：腰背部压痛范围较广泛，压痛明显，多在骶棘肌、髂嵴后缘等处。

（2）肌肉紧张：腰部肌肉紧张痉挛，或有硬结或肌肉增厚。

3. 影像检查

X线检查中多无异常，少数患者可见先天性畸形、骨质增生等。

治疗

◎ **准备工作**

患者俯卧位，腹下垫一薄枕，充分暴露腰骶部。

◎ **操作**

（1）压痛点多在各腰椎棘突、腰椎横突、骶棘肌、骶髂关节间隙等处（图8-13-1），标记后常规消毒，铺无菌孔巾。

（2）于痛点处选用5ml一次性注射器，抽取1%利多卡因2~4ml行局部麻醉。麻醉时针尖不可过深，确认回抽无血无液后才可注入药液。

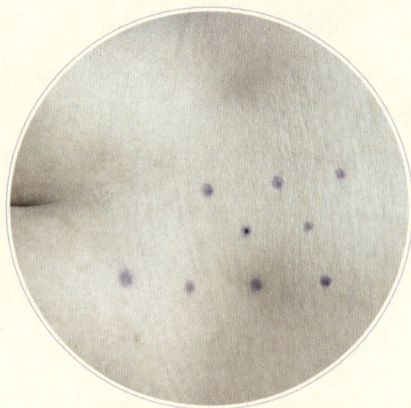

图 8-13-1　定点标记

（3）施术

①棘突点：刀口线与躯干纵轴平行，针体垂直于皮肤，快速刺入皮肤，直达棘突骨面，在骨面上先纵行疏通再横行剥离。随后，刀刃贴骨面向棘突两侧分别切开2~3刀（图8-13-2）。

②横突点：刀口线与躯干纵轴

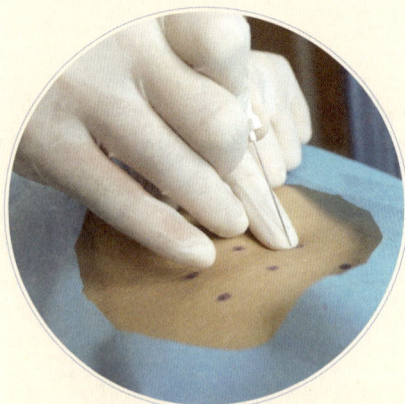

图 8-13-2　针刀操作1

平行，针体垂直于皮肤，快速刺入皮肤，直达横突骨面，针体向外稍移动，刀下有落空感时，即达横突尖，切开2~3刀。随后，调转刀口线90°，沿横突上下缘切开2~3刀，刀下有松动感即可出刀（图8-13-3）。

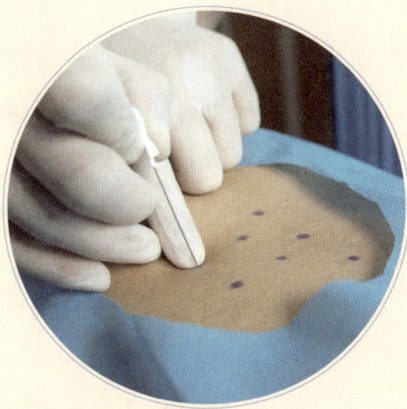

图8-13-3　针刀操作2

③关节突关节：刀口线与躯干纵轴平行，针体垂直于皮肤，快速刺入皮肤，直达骨面，先纵行疏通再横行剥离，觉刀下松动即可出刀（图8-13-4）。

④骶髂关节间隙点：刀口线与躯干纵轴平行，针体垂直于皮肤，快速刺入皮肤，直达髂嵴外唇骨面，先纵行疏通再横行剥离。若此处肌纤维过于紧张，调转刀口线90°，切开1~2刀（图8-13-5）。

（4）出针刀随即按压针眼1~3分钟，最后用无菌敷料覆之。术毕，再配合腰部斜扳法。5~7天1次，一般2~3次即可，根据病情程度不同可增加1~2次。嘱患者局部24小时保持干燥，勿食辛辣刺激食物，以防感染。

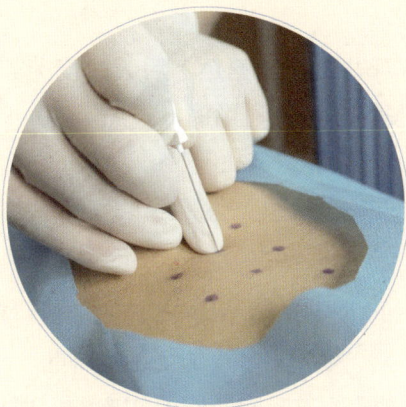

图8-13-4　针刀操作3

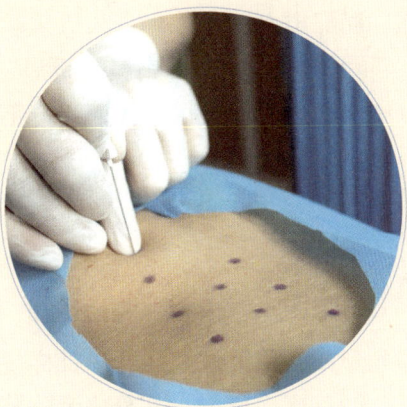

图8-13-5　针刀操作4

康复调护

（1）注意休息：嘱患者术后多卧床休息，避免过度劳累。

（2）纠正姿势：改变生活、工作中的不良姿势，经常变换体位。

（3）注意保暖：夏季空调、风扇不可对患处直吹，局部可做热敷，避免风寒刺激。

（4）功能锻炼：适当进行腰背肌肉锻炼，多参加户外活动。

第十四节　髂腰韧带损伤

髂腰韧带损伤（sacroiliac ligament injury，SLI），是指因腰部过度屈曲、过度扭转或长期弯腰劳累等引起髂腰韧带的急、慢性损伤，临床上以疼痛深在，难以触及且腰部僵硬为特征。

病因病机

（1）过度劳累：长期弯腰，太过劳累，使髂腰韧带一直处于紧张状态，以致韧带的慢性受损，局部组织粘连、变性引发本病。

（2）急性扭伤：腰部骤然过度扭转、屈曲等，使得髂腰韧带急性撕裂损伤，局部出血、水肿，日久机化挛缩、结疤。

（3）中医认为本病属"腰痛"范畴，因先天肾气不足，后天过度劳累，复感风寒湿邪以致局部气血运行不畅，筋膜拘挛，不通则痛。

临床表现

1.症状

（1）疼痛：患者下腰部疼痛、僵硬，却无法明确说出疼痛具体部位。疼痛剧烈或为持续性钝痛、牵扯样疼痛。久坐、久立、久行或晨起后加重。

（2）疼痛反射：部分患者疼痛可向对侧腰部或向同侧腹股沟内侧、股内上方及同侧下腹壁反射，一般不超过膝关节。

2.体征

患者俯卧，检查者站于患者的右侧，注意两侧对比。

（1）压痛：L$_4$ 或 L$_5$ 外侧缘和髂嵴之间的髂腰三角处有深在性压痛。L$_5$ 棘突向髂嵴方向按压，可有疼痛出现，按压髂嵴时尤为明显。

（2）检查：屈膝屈髋试验阳性。患者正坐，向患侧转身，髂腰韧带处疼痛加剧。

3. 影像检查

X 线检查一般无明显异常。

治疗

◎ **准备工作**

患者俯卧位，腹下垫一薄枕，充分暴露腰骶部。

◎ **操作**

（1）压痛点多在 L$_4$、L$_5$ 横突末端及中段、髂嵴内侧缘及上缘等处（图 8-14-1），标记后常规消毒，铺无菌孔巾。

（2）于痛点处选用 5ml 一次性注射器，抽取 1% 利多卡因 2~4ml 行局部麻醉。麻醉时针尖不可过深，确认回抽无血无液后才可注入药液。

（3）施术

①L$_4$、L$_5$ 横突：刀口线与骶棘肌平行，针体垂直于皮肤，快速刺入皮肤，缓慢探至横突骨面。若为

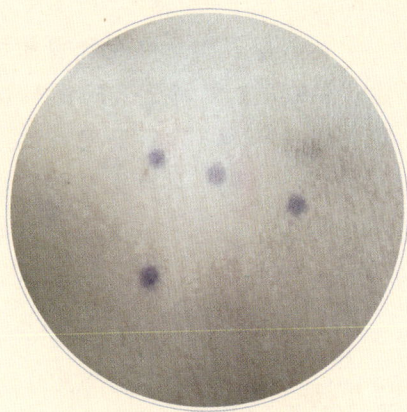

图 8-14-1　定点标记

L$_4$ 横突，针刀在横突下缘寻至刀下有阻力感，且患者感觉酸胀的部位，先纵行疏通再横行剥离；若为 L$_5$ 横突，即将刀刃调至横突尖，将刀口线旋转 90°，使之与髂腰韧带纤维垂直，切开 2~3 刀，再纵行疏通、横行剥离即可（图 8-14-2）。

②髂嵴内侧缘及上缘点：进刀点在第 5 腰椎横突尖端的外方，近髂嵴

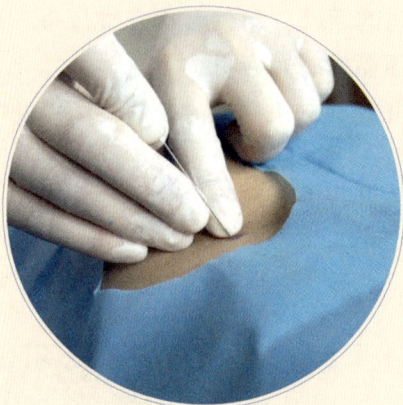

图8-14-2 针刀操作1

侧的部位，即 L_5~S_1 棘间中点外30~40mm处。刀口线与躯干纵轴平行，针体向上倾斜，与皮肤呈70°，快速刺入皮肤，直达髂骨骨面。再将刀刃调整到髂嵴内唇，将针体向 L_5 横突方向倾斜，即向上方倾斜，与皮肤呈15°，使刀刃紧贴髂嵴内侧缘及上缘骨面，铲剥2~3刀，再纵行疏通、横行剥离即可出刀（图8-14-3）。

（4）出针刀随即按压针眼1~3分钟，最后用无菌敷料覆之。术毕，嘱患者坐位，尽可能弯腰，双手伸向足部，以左手触右脚，右手触左脚，反复进行多次，再配合腰部斜扳法。5~7天1次，根据病情程度不同一般进行1~3次。嘱患者局部24小时保持干燥，勿食辛辣刺激食物，以防感染。

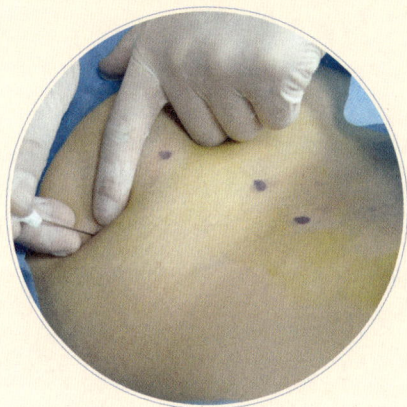

图8-14-3 针刀操作2

康复调护

（1）注意休息：嘱患者多卧床休息，避免过度劳累，治疗期间及治疗后3个月内，腰部不可负重。

（2）避免外伤：防止腰部骤然大幅度活动，运动前应充分做好热身。

（3）纠正姿势：改变生活、工作中的不良姿势，经常变换体位。

（4）注意保暖：夏季空调、风扇不可对患处直吹，局部可做热敷，避免风寒刺激。

（5）功能锻炼：适当进行腰背肌肉功能锻炼，多参加户外活动。

第十五节　骶髂关节炎

骶髂关节炎（sacroiliitis），指骶髂关节自身病变，或因暴力、跌挫损伤或慢性劳损等导致的以关节面破坏、骨质硬化为特点的非特异性无菌性炎症。本病多发于青年女性。

病因病机

（1）急性损伤：因暴力、跌挫损伤，如弯腰搬抬重物、单臀着地等，引起关节囊周围韧带、肌肉急性撕裂、机化、变性，形成瘢痕填充了关节腔隙，造成关节内粘连，日久则引起持续性疼痛。

（2）慢性劳损：因长期维持某些固定姿势，如跷二郎腿等使骶髂关节处于紧张状态，也易造成骶髂关节不稳而损伤。

（3）女性妊娠：女性生产时骶髂关节松弛，若受到扭转、牵拉、碰撞等，极易引起骶髂关节损伤或错缝引起此病。

（4）其他：如先天性的骶髂关节发育不良、病变，及周围组织的慢性炎症改变等，皆可引发本病。

（5）中医认为本病属"腰腿痛"范畴，因先天肝肾不足，后天过度劳累而筋骨劳伤，复感风寒湿邪以致局部气血瘀滞于肌肉筋骨之间，不通则痛。

临床表现

1. 症状

（1）疼痛：患侧骶髂关节疼痛，股外、腹股沟、下腰部疼痛或坐骨神经痛。

（2）放射痛：疼痛可放射到臀部和大腿外侧，部分患者甚至可放射到小腿外侧，亦可出现患侧竖脊肌痉挛。

（3）晨僵：关节晨起活动时比较僵硬，稍活动便可缓解。时间比较短暂，一般不超过 30 分钟。

（4）盆腔脏器功能紊乱：患者可能会出现盆腔脏器功能紊乱的症状，如小腹痛、胃肠道不适等。

2. 体征

患者俯卧，检查者站于患者的右侧，注意两侧对比。

（1）压痛：骶髂关节压痛广泛并可向同侧下肢放射，髂后上、下棘压痛尤为明显，骶髂部有叩击痛。

（2）肌紧张：患侧骶棘肌紧张或痉挛，脊柱腰段、骨盆倾斜，凸向健侧。

（3）检查："4"字试验阳性；床边试验阳性；旋腰试验阳性；骨盆挤压分离试验阳性。

3. 影像检查

X线检查中可见患侧骶髂关节间隙增宽，两侧髂嵴不等高。

治疗

◉ **准备工作**

患者俯卧位，腹下垫一薄枕，充分暴露腰骶部。

◉ **操作**

（1）压痛点多在骶髂关节内侧、髂后上棘、髂腰韧带髂嵴等处（图8-15-1），标记后常规消毒，铺无菌孔巾。

（2）于痛点处选用5ml一次性注射器，抽取1%利多卡因2~4ml行局部麻醉。

（3）施术

①骶髂关节内侧和髂后上棘压痛点：刀口线与躯干纵轴垂直，针体与皮肤垂直，快速刺入皮肤，直达骨面。先纵行疏通再横行剥离骶棘肌附着于骶骨与髂骨背面的粘连部分，至刀下松动即可（图8-15-2）。再

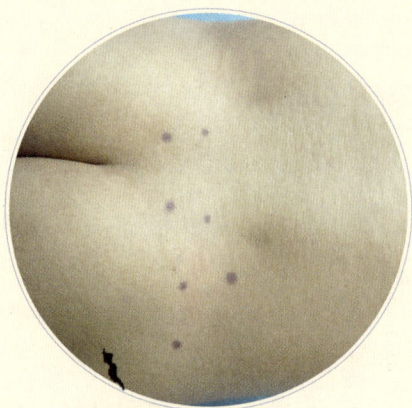

图 8-15-1　定点标记

将针体倾斜，与躯干纵轴方向呈45°，疏通剥离骶髂关节后韧带的粘连部分，觉刀下松动即可出刀。

②髂腰韧带髂嵴点：进刀点在靠近痛点的髂骨边缘。刀口线与进刀点和L_5横突的连线平行，针体与皮肤垂直，快速刺入皮肤，直达骨面（图8-15-3）。刀刃缓慢寻至髂嵴边缘的内唇，针体沿刀口线方向向L_5横突方向倾斜，与内侧皮肤呈15°，刀刃紧扣髂嵴边缘内唇的骨面，先纵行疏通再横行剥离，再将刀口线调转90°，切开2~3刀即可出刀。

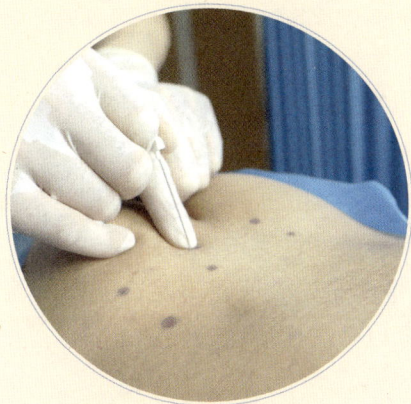

图8-15-2　针刀操作1　　　　图8-15-3　针刀操作2

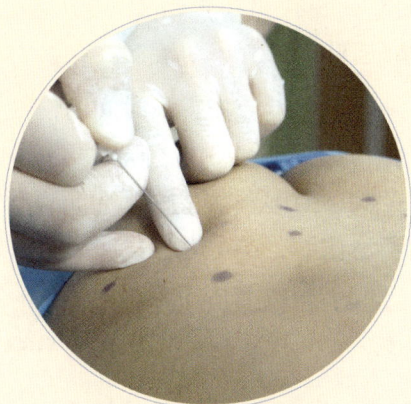

（4）出针刀随即按压针眼1~3分钟，最后用无菌敷料覆之。术毕，术者一手固定患者患侧髂嵴处，让患者向健侧过度侧屈2~3次即可。5~7天1次，根据病情程度不同一般进行1~3次。嘱患者局部24小时保持干燥，勿食辛辣刺激食物，以防感染。

康复调护

（1）注意休息：嘱患者治疗期间及术后多卧硬板床休息，避免劳累。

（2）减脂减重：超重患者应注意减肥，减少关节受力。

（3）纠正姿势：改变生活、工作中的不良姿势，如跷二郎腿等，应经常变换体位。

（4）注意保暖：夏季空调、风扇不可对患处直吹，局部可做热敷，避免风寒刺激。

（5）功能锻炼：适当加强腰骶部肌肉功能锻炼，增强肌力，增加腰骶部稳定性。

第十六节　腰骶部筋膜炎

腰骶部筋膜炎（lumbosacral fasciitis，LF），是一种因长期劳累或风寒湿邪侵袭，导致腰骶部筋膜、肌肉等组织损伤或变性，以局部酸胀痛、劳累或受凉后加重为主要特征的疾病。

病因病机

（1）慢性劳损：长时间的慢性劳损使得腰骶部肌肉收缩，筋膜受到反复牵拉，造成局部肌肉、筋膜发生水肿、渗出及纤维变性等引发此病。

（2）寒湿刺激：腰骶部筋膜反复受到寒冷、潮湿的刺激，导致肌肉、血管痉挛收缩，产生大量代谢产物，日久导致纤维变性等诱发本病。

（3）中医认为本病属"痹病"范畴，是由于先天肝肾不足，筋失所养，平素劳累过度，肌筋劳损，又复感风寒湿邪以致气血瘀滞、经脉不畅。

临床表现

1. 症状

疼痛：腰骶部及腿部皮肤麻木、疼痛且有酸胀感，或有局部冷或疲劳感。疼痛为持续性，多与天气变化有关，夜间、阴雨天、劳累后加重，得暖痛减。

2. 体征

患者俯卧位，检查者站于患者的右侧，注意双侧对比。

（1）压痛：腰骶部能寻到较多的固定压痛点，按压时可有酸重感，臀部压痛点按压时有放射感，可放射至坐骨神经区域。

（2）结节：腰部肌肉轻度萎缩，部分患者可触及条索或结节状物。

（3）直腿抬高试验阳性。实验室检查中血沉或抗"O"正常或偏高。

3. 影像检查

X线检查多无明显异常。

治疗

准备工作

患者俯卧位，下腹部垫一枕头，充分暴露腰骶部。

操作

（1）在腰骶部寻找明显压痛点，痛点多在骶后孔、关节突、横突等处（图 8-16-1），标记后常规消毒，铺无菌孔巾。

（2）于痛点处选用 5ml 一次性注射器，抽取 1% 利多卡因 2~4ml 行局部麻醉。

（3）施术

①骶后孔：刀口线与躯干纵轴平行，针体垂直于皮肤，快速刺入皮下，逐层分解直至骨面（图 8-16-2）。

②横突点：刀口线与躯干纵轴平行，针体垂直于皮肤，快速刺入皮肤，直达横突骨面，针体向外稍移动，刀下有落空感时，即达横突尖，切开 2~3 刀。随后，调转刀口线 90°，沿横突上下缘切开 2~3 刀，刀下有松动感即可出刀（图 8-16-3）。

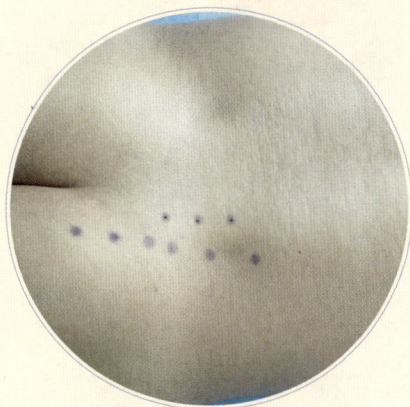

图 8-16-1　定点标记

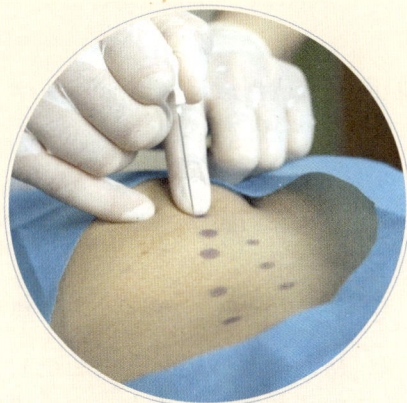

图 8-16-2　针刀操作 1

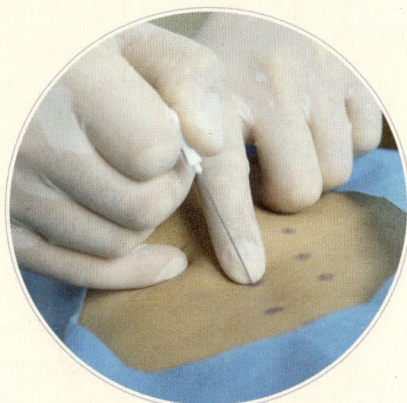

图 8-16-3　针刀操作 2

③关节突点：进刀点在棘突最高点旁开2cm左右。刀口线与躯干纵轴平行，针体垂直于皮肤。左手指尖按压关节突，右手持刀快速刺入皮肤，轻刺浅筋膜1刀，再至骨面，切开关节突上粘连的组织2~3刀，觉刀下松动即可出刀（图8-16-4）。

（4）出针刀，按压针眼1~3分钟，最后用无菌敷料覆之。每5~7天1次，视病程长短和病情严重程度一般治疗1~2次。嘱患者局部24小时保持干燥，勿食辛辣刺激食物，以防感染。

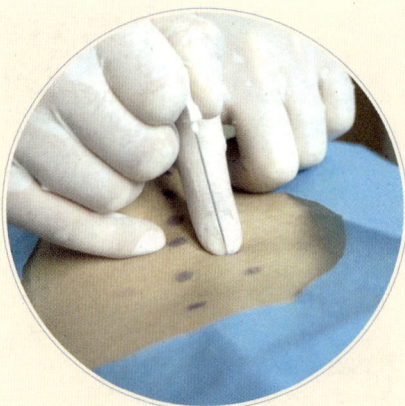

图 8-16-4　针刀操作3

康复调护

（1）注意保暖：夏季应避免空调、风扇直接吹向患处，可适当做热敷；潮湿地区应注意房间的防潮散湿。

（2）注意休息：平时应减少负重劳累，多休息，睡觉宜选择硬板床。

（3）改变姿势：注意改变生活、工作中的不良姿势，久坐应变换姿势，防止腰骶部肌肉一直处于紧张中。

（4）减脂减重：超重患者应注意减肥，有利于减少肌肉筋膜的压力和张力。

（5）功能锻炼：平时应注意对腰骶部肌肉进行适当锻炼，增强肌力。

第十七节　梨状肌综合征

梨状肌综合征（pyriformis syndrome，PS），是指因急、慢性损伤使梨状肌水肿、痉挛、肥厚等导致梨状肌下孔狭窄，从而刺激压迫此孔中通过的坐骨神经及其他骶丛神经、臀部血管而产生的以臀、腿部疼痛为主要表现的病症。本病为引起坐骨神经干性疼痛的原因之一。

病因病机

（1）解剖变异：部分患者先天性神经走行的变异，使得梨状肌稍有损伤便易引发本病。

（2）急性扭伤：髋关节闪、扭、跨越、突然下蹲等动作使梨状肌被猛然牵拉损伤。

（3）慢性劳损：长期负重、久行、久立、久蹲等均可导致梨状肌损伤，进而变性、肥大、挛缩等，压迫神经。

（4）感受外邪：工作、生活环境潮湿，患者受寒，或梨状肌周围组织的炎症都可引发梨状肌的损伤。

（5）中医认为本病属"伤筋"范畴，因反复劳损或跌仆损伤，又复感风寒湿邪以致局部气血运行不畅，气滞血瘀，痹阻经脉，不通则痛。

临床表现

1. 症状

（1）疼痛：急性发作时臀部及大腿后侧疼痛，呈"刀割样"或"烧灼样"，多发生于一侧，严重者行走困难，大小便、打喷嚏、咳嗽时疼痛加剧；慢性起病表现为酸胀、麻木疼痛，自觉患肢变短，可有间歇性跛行。活动后，疼痛加重。

（2）放射痛：部分患者疼痛可向会阴部放散，男性可能出现阴囊、睾丸抽痛、排尿异常、阳痿等。也可出现患肢发凉、小腿外侧麻木等症状。

2. 体征

患者俯卧，检查者站于患者的右侧，注意两侧对比。

（1）压痛：梨状肌投影区可寻到明显压痛点，位置较深，疼痛可放射至下肢或会阴部。

（2）结节：臀部肌肉可有轻度萎缩，可触及挛缩的肌肉或条索状物。

（3）检查：梨状肌紧张试验阳性。直腿抬高试验60°内疼痛，超过60°反而减轻。内收髋试验阳性。

3. 影像检查

X线检查中多无异常，可排除髋关节骨性疾病。

治疗

◎ **准备工作**

患者俯卧位，腹下垫一薄枕，充分暴露臀部。

◎ **操作**

（1）压痛点多在股骨大转子尖、梨状肌上、下孔，坐骨神经干等处（图8-17-1，图8-17-2），标记后常规消毒，铺无菌孔巾。

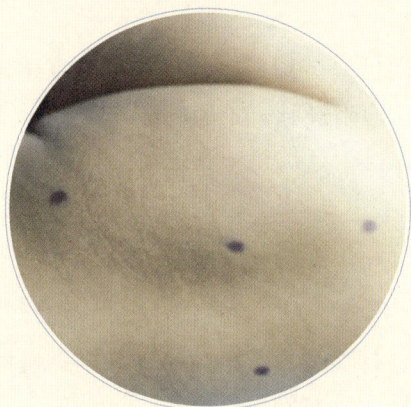

图 8-17-1　定点标记 1

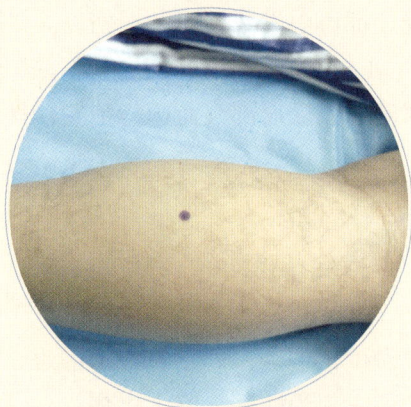

图 8-17-2　定点标记 2

（2）于痛点处选用 5ml 一次性注射器，抽取 1% 利多卡因 2~4ml 行局部麻醉。

（3）施术

①股骨大转子尖点：此点患者应取侧卧位，患侧朝上。刀口线与躯干纵轴平行，针体与皮肤垂直，快速刺入皮肤，直达股骨大转子尖骨面，刀刃调至大转子尖的内侧骨缘，刀口线调转 90°，沿骨缘切开梨状肌肌腱 2~4 刀，先纵行疏通再横行剥离，觉刀下松动即可出刀（图 8-17-3）。

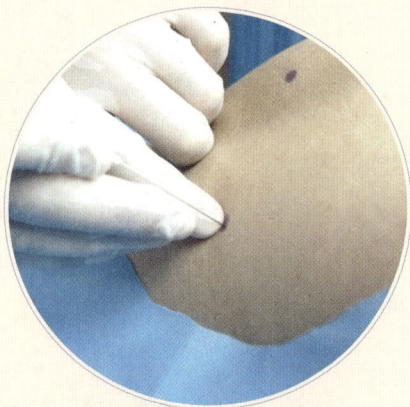

图 8-17-3　针刀操作 1

②梨状肌上孔点：刀口线与躯干纵轴平行，针体与皮肤垂直，快速刺入皮肤，缓慢匀速向深部推进，纵行疏通横行剥离 3~4 刀即可（图 8-17-4）。

③梨状肌下孔点：刀口线与躯干纵轴平行，针体与皮肤垂直，快速刺入皮肤，缓慢匀速向深部摸索推进，术者需一直询问患者有无窜麻感，一旦有，立即停止进刀，并稍退出 10~15mm，再将刀刃向外稍移动，再缓慢试探地向深部推进 10mm 左右，出现酸胀感时证明针刀已到达坐骨神经的外侧面附近，即病变处，先纵行疏通再横行剥离。此时要求出现窜麻感，若无，应调整后再行横行剥离。若梨状肌下缘较紧张，可切开 1~2 刀，觉刀下松动即可出刀（图 8-17-5）。

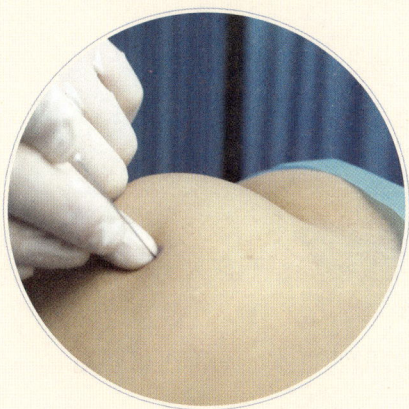

图 8-17-4　针刀操作 2

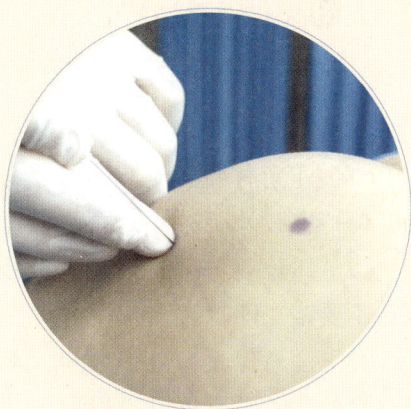

图 8-17-5　针刀操作 3

④坐骨神经干痛点

A. 臀沟中点：刀口线与躯干纵轴平行，针体与皮肤垂直，快速刺入皮肤，缓慢匀速推进直达骨面，如有窜麻感应将刀刃向内或外稍加调整，再深入至骨面。先纵行疏通再横行剥离，觉刀下松动即可出刀（图 8-17-6）。

B. 小腿后外侧点：刀口线与躯干纵轴平行，针体与皮肤垂直，快速刺入皮肤，直达腓骨骨面，先行

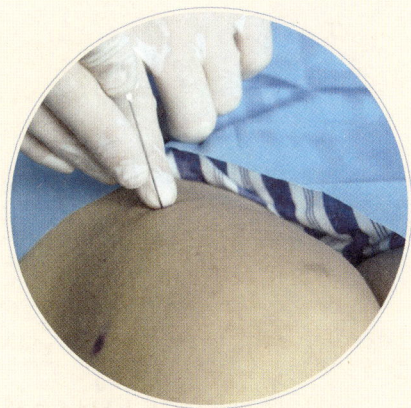

图 8-17-6　针刀操作 4

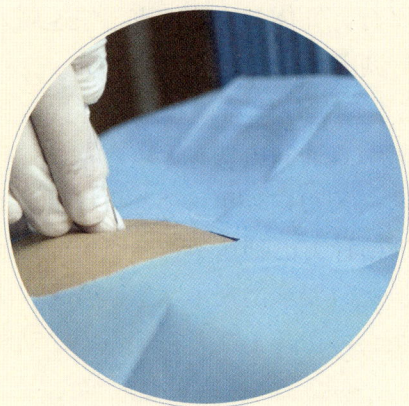

纵行疏通再横行剥离，觉刀下松动即可出刀（图8-17-7）。

（4）出针刀随即按压针眼1~3分钟，最后用无菌敷料覆之。5~7天1次，根据病情严重程度和病程长短一般进行2~3次。嘱患者局部24小时保持干燥，勿食辛辣刺激食物，以防感染。

图 8-17-7　针刀操作5

康复调护

（1）注意休息：嘱患者术后多卧床休息，避免过度劳累，减少下肢运动，保持患肢外展、外旋位。

（2）纠正姿势：改变生活、工作中的不良姿势，不宜久坐，座椅不宜太矮，不要跷二郎腿。

（3）注意保暖：夏季空调、风扇不可对患处直吹，局部可做热敷，不坐凉、硬的凳子，避免风寒刺激。

（4）功能锻炼：适当进行髋关节及腰臀部肌肉锻炼，平时可做局部推拿。

第十八节　坐骨结节滑囊炎

坐骨结节滑囊炎（Ischiogluteal bursitis，IB），是指坐骨结节滑囊因受到过量的摩擦或压迫时发生炎症反应而引起的疼痛，亦称编织臀。多发于长期久坐的中老年人。

病因病机

（1）长期久坐：此为最根本的原因。在坐位姿势下，体重的压力对坐骨结节产生压迫、刺激，长期反复可致滑膜囊出现无菌性炎症水肿、渗出、增生，滑囊壁逐渐纤维化。

（2）外伤：极少数臀部外伤的患者亦会引发本病。

（3）中医认为本病属"腰臀痛"范畴，是由于长期久坐引发的慢性劳损，又复感风寒湿邪以致水湿瘀血内阻。

临床表现

1. 症状

（1）疼痛：患者臀部疼痛或不适，活动及坐硬物时疼痛加剧。

（2）放射痛：部分患者因肿大的滑囊压迫坐骨神经致疼痛向大腿后侧放射。

2. 体征

患者俯卧，检查者站于患者的右侧，注意两侧对比。

（1）压痛：坐骨结节处压痛较明显，疼痛部位深在。

（2）肿块：坐骨结节处可触及一扁圆形肿块，肿块可与坐骨结节粘连，边界不清。

3. 影像检查

X线检查一般无异常表现；彩超可见坐骨结节处一囊性包块。

治疗

◎ 准备工作

患者侧卧位，屈膝屈髋，患侧在上，充分暴露臀部。

◎ 操作

（1）压痛点在坐骨结节滑囊处（图8-18-1），标记后常规消毒，铺无菌孔巾。

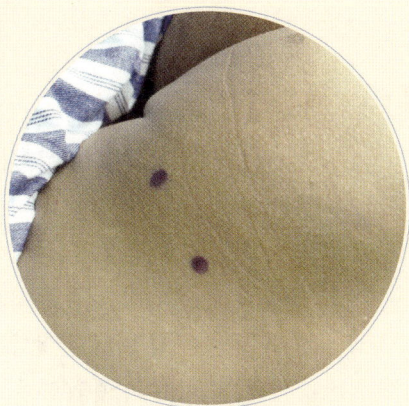

图8-18-1　定点标记

（2）于痛点处选用 5ml 一次性注射器，抽取 1% 利多卡因 2~4ml 行局部麻醉。

（3）施术

坐骨结节滑囊点：刀口线与下肢纵轴平行，针体垂直于坐骨结节骨面皮肤（图 8-18-2）。快速刺入皮肤，缓慢摸索推进至病变结节处，此时患者有明显的酸胀感，刀刃直至骨面，先纵行疏通再横行剥离，铲切 2~3 刀，觉刀下松动即可出刀。从辅助点进刀操作同上（图 8-18-3）。

（4）出针刀随即按压针眼 1~3 分钟，最后用无菌敷料覆之。术毕，嘱患者屈髋屈膝，反复多次。5~7 天 1 次，根据病情程度不同一般进行 1~2 次。嘱患者局部 24 小时保持干燥，勿食辛辣刺激食物，以防感染。

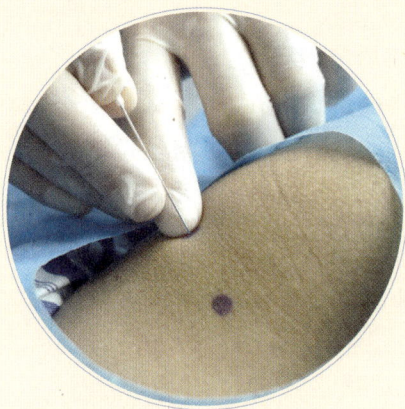

图 8-18-2　针刀操作 1

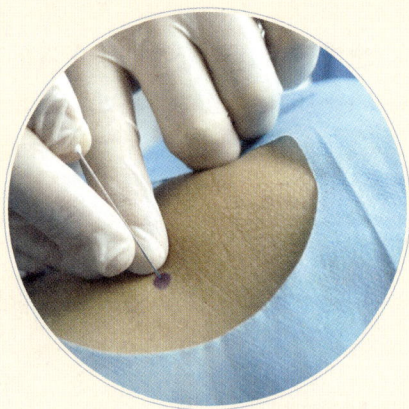

图 8-18-3　针刀操作 2

康复调护

（1）注意休息：术后嘱患者多卧床休息，不要劳累。

（2）重在预防：平时应减少坐位时间，坐时使用柔软的垫子，每坐半小时起来稍作活动，尽量避免长期久坐硬和凉的凳子。

（3）功能锻炼：加强臀部肌肉功能锻炼，增强肌力。

（4）防寒保暖：夏季应避免空调、风扇直接吹向患处，可适当做热敷；潮湿地区应注意房间的防潮散湿。

第十九节　臀肌挛缩症

臀肌挛缩症（gluteal muscle contracture，GMC），是指因多种原因引起臀肌纤维变性、挛缩、硬化所导致的行走步态异常、髋关节活动障碍。多见于小儿，男多于女。

病因病机

（1）肌内注射：此为最常见的原因。臀大肌多次反复地注射抗生素等药物使得肌肉组织纤维增生、疤痕挛缩。

（2）遗传：本病可能与遗传有关，但目前尚无定论。

（3）其他：臀部外伤、炎症感染及患者为瘢痕体质等亦有可能引发本病。

临床表现

1. 症状

（1）姿势异常：患者患侧下肢站立或行走时呈"外八字"，跑步时更加明显。

（2）功能活动受限：坐位两腿不能并拢，髋关节前屈内收、内旋受限，只有在大腿外展、外旋时才能屈髋，行走时步伐较小。下蹲困难，需做双膝"划圈"动作，蹲下呈典型"蛙式"位。

2. 体征

患者俯卧，检查者站于患者的右侧，注意两侧对比。

（1）压痛与结节：一般无压痛。皮下可触及硬韧的条索状结节，此结节可随髋关节的屈伸滑动并有弹响声，可能伴有疼痛。

（2）"尖臀征"：患者臀部正常丰满的外形消失，表现出较为尖削的外形，可出现沿臀大肌纤维方向的局限性凹陷深沟。

（3）检查：坐位交腿试验阳性；并腿屈髋试验阳性。

3. 影像检查

X线检查一般无异常表现，部分患者可见骨盆倾斜，或股骨颈干角轻度增大。

治疗

⬤ 准备工作

患者俯卧位，腹下垫一薄枕，充分暴露腰臀部。

⬤ 操作

（1）压痛点多在臀肌束状带、坐骨结节、臀肌起止点等处（图 8-19-1），标记后常规消毒，铺无菌孔巾。

（2）于痛点处选用 5ml 一次性注射器，抽取 1% 利多卡因 2~4ml 行局部麻醉。

（3）施术

①臀肌压痛点：刀口线与臀大肌纤维平行，针体与皮肤垂直，快速刺入皮肤，缓慢逐渐深入，直达臀肌硬结处。先顺肌纤维方向切开 2~4 刀（图 8-19-2），再将刀口线调转 90°，切开 2~4 刀。先纵行疏通再横行剥离，觉刀下松动即可出刀。

②坐骨结节点：刀口线与躯干纵轴平行，针体与皮肤垂直，快速刺入皮肤直达骨面。刀刃稍提起至坚韧组织上方，切开 3~5 刀，觉刀下松动即可出刀（图 8-19-3）。

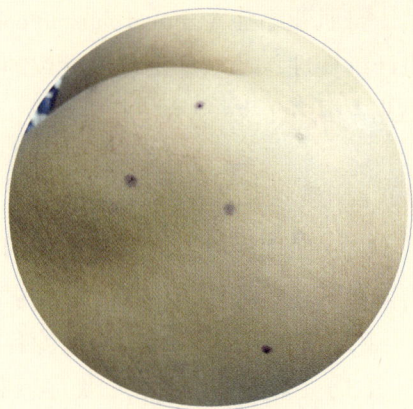

图 8-19-1　定点标记

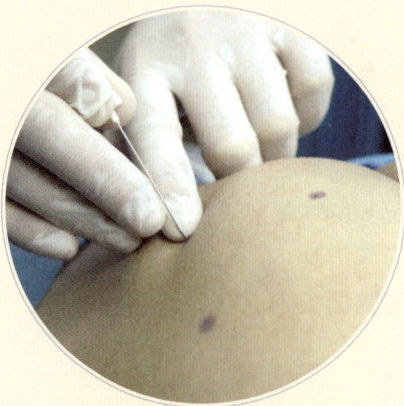

图 8-19-2　针刀操作 1

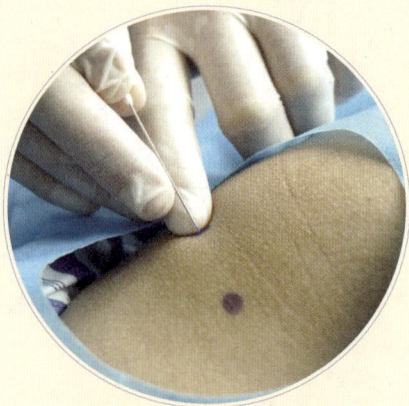

图 8-19-3　针刀操作 2

③臀肌起始点：刀口线与躯干纵轴平行，针体与皮肤垂直，快速刺入皮肤直达骨面。在臀肌起始部位进行切开剥离，觉刀下松动即可出刀（图8-19-4）。各起始点操作相同。

④臀肌抵止点：刀口线与躯干纵轴平行，针体与皮肤垂直，快速刺入皮肤直达骨面。刀刃稍提起至髂胫束表面，再行切开剥离，觉刀下松动即可出刀（图8-19-5）。各抵止点操作相同。

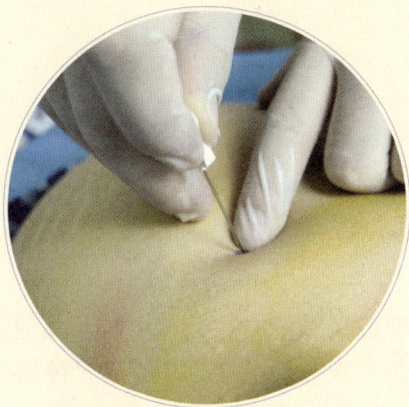

图 8-19-4　针刀操作 3

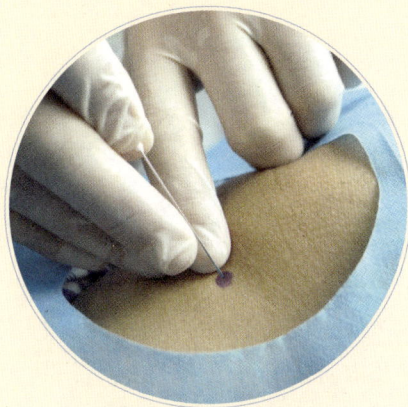

图 8-19-5　针刀操作 4

（4）出针刀随即按压针眼 1~3 分钟，最后用无菌敷料覆之。术毕，嘱患者做屈膝下蹲、髋关节内收、内旋动作，反复多次。5~7 天 1 次，根据病情严重程度不同一般进行 1~3 次。嘱患者局部 24 小时保持干燥，勿食辛辣刺激食物，以防感染。

康复调护

（1）术后固定：术后双腿并拢，屈膝 30°，屈髋 60°，固定 3~5 天。

（2）重在预防：尽量减少臀大肌注射，每次注射时不要固定选取同一位置，注射后用毛巾局部热敷。

（3）功能锻炼：逐步加强臀部肌肉功能锻炼，增强肌力，进行步态训练、髋关节的内收、内旋及屈曲等训练。

第九章

其他疾病针刀治疗

第一节　强直性脊柱炎

强直性脊柱炎（AS）是一种主要累及骶髂关节和脊柱，并可波及其他关节及内脏的自身免疫性疾病，其多以髋、膝、踝和肩关节疼痛、活动障碍为主要临床表现。发病高峰年龄在 20~30 岁，男性发病多于女性，我国患病率约为 0.5%~0.6%。

病因病机

强直性脊柱炎的发病机制尚不明了。目前研究认为，环境因素与遗传特性（易感性）是导致发病的两个重要因素。当其处在阴冷潮湿的环境并且身体过度劳累的情况下更容易发病。此外，研究发现，此病与 HLA-B27 有密切关联性，AS 患者中 HLA-B27 阳性率高达 90%~95%，赖特综合征或反应性关节炎为 60%~80%，而正常人群中 HLA-B27 阳性率仅为 4%~8%。感染也是另一重要因素，某些感染微生物表达的抗原与 B27 抗原相似，微生物抗原与自身组织交叉反应引起发病。

临床表现

1. 症状

本病发病缓慢，开始时往往感到腰背部或腰骶部不适或疼痛，有时可放射到骶髂或大腿后侧，疼痛可因其他牵扯反射活动而加重。清晨或久坐、久站后腰背部疼痛加重并伴僵硬感，活动后可缓解，数月或数年后可出现胸或颈椎反复疼痛，进行性脊椎运动受限甚至畸形。

2. 体征

早、中期患者脊柱活动不同程度受限，晚期患者脊柱出现强直驼背固定，胸廓活动度减少或消失，拾钥匙试验阳性。

（1）早期：脊柱活动功能受限，X 线显示骶髂关节间隙变模糊，椎小关节正常或关节间隙改变。

（2）中期：脊柱活动受限，甚至部分强直，X 线显示骶髂关节呈锯齿样改变，部分韧带钙化，形成方椎，小关节骨质破坏，间隙模糊。

（3）晚期：脊柱强直或驼背畸形固定，X 线片显示骶髂关节融合改变，脊柱呈竹节样变。

治疗

◎ 准备工作

患者俯卧位，躯干充分暴露，胸下垫一软枕。

◎ 操作

（1）棘间点：定于两棘突间的中心点，其下为棘上韧带及棘间韧带分布区。

（2）关节突关节囊点

①颈椎：棘间正中线旁开约 1.5cm。

②胸椎：棘间正中线旁开约 2cm。

③腰椎：棘间正中旁开3cm（图 9-1-1）。并在标记后常规消毒，铺无菌孔巾。

（3）据患者承受能力和操作点数，酌情选用 5ml 一次性注射器抽取 1% 利多卡因注射

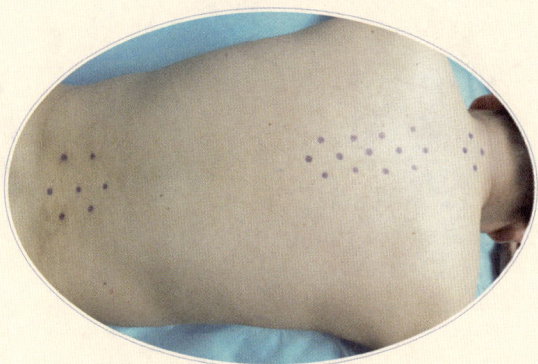

图 9-1-1　定点标记

液行局部麻醉。

（4）施术

①棘间点

针刀刀刃与棘上韧带的纤维平行刺入，疏通剥离其中的疤痕粘连，之后再沿下位棘突上缘的骨面，左右分别进行切割棘间韧带，让针刀刀刃始终不离开骨面，这是针刀安全操作的保证。先纵行疏通 2~3 刀，后横行松解剥离 1~2 刀（图 9-1-2）。

②关节突关节囊点

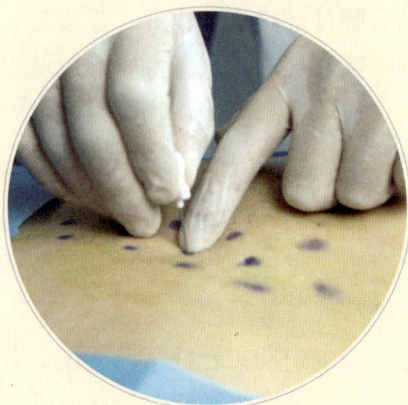

图 9-1-2　针刀操作 1

A.颈椎：在患椎棘突根部两侧取两点作为进针刀点，针体与人体矢状面约呈 45° 角，刀口线和人体纵轴平行刺向椎弓板，当刀刃刺达骨面后，沿骨面向侧方滑动，当感觉刀刃遇坡状骨性阻挡时，说明已至椎骨的上关节突，沿坡面略微上移，即可探及关节间隙，旋转针体使刀口线与关节间隙平行，切开关节囊 2~3 刀。患椎下位关节突关节囊松解，方法同上。

B.胸椎：棘间正中线旁开约 2cm。用针刀松解肋横关节的关节囊，往往作"十"字切开（图 9-1-3）。

C.腰椎：棘间正中旁开 3cm。切开松解关节突及关节囊、乳-副突韧带、横突上缘脊神经后内侧支及窦椎神经的骨纤维管以松解对此二支神经的卡压所致的腰背疼痛、酸胀等症状（图 9-1-4）。

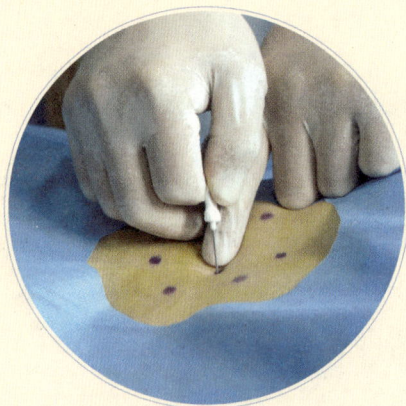

图 9-1-3　针刀操作 2

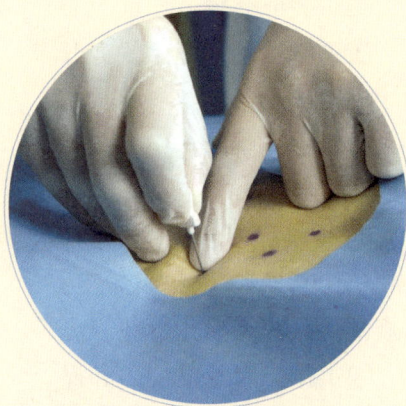

图 9-1-4　针刀操作 3

（5）出针刀随即按压针眼 1~3 分钟，最后用无菌敷料覆之。

强直性脊柱炎的患者，因为脊柱的无菌性炎症，尤其是椎体的活动减少，根据 Wofle 定律，某个部位活动量减少，承重量减少，其所在的骨会先骨质疏松，最终骨质被吸收。因此，强直性脊柱炎的患者，大多都有骨质疏松，如采取手法强行对驼背进行复位，有可能导致脊柱骨折，所以笔者不建议进行手法复位。

康复调护

（1）手法按摩：每次针刀闭合性手术后 1 周，应按摩以促进肌肉弹性恢复。在驼背治疗后给予背、腹部及四肢肌按摩。

（2）注意保暖：避免长期工作生活在阴冷潮湿的环境中，另外夏季应避免直对空调、风扇，冬季出门应加穿衣物。

（3）适当工作和锻炼：避免过度劳累。

（4）正确练功：在术后，患者要坚持练功，具体如下：①进行广播体操锻炼。②做以脊柱为中心的功能锻炼，例如脊柱后伸、前屈运动，达到最大幅度，早晚各做 10~50 次。

第二节 类风湿关节炎

类风湿关节炎（RA）是以全身对称性、多发性、增生性滑膜炎为主要表现的慢性自身免疫性疾病。由于关节炎症的加剧和缓解反复交替进行，引起关节部的功能障碍和组织破坏，最终导致关节畸形。女性发病多于男性。

病因病机

类风湿关节炎的病因至今尚不清楚，现今大部分的观点认为此病与自身免疫障碍有关。此病最早出现的病变是急性滑膜炎，随着急性炎症的消退，其受累关节转变为慢性滑膜炎。由于长期的关节炎症及其所造成的软骨面、肌肉、肌腱、韧带和筋膜的破坏侵蚀，最终导致关节畸形或脱位。若当环境阴冷潮湿时或者身体过度劳累的情况下则更易发病。

临床表现

1. 症状

（1）全身症状：疲倦无力、胃纳不佳、体重减轻等。

（2）对称性多发性小关节炎：以双手的小关节为最多见。

（3）晨僵：时间大于1小时。

2. 体征

（1）关节畸形：上肢常见以下畸形：①掌指关节屈曲、尺偏，近侧指间关节伸直状，如鹅颈畸形。②腕关节呈尺偏、掌屈的典型畸形。

（2）皮肤：类风湿结节。

3. 影像检查

影像学改变在手和腕的后前位相上有典型的类风湿关节炎改变：可见骨质侵蚀或受累关节及其邻近部位有明确的骨质脱钙病变。

治疗

类风湿病情复杂，病变部位多，本节以膝关节类风湿性关节炎为例叙述针刀操作。

⊙ 准备工作

依据患者具体情况，选择仰卧位或侧卧位，可在患者双侧膝下垫一软枕，使膝部呈70°~80°位。

⊙ 操作

（1）定点：于双侧髌骨上缘正中、髌骨两侧中点、髌韧带中点、髌骨上股四头肌腱点（2~3点）、腘窝腘动脉胫侧、腘窝股骨内侧髁、腘窝股骨外侧髁、腘窝胫骨外侧髁、腘窝胫骨内侧髁及软组织粘连压痛等处定点标记（图9-2-1、图9-2-2），消毒，铺无菌孔巾。

（2）于痛点处选用5ml一次性注射器，抽取1%利多卡因2~4ml行局部麻醉。若有关节腔积液或髌周滑囊肿胀时，先将积液抽吸后，再行针刀操作。

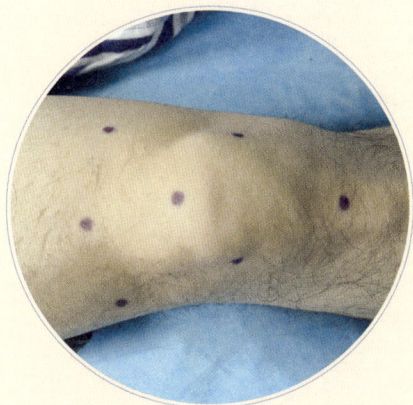

图 9-2-1　定点标记 1

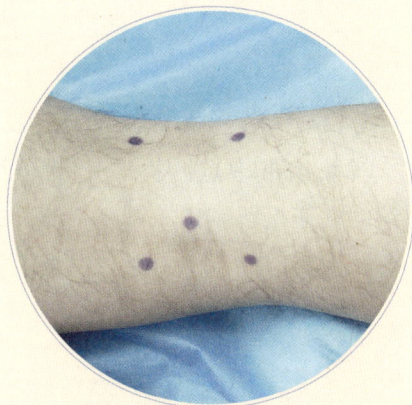

图 9-2-2　定点标记 2

（3）施术

①髌骨上缘正中点：刀口线与肢体纵轴平行，针体与股骨干呈 40°角刺入皮面，直达髌骨上端骨面，调整针刀至髌骨与股骨面的边缘，调转刀口线 90°，彻底地切开剥离髌骨上缘内侧面和股骨面交界处的滑膜粘连，刀下有松动感即可（图9-2-3）。

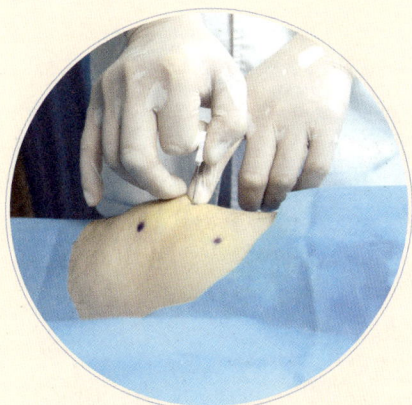

图 9-2-3　针刀操作 1

②髌骨两侧中点：刀口线与肢体纵轴平行，针体垂直刺入皮面，直达骨面，将髌周筋膜切开剥离，然后调转刀口，使刀口线与膝侧面皮面平行，深入至侧副韧带内侧面下，行通透剥离 2~3 次，对侧同法操作（图9-2-4）。

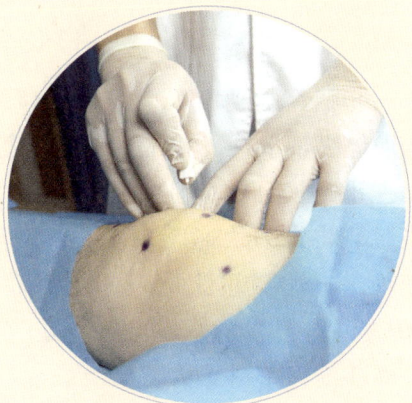

图 9-2-4　针刀操作 2

③髌韧带中点：将髌韧带与脂肪垫的粘连松解剥离（图9-2-5）。

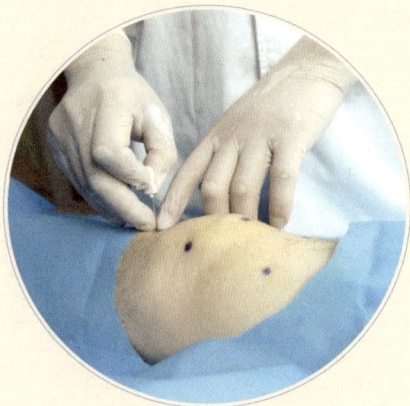

图9-2-5　针刀操作3

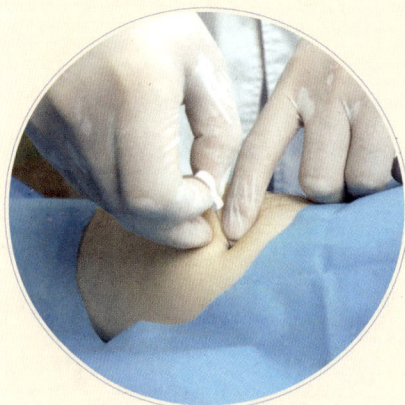

图9-2-6　针刀操作4

④髌骨上股四头肌腱点：刀口线与肢体纵轴平行，针体垂直刺入皮面，直达骨面，横行剥离、纵行疏通。然后针体向一侧倾斜约与皮面呈30°角，沿骨面深入刀刃达股四头肌腱侧缘，行通透剥离，刀下有松动感即可，以同法施术于对侧骨面（图9-2-6）。

⑤腘窝腘动脉胫侧点：刀口线与肢体纵轴平行，针体与皮面垂直。以左手指摸到并压住腘动脉，在手指胫侧将针刀快速刺入皮肤，后匀速推进直达腘部骨面。调转刀口线90°，调整刀刃至关节间隙，切开关节囊3~5刀（图9-2-7）。

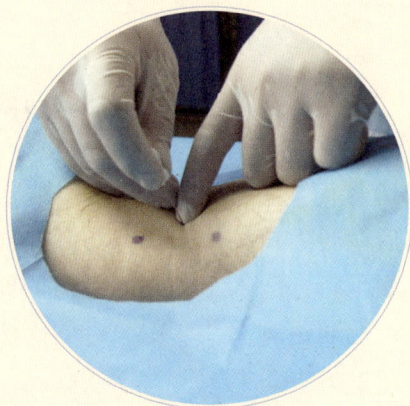

图9-2-7　针刀操作5

⑥腘窝股骨内侧髁点：以左手拇指或食指压在股骨内侧髁骨面上，刀口线与肢体纵轴平行，针体垂直刺入皮面，直达骨面。行纵行疏通、横行剥离。必要时，可调转刀口线90°，切开腓肠肌内侧头1~3刀（图9-2-8）。

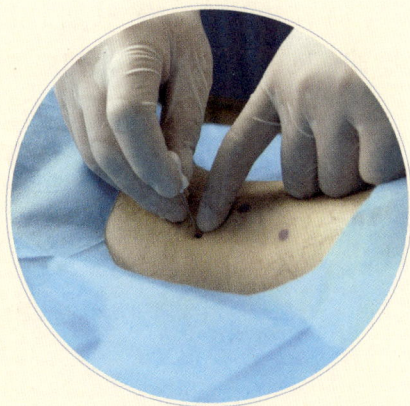

图9-2-8 针刀操作6

⑦腘窝股骨外侧髁点：与腘窝股骨内侧髁点的操作方法基本相同，但需注意的是，必须避开腓总神经的行走处，即腘窝外上界的股二头肌腱内侧缘，以免损伤。

⑧腘窝胫骨外侧髁点：以左手拇指压住胫骨内侧髁骨面，刀口线与肢体纵轴平行，针体垂直刺入皮面，直达骨面。行纵行疏通、横行剥离，刀下有松动感，即可出刀（图9-2-9）。

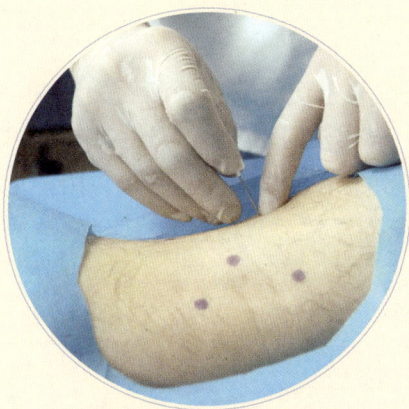

图9-2-9 针刀操作7

（4）出针刀随即按压针眼1~3分钟，最后用无菌敷料覆之。两名术者分别拉住患肢大腿上段和踝关节上缘，行对抗牵引2~5分钟。在患者能够接受的前提下，缓慢行膝关节的屈伸活动，嘱患者局部24小时保持干燥，勿食辛辣刺激食物，以防感染。

康复调护

类风湿关节炎的康复调护大致与强直性脊柱炎相同。具体如下：

（1）手法按摩：每次针刀术后1周，应按摩以促进肌肉弹性恢复，改善其关节活动度。

（2）注意保暖：避免长期工作生活在阴冷潮湿的环境中，另外夏季应避免空调、风扇直吹，冬季出门应加穿衣物。

（3）适当工作和锻炼：避免过度劳累。

（4）正确练功：功能锻炼要循序渐进，一定要坚持各个关节功能锻炼，动静结合，促进关节功能恢复。

第三节　关节强直

关节强直指人体关节因炎症、骨折、脱位等原因引起内部粘连致关节失去主动及被动活动，造成关节屈伸不利、僵硬的一种状态。

病因病机

在临床中遇到的关节强直患者往往是在关节伤筋或者脱臼后失于调治，或四肢、关节骨折的术后固定时间较长，未能及时活动而导致关节功能障碍。若当环境阴冷潮湿时或者身体过度劳累的情况下则更易发病，中医认为其原因多为营卫受阻、气血不和、津液缺乏而导致关节粘连、瘀阻病变。

临床表现

1. 症状

（1）轻度：患病 3 个月左右，关节活动不利，活动范围差距较小，属一般损伤。

（2）中度：患病半年左右，关节酸痛，活动不利，活动范围差距较大。

（3）重度：患病 1 年左右，损伤严重，关节活动不利，活动范围差距显著加大。

2. 体征

患者坐位或平躺，检查者站于患者的右侧，注意双侧对比。

（1）活动度：后期关节活动明显受限，活动时可有弹响、摩擦音。

（2）肌肉：后期患肢肌肉出现萎缩，皮色异常，汗腺停止分泌。

3. 影像检查

局部 X 线片可提示关节周围异位骨化，骨赘增生，骨折不愈合、关节间隙狭小等病变。

治疗

本节以肘关节强直的针刀治疗为例。

肘关节

◎ 准备工作

患者侧卧位，患侧在上，因施术点的不同屈曲或伸直肘关节，肘部贴于身体侧方。

◎ 操作

（1）定点：于尺骨鹰嘴两侧、肘桡侧凹窝点、肱二头肌腱肘正中点、肱二头肌腱膜及软组织粘连压痛等点标记（图9-3-1、图9-3-2），消毒，铺无菌孔巾。

（2）依据患者疼痛耐受性，选择局部麻醉或无麻。

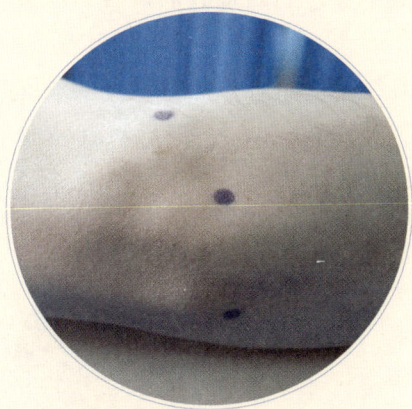

图9-3-1　定点标记1

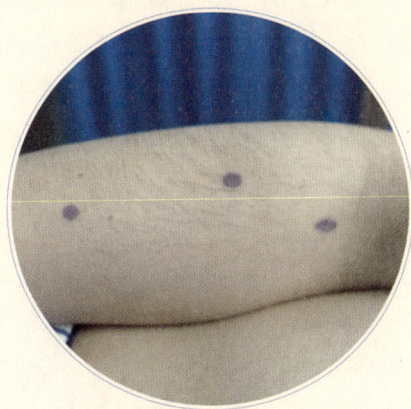

图9-3-2　定点标记2

（3）施术

①尺骨鹰嘴点：屈曲肘关节，刀口线与肱骨纵轴平行，针体垂直刺入皮面达尺骨鹰嘴面。先纵行疏通1~2下，再将针体倾斜和骨面约呈30°，铲剥一侧肘后深筋膜（图9-3-3），再将刀口线调转90°，即与肱骨纵轴呈90°角，

将针体倾斜和肱骨干呈30°，刺入鹰嘴滑囊。有落空感后，提起刀刃，切开囊壁3~4刀。

②肘后窝点：屈曲肘关节，刀口线与肱骨纵轴平行，针体垂直刺入皮面，有落空感即为进入肘关节腔。切开3~5刀后横行剥离1~2刀（图9-3-4）。

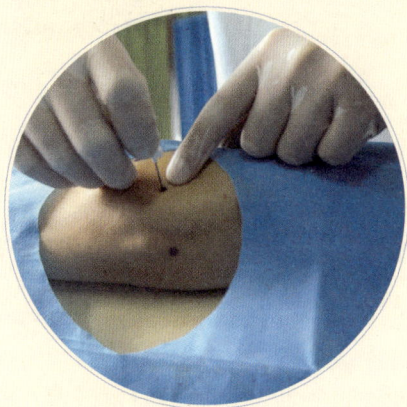

图 9-3-3　针刀操作 1

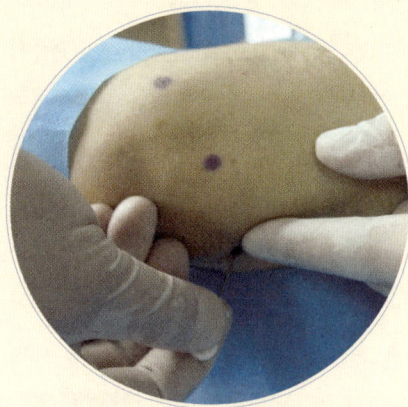

图 9-3-4　针刀操作 2

③肱二头肌腱肘正中点：伸直肘关节，刀口线与二头肌肌腱平行，针体垂直刺入皮面，沿肌腱桡侧缘刺入皮肤下组织，纵行疏通，后调转90°切开关节囊，横行剥离（图9-3-5）。

④肱二头肌腱膜点：与二头肌肌腱膜纤维走向垂直，针体垂直刺入皮面穿过腱膜层，有突破感后，切开腱膜3~5刀（图9-3-6），随后将针体向上

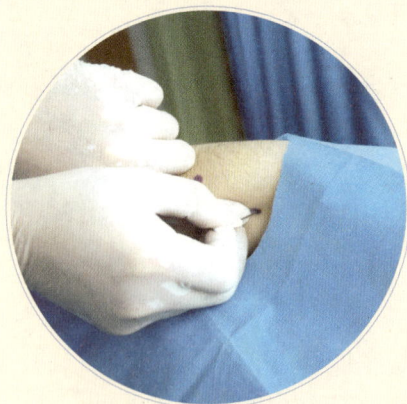

图 9-3-5　针刀操作 3

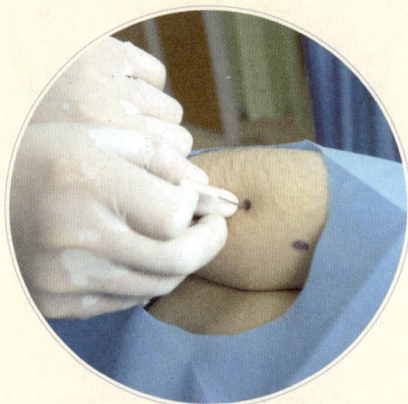

图 9-3-6　针刀操作 4

内或下外方向倾斜，紧贴腱膜内面，保持刀口线与腱膜走向平行，行通透剥离术。

⑤软组织粘连点：按针刀的常规操作先纵行后横行松解剥离，感针下有松动感即出针刀（图9-3-7）。

（4）出针刀随即按压针眼1~3分钟，最后用无菌敷料覆之。术毕，患者仰卧于治疗床上，患肢肘窝朝上放于身体侧方，术者一手压住肱骨干下部，另一手握住前臂中部。嘱患者屈伸肘关节，术者协助用力，使肘关节活动范围增加到最大限度，嘱患者局部24小时保持干燥，勿食辛辣刺激食物，以防感染。

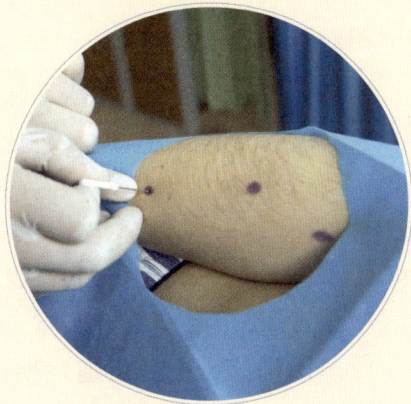

图 9-3-7　针刀操作5

康复调护

（1）注意关节部的保暖：避免长期工作生活在阴冷潮湿的环境中，另外夏季应避免空调、风扇直吹，冬季出门应加穿衣物。

（2）适当工作和锻炼：避免过度劳累。

（3）正确练功：术后功能锻炼十分重要，并且应循序渐进，只有这样才能保证治疗效果，动静结合，促进关节功能恢复。

第四节　中风后遗症

脑中风（sequela of apoplexy，SOA）是由于脑缺血或出血损伤导致的一类疾病，主要表现为头痛、呕吐、眩晕、肢体或面部感觉障碍、视感障碍、意识障碍等，其致残率、致死率均极高，发病危急，是世界范围内死亡率最高的疾病之一。随着年龄增长，中风的发病率明显升高，且以中老年人居多，且该病会导致患者出现不同程度的后遗症，主要表现为语言、行动、认知等方面的功能障碍，严重影响患者的生活质量。

中风后遗症，主要是指发生在中风 1 个月以后，不同程度地遗留有偏身瘫痪、口眼歪斜、言语不利等症状。

病因病机

（1）血管壁病变：高血压动脉硬化和动脉粥样硬化是脑血管疾病的主要原因；其他病因也包括动脉炎、血管畸形、外伤等。

（2）血流动力学改变：风湿性心脏病，心房颤动等产生的附壁血栓，血栓随血液循环到达脑血管发生脑栓塞。

（3）血液成分改变：高脂血症、高纤维蛋白原血症、血液病等。

（4）其他原因：空气、脂肪、癌细胞等栓子。

（5）中医认为中风后遗症期，主因气血失调，血脉不畅而后遗经络，复因气血亏损，肝肾亏虚，风、火、痰、瘀之邪留滞经络，气血运行不畅所致。

临床表现

1. 症状

多见于 50~60 岁以上的老年人，常有高血压、冠心病、血脂异常等病史；在脑血管疾病急性期治疗之后，约 80% 的存活者多伴有轻重不等的偏瘫、语言謇涩、流口水、口眼歪斜、麻木等后遗症。

2. 体征

（1）口角歪斜：一侧下眼睑以下的面肌瘫痪，表现为鼻唇沟变浅，口角下垂，露齿。

（2）中枢性瘫痪：也称为痉挛性瘫痪，患肢肌张力增高，腱反射亢进，出现病理反射。

（3）偏瘫：一侧上下肢、面肌和舌肌下部的运动障碍；轻者尚能活动，走路时上肢屈曲，下肢伸直，瘫痪的下肢走一步划半个圈；重者卧床不起，生活不能自理。

（4）失语：主要表现为对语言的理解、表达能力丧失。

3. 影像检查

CT 是中风及中风后遗症的主要检查方法。大多数病例通过 CT 平扫就可以诊断。中风后遗症的 CT 主要表现为病变部位的软化灶，大多数位于基底节、丘脑、脑干、小脑及大脑动脉供血区域；MRI 较 CT 对软化灶的显示更清楚。

（治疗）

针刀治疗中风后遗症主要体现在改善脑供血、语言和舌体功能恢复、痉挛肌治疗、改善外周感觉功能障碍等，临床上可根据患者症状体征适当选取以下治疗部位。

一、改善脑供血

准备工作

患者取俯卧位，胸部垫一软枕，下颏抵在枕头上，颈部前屈，前额抵于床面，充分暴露颈项部。

操作

（1）定位：上项线选 5 个点，中间为枕外隆突点，两侧旁开 2.5cm 为 2 个点，再向外 2.5cm 再取 2 个点；另外取 C_1 横突、C_2 棘突及关节突（图 9-4-1），标记后常规消毒，铺无菌孔巾。

（2）于定点处选用 5ml 一次性注射器，抽取 1% 利多卡因 2~4ml 行局部麻醉。麻醉时要确认回抽无血后才可注入麻醉药液。

图 9-4-1　定点标记 1

（3）施术

①上项线各点：刀口线与人体纵轴一致，针体向头侧倾斜 45°，与枕骨骨面垂直，针刀到达骨面后，调转刀口线 90°，切 2~3 刀（图 9-4-2）。

②C_1 横突尖点：手指寻到骨凸并压住，刀口线平行于躯干纵轴，针体与皮肤垂直，快速刺入皮下直达骨面，刀刃调至横突尖端，在其外侧及下缘各切开 1 刀，疏通剥离后出刀（图 9-4-3）。

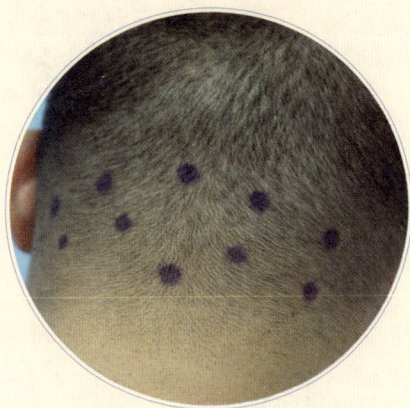

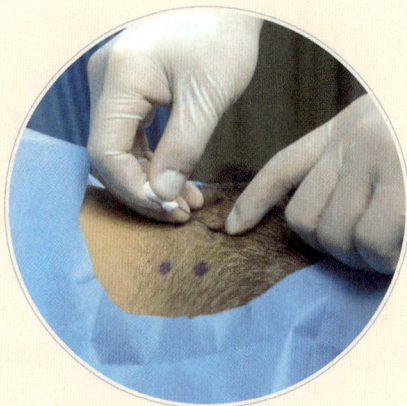

图 9-4-2　针刀操作 1

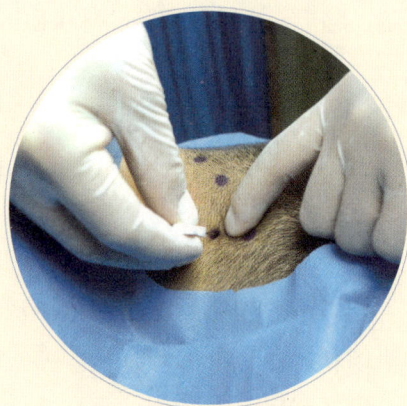

图 9-4-3　针刀操作 2

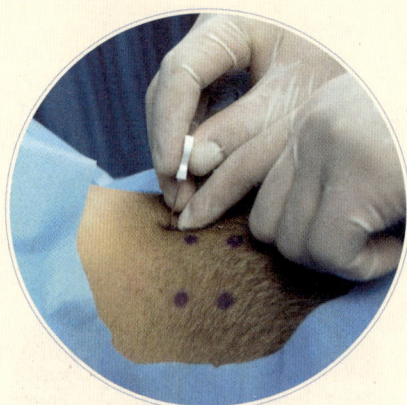

图 9-4-4　针刀操作 3

③ C_2 棘突点：刀口线平行于躯干纵轴，针体与皮肤垂直，快速刺入皮肤，直达 C_2 棘突顶，先纵行再横行疏通剥离。若松解不够，可将刀刃调整到棘突外上方，调转 45°，切开 1~2 刀后出刀（图 9-4-4）。

二、语言和舌体功能恢复

◎ **准备工作**

患者侧卧位，充分暴露侧颈部。

◎ **操作**

（1）定位：颞骨茎突（图 9-4-5），标记后常规消毒，铺无菌孔巾。

（2）于定点处选用 5ml 一次性注射器，抽取 1% 利多卡因 2~4ml 行局部麻醉。麻醉时要确认回抽无

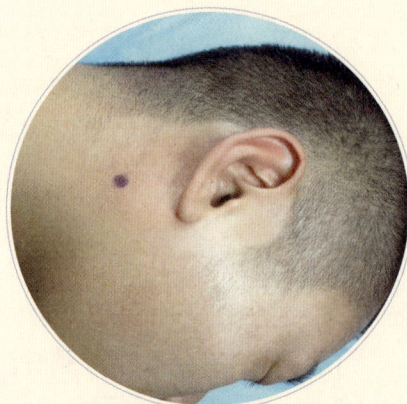

图 9-4-5　定点标记 2

血后才可注入麻醉药液。

（3）施术：刀口线平行于躯干纵轴，针体与皮肤垂直，快速刺入皮肤垂直，下刀约0.5~1.0cm可至茎突，稍后退针沿茎突前后缘松解（图9-4-6），（刀刃尽量不离开茎突骨缘，不可过深，如再进刀1.5~2.0cm，可到达颈静脉孔的下方），针下松动后出刀。

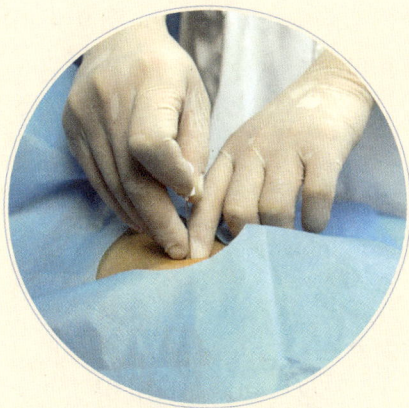

图 9-4-6　针刀操作 4

三、痉挛肌治疗

对于痉挛性瘫痪的中风后遗症患者，针刀治疗效果较佳。该类患者上半身肌肉的屈肌痉挛，伸肌松弛；下半身的屈肌松弛，伸肌痉挛。

◉ **准备工作**

患者仰卧位。

◉ **操作**

（1）定位：于胸大肌止点、肱二头肌腱腱膜、旋前圆肌肌腹、掌腱膜（图9-4-7）、股二头肌肌腹（2~4个点）、腓肠肌肌腹（图9-4-8）、髂胫束、股四头肌肌腱起止点（3~5个点）（图9-4-9）、外踝前下方，趾长伸肌腱的

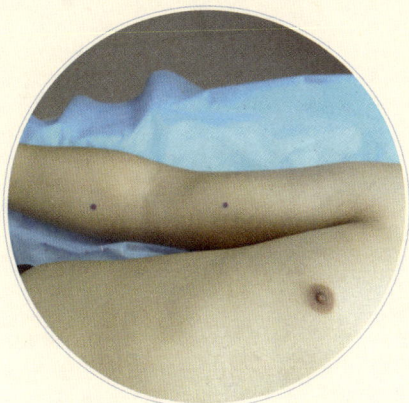

图 9-4-7　定点标记 3

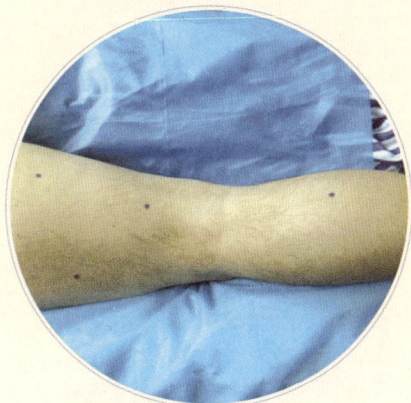

图 9-4-8　定点标记 4

外侧凹陷中（丘墟穴）（图 9-4-10）等做定点标记，标记后常规消毒，铺无菌孔巾。

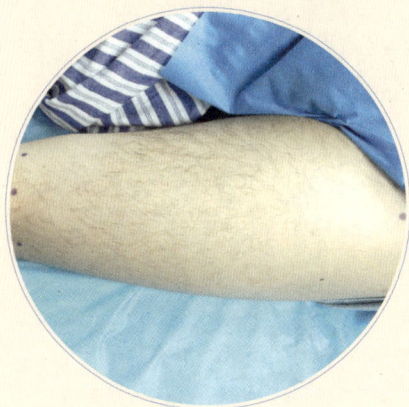

图 9-4-9　定点标记 5

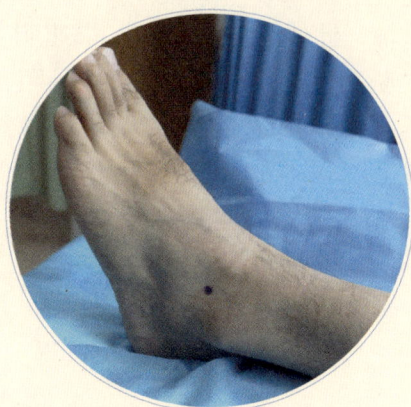

图 9-4-10　定点标记 6

（2）于定点处选用 10ml 一次性注射器，抽取 1% 利多卡因 6~8ml 行局部麻醉。麻醉时要确认回抽无血后才可注入麻醉药液。

（3）施术

①胸大肌止点、肱二头肌腱腱膜、旋前圆肌肌腹、掌腱膜点：刀口线均与对应肌纤维垂直切入，切穿肌腹即可（图 9-4-11）。

②股二头肌肌腹、腓肠肌肌腹、髂胫束点：刀口线均与对应肌纤维垂直切入，切穿肌腹即可（图 9-4-12）。

③股四头肌肌腱起止点：刀口线均与对应肌纤维平行切入，刀下有松动

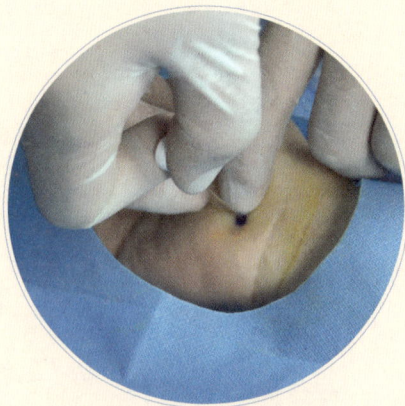

图 9-4-11　针刀操作 5

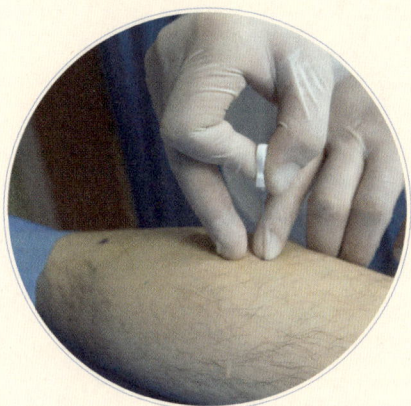

图 9-4-12　针刀操作 6

感即可（图9-4-13）。

④丘墟穴：刀口线垂直趾长伸肌腱方向刺入，行"丘墟透照海"（图9-4-14）。

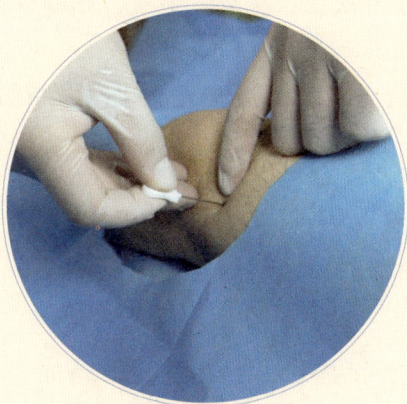

图 9-4-13　针刀操作 7

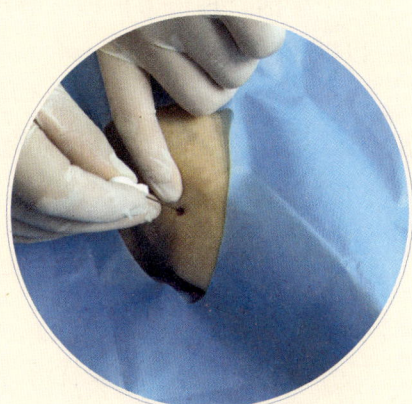

图 9-4-14　针刀操作 8

四、感觉功能障碍治疗

部分中风后遗症患者其肢体运动无障碍或轻度障碍，主要是感觉到半身麻木，以及紧缩感。此时可以有针对地松解麻木部位的肌肉，以及对支配该肌肉神经的卡压粘连点进行松解。

以上各治疗点，出针刀随即按压针眼 1~3 分钟，最后用无菌敷料覆之。术毕，每周 1 次。嘱患者局部 24 小时保持干燥，勿食辛辣刺激食物，以防感染。

康复调护

（1）心理康复护理：中风后遗症患者多数会出现负面情绪，甚至会丧失生活信心，医护人员要多与患者进行沟通，使其保持乐观的心态，减少负面情绪对病情的影响。

（2）运动康复护理：中风早期患者行动难以根据自己的意志进行，需先实施被动活动，包括腕关节、肘关节、肩关节、下肢被动活动，以促进患肢功能的恢复；中风后遗症期患者需进行主动运动，包括坐位平衡、体位变换、立、步行、穿脱衣等。待重心转移掌控能力提高后，再行双腿前后交替迈步；最后行站立、转身、迈步等训练。

（3）语言康复护理：针对构音障碍者主要进行口腔及舌肌等训练；另外引导患者进行喉部发声训练，指导其用咳嗽、吹气等方式诱导发音。

（4）生活自理能力护理：指导患者进行饮食、洗漱、更衣、如厕等训练，以提高患者生活能力。

（5）饮食康复护理：保持均衡饮食营养，宜清淡、易消化，以脂肪、糖、盐含量低、蛋白含量高的食物为主，同时防止便秘发生。

第五节 头痛

头痛是指额、顶、颞及枕部的疼痛，本节主要介绍颅周紧张性头痛（颈源性头痛）。其头痛部位较弥散，头部各位置均可发生，呈持续性钝痛，时轻时重，可伴有恶心、呕吐，多有头部、颈部压痛点，按摩后稍有缓解。本病多见于青、中年。

病因病机

（1）与颅周肌肉的关系：颅周甚至颈枕部肌肉紧张会导致头痛的发生。

（2）与心理变化的关系：当患者精神状态比平时更加紧张时，头痛便会发生。

（3）与血管性头痛的关系：颅内静脉回流不足或静脉扩张也有可能引起头痛。

临床表现

1. 症状

患病时头痛呈钝痛，无搏动性，头痛无局限性，顶、颞、额及枕部均有可能出现，头痛属轻度或中度，不因其他活动而加重，患者经常会感到一种"紧箍感"，枕颈部活动僵硬。

2. 体征

患者坐位，可触及头部及颈枕部压痛。

治疗

准备工作

患者俯卧位，颈部充分暴露，胸下垫一软枕。

操作

（1）在枕大、枕小神经点，C_1 横突，C_2 横、棘突，C_3 横突，下项线（3~5 个点）及相应关节突关节和其他明显压痛点处做定点标记（图 9-5-1），标记后常规消毒，铺无菌孔巾。

（2）据患者承受能力和操作点数，酌情选用 5ml 一次性注射器抽取 1% 利多卡因注射液行局部麻醉。

（3）施术：枕大神经点：取枕大神经出斜方肌筋膜处，约枕骨隆凸旁 2.5cm，刀口线与神经走行一致，到达骨面，行弹拨术（图 9-5-2）。

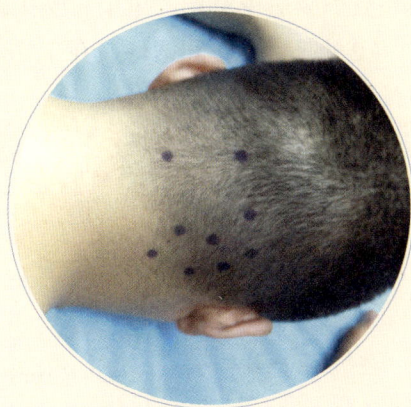

图 9-5-1 定点标记

余各点选起止点松解，刀下松动即可，要求达骨面，刀口不离骨面，切记不可深刺（图 9-5-3）。

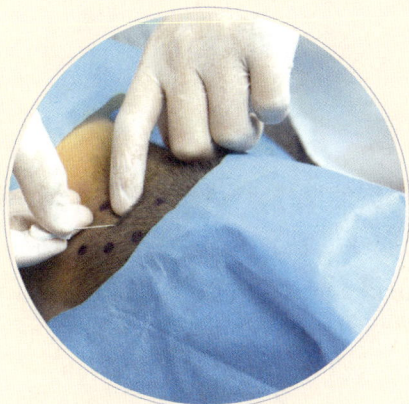

图 9-5-2 针刀操作1

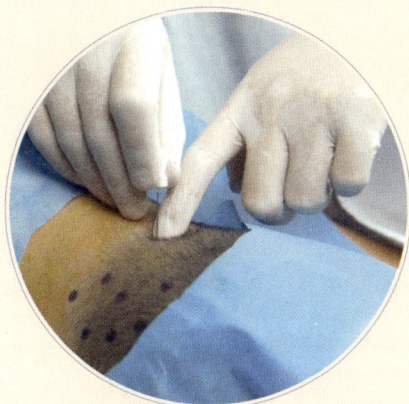

图 9-5-3 针刀操作2

（4）出针刀随即按压针眼 1~3 分钟，最后用无菌敷料覆之。配合术后整脊，嘱患者局部 24 小时保持干燥，勿食辛辣刺激食物，以防感染。

康复调护

（1）注意颈部和头部的保暖：避免长期工作生活在阴冷潮湿的环境中，另外夏季应避免空调、风扇直吹头颈部，冬季出门应佩戴帽子、围巾。

（2）适当工作和锻炼：在工作和睡眠时保持颈部和头部的正确姿势，避免过度劳累。

（3）应保持心情愉悦：精神放松会减少头痛复发的几率。

第六节　三叉神经痛

三叉神经痛（Trigeminal neuralgia）指在三叉神经支配区内的一种反复发作的阵发性剧痛，发作时多伴有面肌抽搐，是最常见的神经痛之一，中、老年人多发，女性患病略多于男性。

病因病机

三叉神经痛的病因与其周围局部刺激压迫、中枢病变、变态反应、病毒感染、家族遗传等均有关联。这些病因造成的炎症和（或）某种压迫刺激三叉神经感觉根是引起三叉神经痛的主要因素。

临床表现

1. 症状

患者在面部运动或触摸面部某一部位时突然发作，发作时呈电击、刀割样剧痛，疼痛的发生为阵发性，每次持续数秒至数十秒，亦可长达数分钟。发作时可伴有同侧面肌抽搐、面部潮红、流涎和流泪，患者常用手擦揉面部皮肤以希望减轻疼痛。某些患者为避免发作而害怕吃饭、洗脸等，致其面容憔悴、情绪抑郁。

2. 体征

患者坐位，检查者注意双侧对比。

客观检查多无明显神经体征，偶可出现疱疹，系疱疹病毒感染所致。

治疗

◎ **准备工作**

患者侧卧位，颈下垫一软枕。

◎ **操作**

（1）于耳屏神经出口、分支走行区、乳突孔、扳机点等部位寻找明显压痛点并定点标记（图9-6-1），标记后常规消毒，铺无菌孔巾。

（2）据患者承受能力和操作点数，酌情选用5ml一次性注射器抽取1%利多卡因注射液行局部麻醉。

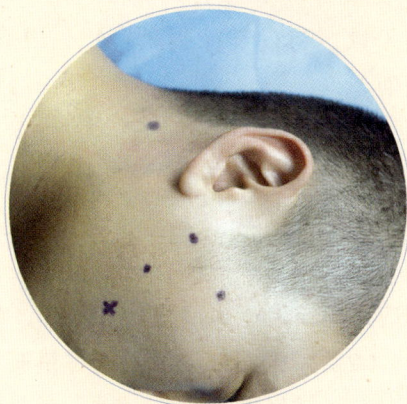

图 9-6-1　定点标记

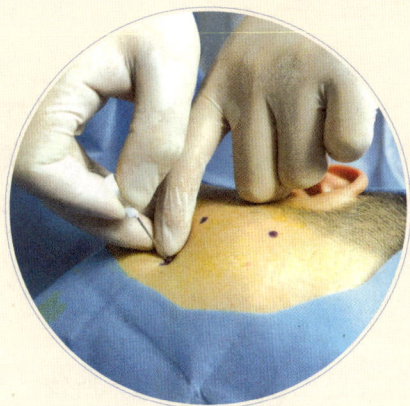

图 9-6-2　针刀操作1

（3）施术

①扳机点：通过触摸或运动能诱发发作的部位称为三叉神经痛扳机点。刀口线与疼痛放射线垂直刺入，刀下有松动感即可（图9-6-2）。

211

②余各点按针刀的常规操作先纵行后横行松解剥离，刀口线平行肌纤维方向刺入病灶部位或达骨面，先纵行疏通2~3刀，再横行剥离1~2刀，刀下松动即可，切记不可深刺（图9-6-3）。

（4）出针刀随即按压针眼1~3分钟，最后用无菌敷料覆之。配合术后整脊，嘱患者局部24小时保持干燥，勿食辛辣刺激食物，以防感染。

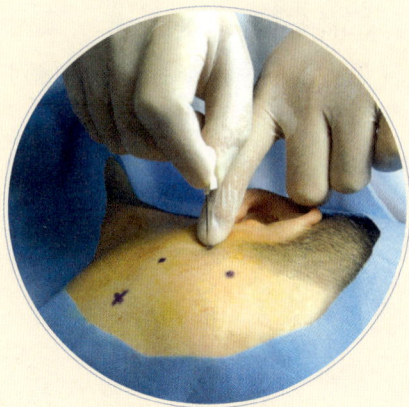

图 9-6-3 针刀操作 2

康复调护

（1）注意头面的保暖：避免长期工作生活在阴冷潮湿的环境中，另外夏季应避免空调、风扇直吹头面部，冬季出门应佩戴口罩。

（2）减少面部的活动：尽量避免触摸面部并减少面部肌肉频繁活动，减轻对三叉神经的刺激。

（3）应保持心情愉悦：精神放松会减少三叉神经痛复发的几率。

第七节　面肌痉挛

面肌痉挛症，又称面肌抽搐症（facial tic），是指一侧面部表情肌阵发性强力不自主痉挛性收缩，常因精神紧张、过度疲劳和睡眠不足等发作，使患者难堪痛苦。本病以中年妇女为多，在发作频率、强度和持续时间上不断加重并逐年恶化。

病因病机

绝大部分面肌痉挛患者是由于正常的血管交叉压迫面神经根部所致，少数由于动脉瘤、动静脉畸形或脑瘤等对面神经根部的压迫所致，极少数患者在外伤、肿瘤或外科手术后出现患侧面肌痉挛。

临床表现

1. 症状

多数患者首发症状由下睑眼轮匝肌间歇性痉挛开始，缓慢发病，进而全眼痉挛，两年内逐渐发展到下半部面肌，以口角痉挛为多。眼轮匝肌痉挛时眼睛难以睁开，影响行走和工作，在精神紧张、疲劳过度时痉挛加重，睡眠时消失。

2. 体征

患者坐位，检查者注意双侧对比。

治疗

◉ **准备工作**

患者仰卧位，项部垫一软枕。

◉ **操作**

（1）根据面神经的走向分布规律和患者症状表现，术者用手指弹拨面部表情肌敏感点，诱发痉挛，确定针刀进针点。基本定点有眉内侧、中间、外侧点，眼裂外侧端点，颧突上端点，颧骨中央突出点，下颌角前方点。以上各点为基本定点，治疗时应选取阳性点作为针刀操作点（图9-7-1）。定点标记后常规消毒，铺无菌孔巾。

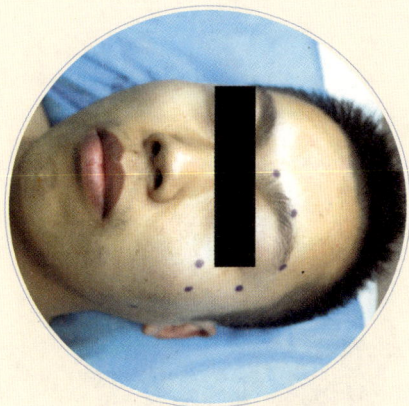

图9-7-1　定点标记

（2）于定点处选用5ml一次性注射器，抽取1%利多卡因2~4ml行局部麻醉。此处局麻需注意：进针到骨面，稍退出至骨膜外，回吸无血后，予以扇形麻醉。

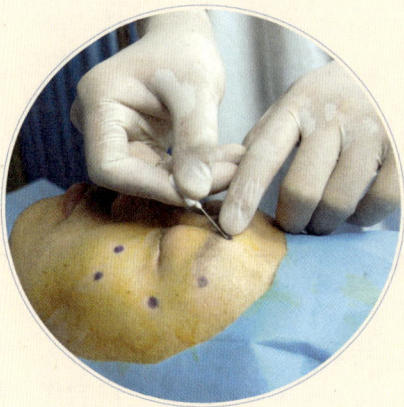

图 9-7-2　针刀操作 1

（3）施术

①眉内侧、中间点：刀口线与眉弓走行平行，针体垂直刺入皮面，达骨面后，使刀柄几与皮面平行，沿骨膜面向上进行剥铲松解 3~5 刀，刀下松动即可（图 9-7-2）。

②眉外侧点：刀口线与眉弓走行平行，针体垂直刺入皮面，达骨面后，使刀柄几与皮面平行，沿骨膜面向外上方、外方、外下方进行剥铲松解 3~5 刀，刀下松动即可（图 9-7-3）。

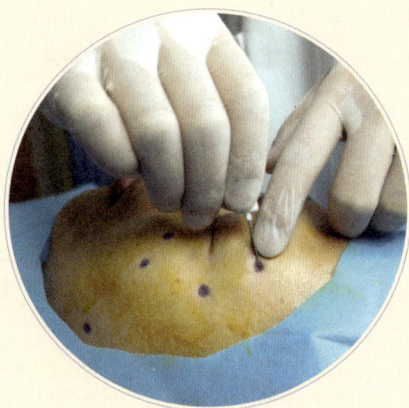

图 9-7-3　针刀操作 2

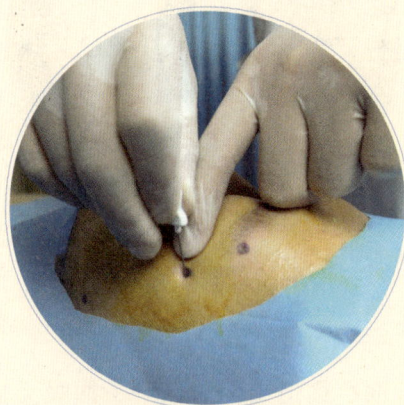

图 9-7-4　针刀操作 3

③眼裂外侧端、颧突上端、颧骨中央突出点：刀口线与额状面平行，针体垂直刺入皮面，达骨面后，调转刀口线 90°，并使刀柄向中轴线倾斜几与皮面平行，沿骨膜面向后方做扇形剥铲松解 3~5 刀，刀下松动即可（图 9-7-4）。

④下颌角前方点：刀口线与下颌下缘平行，针体垂直刺入皮面，达骨面后，使刀柄向中轴线倾斜几与皮面平行，刀口线方向不变，沿骨膜面向后方做扇形剥铲松解 3~5 刀，刀下松动即可（图 9-7-5）。

（4）每做完一点出针刀随即按压针眼 1~3 分钟，务必充分压迫止血，最后用无菌敷料覆之。嘱患者局部 24 小时保持干燥，勿食辛辣刺激食物，以防感染。

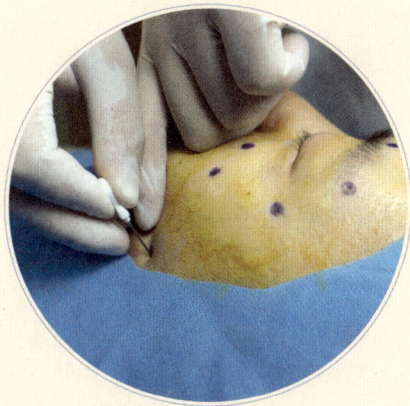

图 9-7-5 针刀操作 4

(康)(复)(调)(护)

（1）注意头面的保暖：避免长期工作生活在阴冷潮湿的环境中，另外夏季应避免空调、风扇直接吹向头面部，冬季出门应佩戴帽子、口罩。

（2）减少面部的活动：尽量避免触摸面部并减少面部肌肉频繁活动，减少对面肌的刺激。

（3）应保持情志舒畅：生活应有规律，劳逸结合，精神放松会减少面肌痉挛复发的几率。

第八节 面神经（炎）麻痹

面神经（炎）麻痹（facial neuritis）是指面神经的一种急性非特异性炎症导致的周围性面瘫，以面肌瘫痪为其主要临床表现，常急性发病，伴有患侧外耳道和（或）耳后乳突区疼痛和（或）压痛，各年龄均可发病。

(病)(因)(病)(机)

本病发病前常有面部受风寒史或咽部感染史，面神经在面部位置浅表，所以易被风寒侵袭或病毒感染而导致面神经局部血管缺血痉挛或神经病变。

临床表现

1. 症状

急性发病，一侧面部表情肌瘫痪，常伴有面部麻木、疼痛、味觉障碍、听力下降，泪液外溢等。

2. 体征

患者坐位，检查者注意双侧对比。

患侧额纹消失，出现 Bell 现象：闭眼时眼球向上方转动而露出白色巩膜。鼻唇沟变浅，口角下垂，鼓腮时嘴角漏气，外耳道和（或）乳突部有压痛感。

治疗

◎ 准备工作

患者侧卧位，项部垫一软枕。

◎ 操作

（1）于患侧乳突与下颌角中点、眶下孔、口角旁、颧弓下缘和下颌角咬肌附着部前缘凹陷中定点标记（图 9-8-1），标记后常规消毒，铺无菌孔巾。

（2）据患者承受能力和操作点数，酌情选用 5ml 一次性注射器抽取 1% 利多卡因注射液行局部麻醉。

（3）施术

①乳突与下颌角中点：刀口线与肢体纵轴平行，针体垂直刺入皮面 1~1.5cm，纵行剥离 2~3 次，刀下有松动感即可（图 9-8-2）。

②眶下孔点：刀口线与肢体横轴平行，针体垂直刺入皮面 0.7~1cm，先

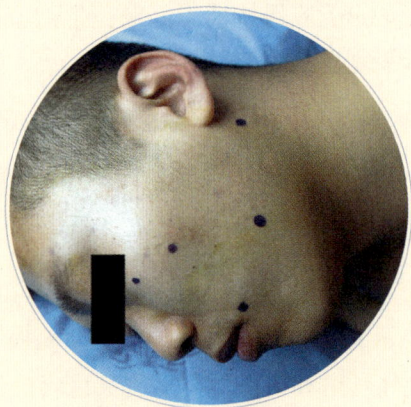

图 9-8-1　定点标记

纵行再横行剥离2~3次，刀下有松动感即可（图9-8-3）。

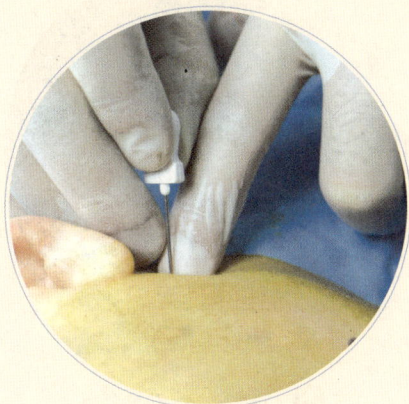

图 9-8-2　针刀操作 1

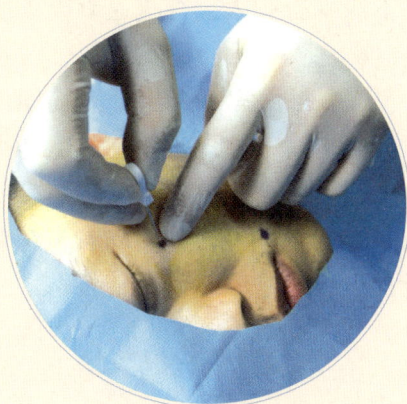

图 9-8-3　针刀操作 2

③口角旁点：刀口线与口轮匝肌肌纤维平行，刺入1~1.5cm，后调转刀口线90°剥离2~3次(图9-8-4)。

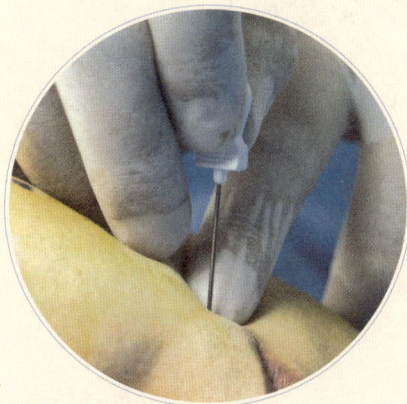

图 9-8-4　针刀操作 3

④下颌角咬肌附着部前缘凹陷中点：刀口线与下颌下缘平行，针体垂直刺入皮面，直达骨面，呈扇形铲剥3~5次，刀下松动即可（图9-8-5）。

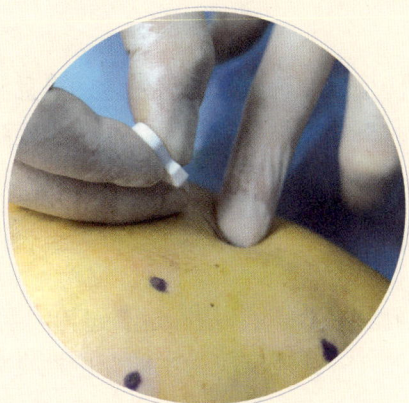

图 9-8-5　针刀操作 4

⑤颧弓下缘点：刀口线与颧弓下缘平行刺入，行疏通剥离（图9-8-6）。

（4）每做完一点出针刀随即按压针眼 1~3 分钟，务必充分压迫止血，最后用无菌敷料覆之。嘱患者局部 24 小时保持干燥，勿食辛辣刺激食物，以防感染。

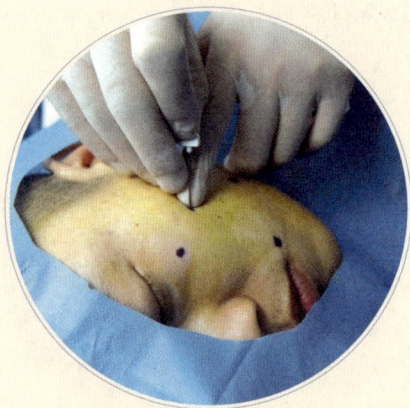

图 9-8-6　针刀操作 5

康复调护

（1）注意头面的保暖：避免长期工作生活在阴冷潮湿的环境中，另外夏季应避免空调、风扇直接吹向头面部，冬季出门应佩戴口罩。

（2）减少面部的活动：尽量避免触摸面部并减少面部肌肉频繁活动，减少对面神经的刺激。

（3）应保持心情舒畅：作息规律，劳逸结合，精神放松会减少面神经（炎）麻痹复发的几率。

第九节　过敏性鼻炎

过敏性鼻炎即变应性鼻炎，指在特应性个体接触致敏原后发生的鼻黏膜慢性炎症反应性疾病，以喷嚏、清水样涕、鼻塞、鼻痒为主要症状。其发病与季节变化关系密切。

病因病机

过敏性鼻炎（Allergic rhinitis）的病因与感染因素、环境因素、遗传因素、社会因素等均有关联，最终导致以鼻腔黏膜 Th_2 免疫反应为主的变应性炎症反应。

临床表现

1. 症状

以喷嚏、清水样涕、鼻塞、鼻痒为主要症状，每天症状持续或累计在1小时以上。可伴有流泪、结膜充血等眼部症状。

2. 体征

常见鼻黏膜苍白、水肿，鼻腔分泌物增多等。

治疗

◎ 准备工作

患者俯卧位，颈部充分暴露，胸下垫一软枕。

◎ 操作

（1）于枕外隆凸旁开 1.5~4cm 之间和颈部关节突关节寻找明显压痛点，并在 C_2 棘突、肩胛内上角（图 9-9-1）、鼻根部、蝶腭神经节及鼻翼外缘，当鼻唇沟中（迎香穴）点进行标记（图 9-9-2），标记后常规消毒，铺无菌孔巾。

（2）据患者承受能力和操作点数，选用 5ml 一次性注射器酌情抽取 1% 利多卡因注射液行局部麻醉。

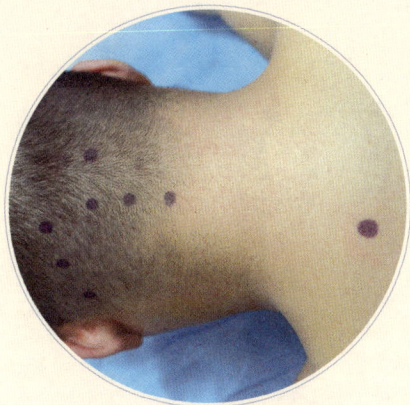

图 9-9-1 定点标记 1

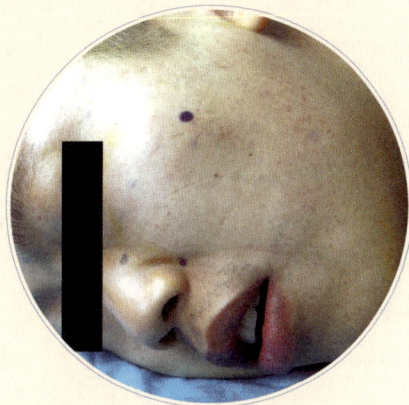

图 9-9-2 定点标记 2

（3）施术

①枕外隆凸旁点：刀口线与人体纵轴平行，针体与颈部皮肤约呈30°角，刺向颅底的底枕鳞部（上、下项线间的中内 2/3 部为多），刀下有松动感即可出刀（图 9-9-3）。

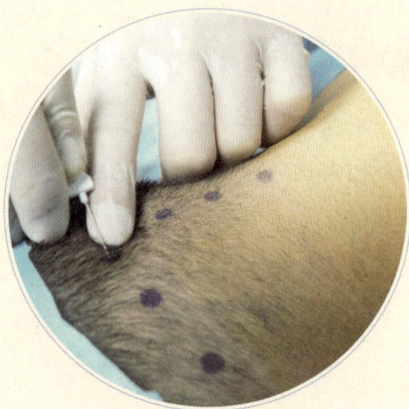

图 9-9-3　针刀操作 1

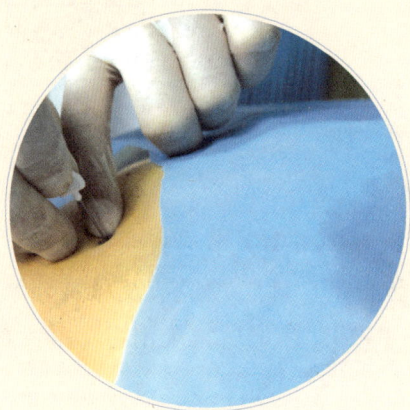

图 9-9-4　针刀操作 2

②关节突关节点、C_2 棘突点进针操作同第八章第二节颈椎病。

③肩胛内上角点：刀口线与人体颈部纵轴约呈 45° 角，针体垂直刺入皮面，直达骨面，松解 2~3 刀，此点操作要求不离骨面（图 9-9-4）。

④鼻根部及迎香穴点：操作此两点时患者应仰卧位。用采血针轻微点刺放血，以眼球湿润为度（图9-9-5）。

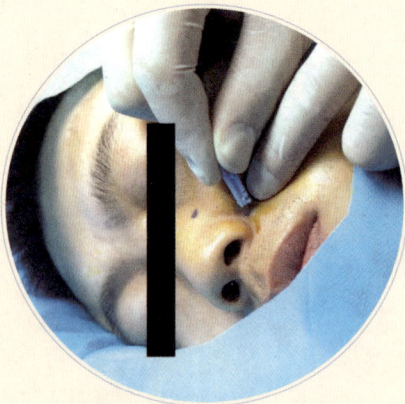

图 9-9-5　针刀操作 3

⑤蝶腭神经节点：此点位于颧弓下缘，冠状突后缘。患者仰卧，微张嘴，针体与皮面垂直刺入，触击蝶腭神经节（图9-9-6）。

（4）每做完一点出针刀随即按压针眼1~3分钟，最后用无菌敷料覆之。配合术后整脊，嘱患者局部24小时保持干燥，勿食辛辣刺激食物，以防感染。

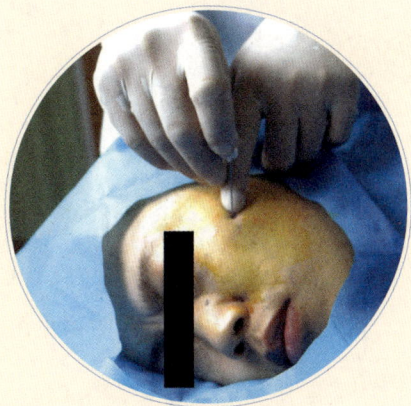

图9-9-6　针刀操作4

康复调护

（1）避免接触过敏原：变换季节时应注意穿戴口罩。

（2）注意颈部的保暖：避免长期工作生活在阴冷潮湿的环境中，另外夏季应避免空调、风扇直接吹向头面部，冬季出门应佩戴口罩。

（3）应保持心情愉悦：作息规律，劳逸结合，精神放松会减少过敏性鼻炎复发的几率。

第十节　慢性咽炎

慢性咽炎为咽部黏膜、黏膜下及淋巴组织的弥漫性炎症，以咽部干燥、发痒感、刺激性咳嗽等为主要临床表现。该病多见于成年人，病程长，症状顽固，难治愈，近年来国内发病率不断增高。

病因病机

慢性咽炎的病因与感染因素、环境因素、遗传因素、社会因素等均有关联，以上原因刺激咽部造成反复感染引起慢性咽炎。

临床表现

1. 症状

以咽部不适、发干、异物感或轻度疼痛、干咳、恶心等为主要症状，易致患者睡眠质量差、食欲不振、情绪抑郁等。

2. 体征

常见咽部充血、咽后壁可见淋巴滤泡。

治疗

准备工作

患者俯卧位，颈部充分暴露，胸下垫一软枕。

操作

（1）于 C_2、C_3 椎体后结节，C_3~C_5 关节突关节、C_7 棘突下及天突穴定点标记（图 9-10-1、图 9-10-2），标记后常规消毒，铺无菌孔巾。

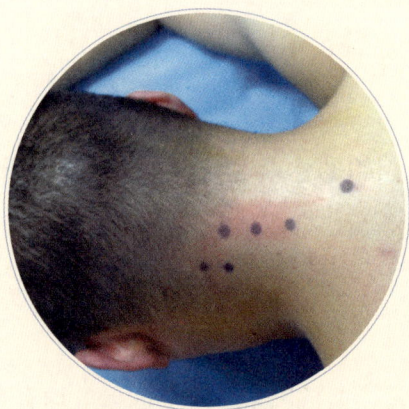

图 9-10-1　定点标记 1

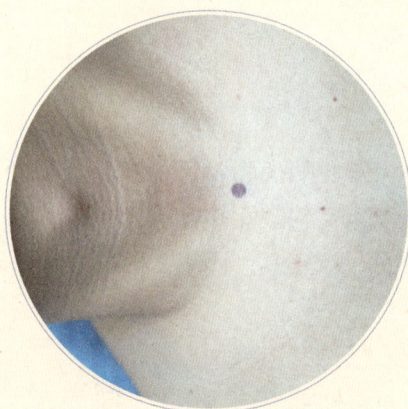

图 9-10-2　定点标记 2

（2）据患者承受能力和操作点数，酌情选用 5ml 一次性注射器抽取 1% 利多卡因注射液行局部麻醉。

（3）施术

①椎体后结节、关节突关节点及棘突点进针操作同第八章第二节颈椎病。

②天突穴：患者仰卧位，刀口线与骨缘平行，针体平行于皮面沿胸骨柄后缘、胸导管前缘缓慢进入约0.5cm，后调转刀口线90°切3次，即刻出刀（图9-10-3）。

（4）出针刀随即按压针眼1~3分钟，最后用无菌敷料覆之。配合术后整脊，嘱患者局部24小时保持干燥，勿食辛辣刺激食物，以防感染。

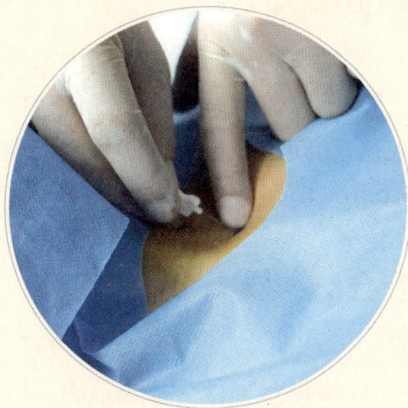

图 9-10-3 针刀操作

康复调护

（1）饮食：多饮用清凉润喉的饮料；多吃水果、清淡蔬菜，少吃刺激性较强的食物，并戒烟酒。

（2）避免用嗓过度或者大声喊叫，尤其当咽部不适时更应注意。

（3）注意口腔卫生：坚持刷牙，纠正张口呼吸的习惯。

（4）穿戴口罩：注意在寒冷或风沙的天气出门时戴好口罩，防止冷空气、粉尘等对咽部的刺激。

（5）保持居室内空气湿润清洁：室内不吸烟，不把有刺激气味的物品放在室内。

第十一节 顽固性呃逆

顽固性呃逆（intractable hiccup，IH）是一种以呃逆反复发作，症状顽固，持续时间超过48小时，常规治疗方法无效等为特点的疾病。顽固性呃逆可分为中枢性和末梢性两种，此节详述末梢性呃逆。

病因病机

末梢性顽固性呃逆的病因与颅外关系较为密切，如感染、电解质紊乱及胃肠功能障碍等，这些因素产生的兴奋刺激传到延髓呼吸中枢，进而下传使膈肌、肋间肌不自主地同步强烈收缩，其在中枢外的任何环节受到损伤均属于末梢性呃逆范畴。

临床表现

1. 症状

呃逆反复发作，症状顽固，持续时间超过 48 小时，常规治疗方法无效。

2. 体征

一侧或双侧膈肌的阵发性痉挛，伴有吸气期声门突然关闭，发出短促响亮的特别声音。

治疗

准备工作

患者仰卧位，颈部充分暴露，颈下垫一软枕。

操作

（1）于单侧 C_3、C_4、C_5 横突前结节处做定点标记（图 9-11-1），标记后常规消毒，铺无菌孔巾。

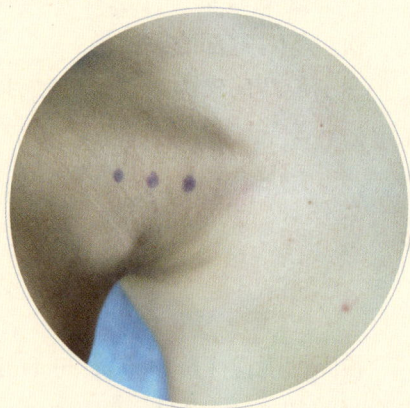

图 9-11-1　定点标记

（2）据患者承受能力和操作点数，酌情选用5ml一次性注射器抽取1%利多卡因注射液行局部麻醉。

（3）施术：术者于颈部触摸到横突前结节后按压进针，刀下松动即可，要求达骨面，刀口不离骨面，切记不可深刺（图9-11-2）。

（4）出针刀随即按压针眼1~3分钟，务必充分压迫止血，最后用无菌敷料覆之。嘱患者局部24小时保持干燥，勿食辛辣刺激食物，以防感染。

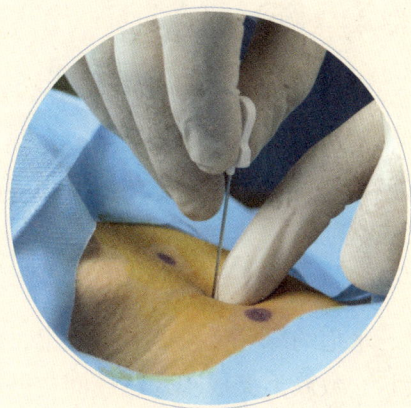

图 9-11-2　针刀操作

康复调护

（1）应注意有效积极治疗原发病。

（2）饮食：多吃清淡蔬菜，忌食生冷辛辣食物。

（3）注意保暖：避免长期工作生活在阴冷潮湿的环境中，天气寒凉时外出注意佩戴棉质口罩。

第十二节　带状疱疹

带状疱疹（herpes zoster，HZ）是因水痘 – 带状疱疹病毒引起的一种沿周围神经分布的群集疱疹和以神经痛为特征的病毒性皮肤病，其特点为簇集性水疱沿周围神经呈带状分布，伴有明显的神经痛及局部淋巴结肿大，其多见于有过水痘接触病史的成年人。

病因病机

其病因与疱疹病毒感染有关，病毒经皮肤黏膜进入神经纤维后，潜伏下来，伺机发病。

临床表现

1.症状

发病前常有诱因如受寒、发热、疲劳、精神紧张等。患者首先有皮肤感觉异常，可伴有轻微发热、乏力等全身症状，随后 2~4 天内开始发疹，随即变成水疱。

2.体征

水疱约绿豆大小、表面光滑，疱壁透明，周围绕以红晕。数个水痘组成簇状，数簇汇聚成小片，簇间皮肤正常，沿周围神经呈带状分布，局部淋巴结亦可肿痛。愈后遗留暂时性淡红斑或色素沉着。

治疗

准备工作

患者俯卧位，背部充分暴露，胸下垫一软枕。

操作

（1）依据患病部位的不同，分别选取不同位置的点。常规选点为患病部位棘突、椎间孔外口及局部压痛点（图 9-12-1），标记后常规消毒，铺无菌孔巾。

（2）据患者承受能力和操作点数，酌情选用 5ml 一次性注射器抽取 1% 利多卡因注射液行局部麻醉。

（3）施术

①各部位棘突、椎间孔外口点具体操作请参照第八章第十节腰椎间盘突出症。

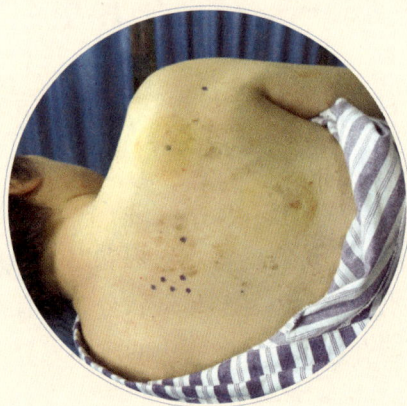

图 9-12-1 定点标记

②压痛点：按针刀的常规操作先纵行后横行松解剥离即可（图9-12-2）。

（4）出针刀随即按压针眼1~3分钟，最后用无菌敷料覆之。配合术后整脊，嘱患者局部24小时保持干燥，勿食辛辣刺激食物，以防感染。

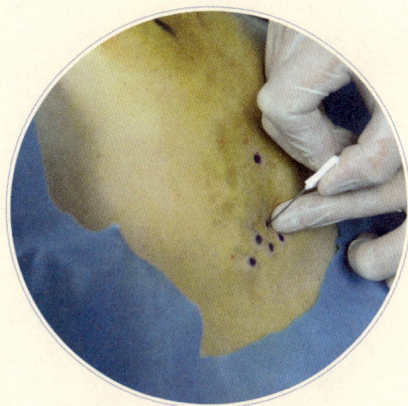

图9-12-2　针刀操作

康复调护

（1）如患者体弱疼痛剧烈，无法忍受者，可配合使用神经阻滞疗法，如三叉神经阻滞、肋神经阻滞或相应节段硬膜外置管持续给药法阻滞，都可收到很好的镇痛效果。

（2）术后可在患处使用微波理疗，1日1次，每次20分钟，连续5天。可预防和治疗感染，促进疱疹吸收和针刀伤口恢复。

第十三节　痛经

在经期前后或行经期出现下腹及腰部疼痛或其他不适，影响工作及生活者，称为痛经（Dysmenorrhea）。痛经是目前妇科最常见的疾病，分为原发性及继发性两种。前者指生殖系统无明显病变，后者是指由明确的疾病引起的痛经。本节主要叙述原发性痛经。

病因病机

引起痛经的因素有多种，如精神紧张、气滞血瘀、寒凝血瘀、湿热瘀阻、气血虚弱、肾气亏损等，使得子宫"不通则痛"或"不荣则痛"。

临床表现

1. 症状

下腹疼痛是痛经的主要症状，多发生在经潮前 1~2 天，行经第 1 天达高峰，呈阵发性、痉挛性或胀痛伴下坠感，严重者可放射到外阴、肛门、腰骶部并伴有面色苍白、出冷汗、手足发凉等全身症状。

2. 体征

多无阳性体征。

治疗

准备工作

患者俯卧位，腰骶部及腿部充分暴露，腹部下垫一软枕。

操作

（1）于足内踝尖上 10cm 靠胫骨内侧缘处（三阴交穴），腰三横突尖，骶后孔处做定点标记（图 9-13-1），标记后常规消毒，铺无菌孔巾。

（2）据患者承受能力和操作点数，酌情选用 5ml 一次性注射器抽取 1% 利多卡因注射液行局部麻醉。

（3）施术

①三阴交穴：刀口线与肢体纵轴平行，针体垂直刺入皮面约 3.5cm，纵行剥离 2~3 次，刀下有松动感即可（图 9-13-2）。

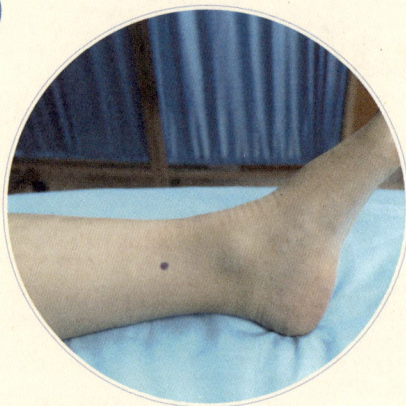

图 9-13-1　定点标记

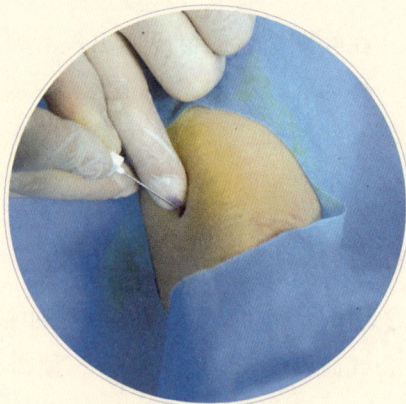

图 9-13-2　针刀操作

②腰三横突尖部定位及操作参考第八章第九节腰三横突综合征，骶后孔定位及操作参考第九章十四节便秘部分。

（4）出针刀随即按压针眼 1~3 分钟，最后用无菌敷料覆之。配合术后整脊，嘱患者局部 24 小时保持干燥，勿食辛辣刺激食物，以防感染。

康复调护

（1）注意下腹部的保暖：经期时避免工作生活在阴冷潮湿的环境中，另外夏季应避免空调、风扇直接吹向患处，冬季出门应加穿衣物。

（2）适当工作和锻炼：避免过度劳累。

第十四节　便秘

便秘（constipation）指排便次数减少、粪便干硬和（或）排便困难，其中排便次数减少指每周排便小于 3 次。

病因病机

便秘的病因可分为功能性疾病和器质性疾病，不少药物亦可引起便秘。其中功能性疾病占据了慢性便秘病因的一大部分，如结肠收缩活动减低、直肠推进力不足、精神心理异常等。

临床表现

1. 症状

3 个月内满足下列 2 项或 2 项以上即可诊断为便秘：排便感到费力；排便为干球粪或硬粪；排便不尽；排便时有肛门直肠梗阻感和（或）堵塞感；排便时需手法辅助；每周排便少于 3 次。

2. 体征

可在左下腹触及粪块和痉挛的结肠。

治疗

准备工作

患者俯卧位，腰骶部及腿部充分暴露，腹部下垫一软枕。

操作

（1）于 $L_1 \sim L_2$、$L_2 \sim L_3$ 关节突关节（图9-14-1），S_2 骶后孔，外膝眼下10cm，距胫骨前外缘侧一横指处（足三里穴）定点标记（图9-14-2），标记后常规消毒，铺无菌孔巾。

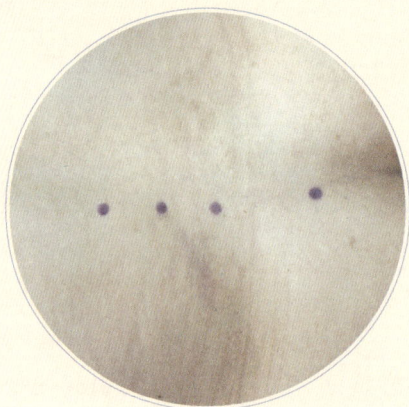

图 9-14-1　定点标记 1

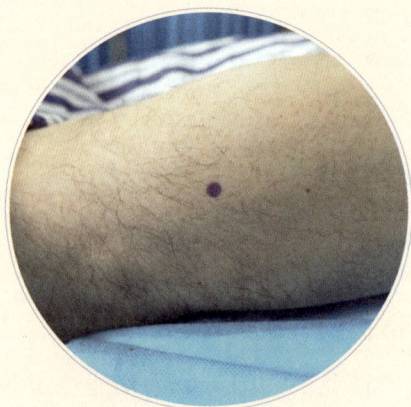

图 9-14-2　定点标记 2

（2）据患者承受能力和操作点数，酌情选用5ml一次性注射器抽取1%利多卡因注射液行局部麻醉。

（3）施术

①关节突关节点：刀口线与脊柱纵轴平行，针体垂直刺入皮面，直达骨面，在骨面上向外移动，当感觉刀刃遇坡状骨性阻挡时，说明已至椎骨的上关节突，沿坡面略微上移，即可探及关节间隙，旋转针体使刀口线与关节间隙平行，切开

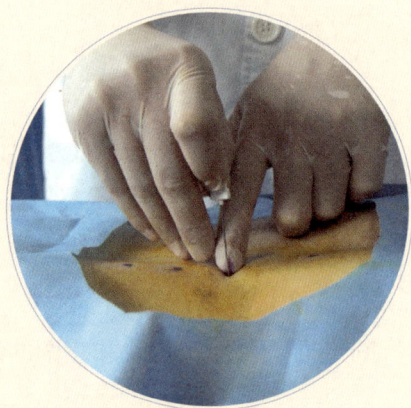

图 9-14-3　针刀操作 1

关节囊 2~3 刀（图 9-14-3）。

②S$_2$ 骶后孔：髂后上棘内下方 1.3~1.5cm，正中线旁开 2cm。刀口线与肢体纵轴平行，针体垂直刺入皮面约 2cm，行疏通剥离，刀下有松动感即可（图 9-14-4）。

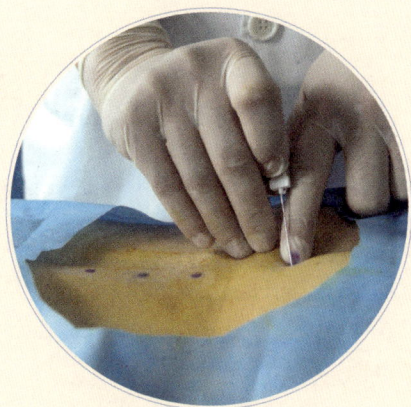

图 9-14-4　针刀操作 2

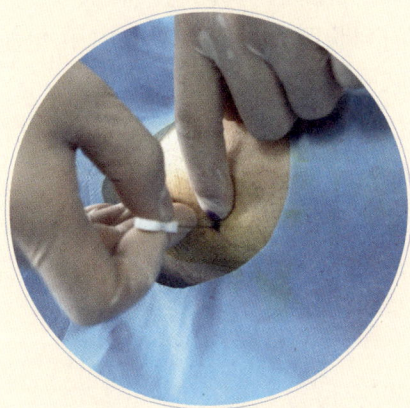

③足三里穴：刀口线与下肢长轴一致，针体垂直刺入皮面，进入皮下组织，当患者有酸、麻、胀感时，纵行疏通 2~3 刀（图 9-14-5）。

图 9-14-5　针刀操作 3

（4）出针刀随即按压针眼 1~3 分钟，最后用无菌敷料覆之。配合术后整脊，嘱患者局部 24 小时保持干燥，勿食辛辣刺激食物，以防感染。

康复调护

（1）饮食：多吃水果、清淡蔬菜，少吃刺激性较强的食物，增加纤维素和水分的摄入，推荐每日摄入膳食纤维 25~35g，每日至少饮水 1.0~1.5L。

（2）适当运动：对老年患者缓解便秘更有益。

（3）建立良好的排便习惯：结肠活动在晨醒和餐后时最为活跃，建议患者在晨起或餐后 2 小时内尝试排便，排便时集中注意力，减少看报纸、手机等外界因素的干扰，养成良好的排便习惯，有助于缓解便秘问题。

第十五节　痔疮

痔疮（Hemorrhoids）是直肠末端黏膜下和肛管皮肤下的静脉丛发生扩大、曲张所形成的柔软静脉团，以便血、脱出、肿痛为主要临床特点的疾病。痔疮发病率占肛肠疾病的 87.25%，居首位，多见于 20 岁以上的成年人。

病因病机

（1）便秘：长期用力排便，使直肠静脉压力增高，长此以往而成痔。

（2）腹内压增高：妊娠、盆腔肿瘤、前列腺肥大等均可使腹内压增高，影响直肠静脉回流，导致直肠静脉淤血扩张。

（3）饮食习惯不良：长期饮酒、偏食肉类、嗜食辛辣等，导致直肠血管充血，影响回流，并且会导致便秘，加重病情。

（4）直肠下端和肛管的慢性感染：局部感染会导致排便次数增加，引起静脉本身及周围组织纤维化，加重病情。

临床表现

1. 症状

初期常以无痛性便血为主要症状，血液不与大便相混合，以排便时出现手纸带血、滴血或射血为常见表现，饮酒、便秘等诱因常使症状加重。痔核增大后，排便时可脱出，并有分泌物溢出。患者常伴有大便秘结，并可有坠胀感。

2. 体征

指诊可触及柔软、表面光滑、无压痛的黏膜隆起。

治疗

◎ 准备工作

患者俯卧位，腰骶部充分暴露，腹部下垫一软枕。

操作

（1）于骶后孔及尾骨尖端（长强穴）做定点标记（图9-15-1），常规消毒，铺无菌孔巾。

（2）依据患者疼痛耐受性，选择局部麻醉或无麻。

（3）施术

①S_1~S_4骶后孔：刀口线与肢体纵轴平行，针体垂直刺入皮面1~2cm，行疏通剥离，刀下有松动感即可（图9-15-2）。

②尾骨尖端点：按针刀的常规操作先纵行后横行松解剥离即可（图9-15-3）。

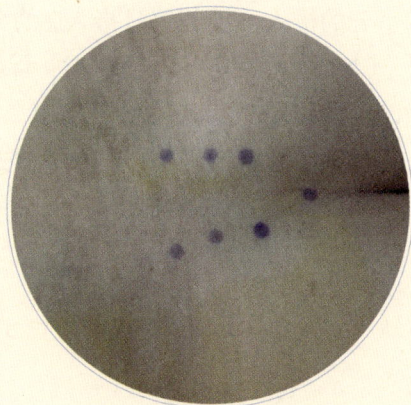

图 9-15-1　定点标记

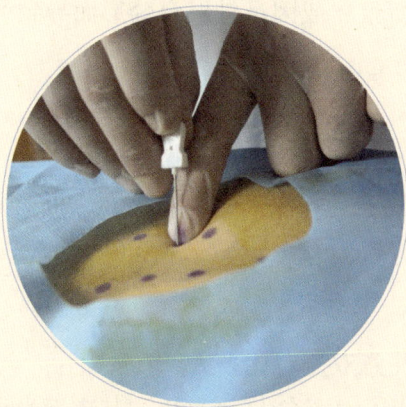

图 9-15-2　针刀操作1

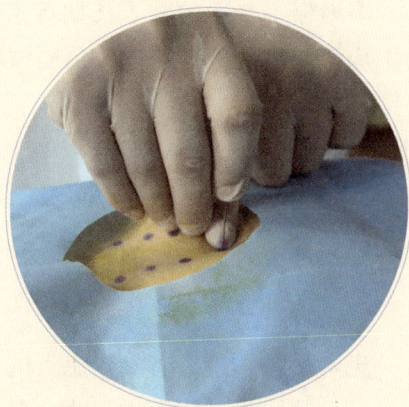

图 9-15-3　针刀操作2

（4）出针刀随即按压针眼1~3分钟，最后用无菌敷料覆之。嘱患者局部24小时保持干燥，勿食辛辣刺激食物，以防感染，便后及睡前应在肛门局部进行中药熏洗。

康复调护

（1）饮食：多吃水果、清淡蔬菜，少吃刺激性较强的食物，增加纤维素和水分的摄入，推荐每日摄入膳食纤维 25~35g，每日至少饮水 1.5~2.0L。

（2）建立良好的排便习惯：保持大便通畅，养成良好的排便习惯具有积极的预防作用。

（3）注意肛门卫生：如厕后擦拭干净，如有条件则用温水清洗。

（4）加强身体锻炼：减少久坐，积极锻炼可以预防痔疮的反复发作。

第十六节　鸡眼

鸡眼（Corn）是由于足部局部皮肤长期受挤压或摩擦而发生的角质增生性损害，好发于足跖和手掌，病变部位皮肤角质层楔状增生，其根深陷，状如鸡眼。

病因病机

多因穿不合适的鞋子长期行走、压迫所致，或因足骨发育畸形而导致受力不均而使足部遭受摩擦、角质增厚。

临床表现

1. 症状

行走负重时局部疼痛。

2. 体征

患者平躺，检查者站于患者的右侧，注意双侧对比。

可见鸡眼为针眼至蚕豆大小的倒圆锥状角质栓，嵌入真皮，其表面光滑与皮面平或稍隆起，境界清晰，呈淡黄或深黄色。

治疗

◎ 准备工作

患者仰卧位，患肢足部充分暴露。

操作

（1）于鸡眼正中及鸡眼四周做定点标记（图9-16-1），标记后常规消毒，铺无菌孔巾。

（2）于鸡眼处选用5ml一次性注射器，抽取1%利多卡因2~4ml行局部麻醉。

（3）施术：在鸡眼正中垂直进针，刀口线与鸡眼神经、血管走向平行，刀刃达鸡眼根部有松软感时，先纵后横做"十"字切割（图9-16-2），之后再从鸡眼四周进针达根部做"十"字切割（图9-16-3）。

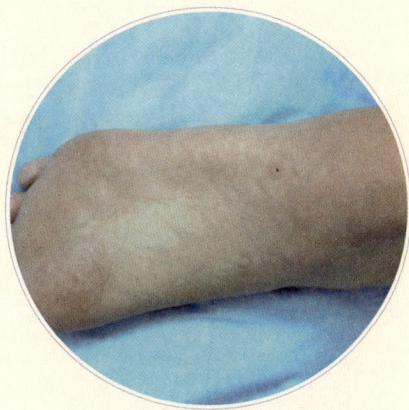

图9-16-1　定点标记

（4）出针刀随即按压针眼1~3分钟，最后用无菌敷料覆之。术毕，嘱患者局部24小时保持干燥，勿食辛辣刺激食物，以防感染。

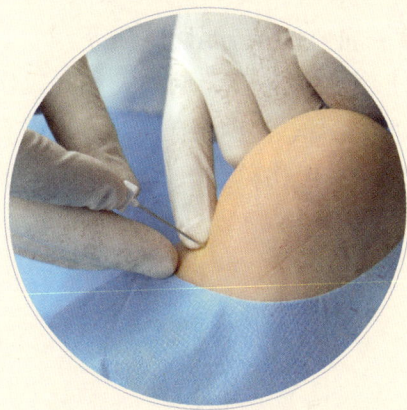

图9-16-2　针刀操作1

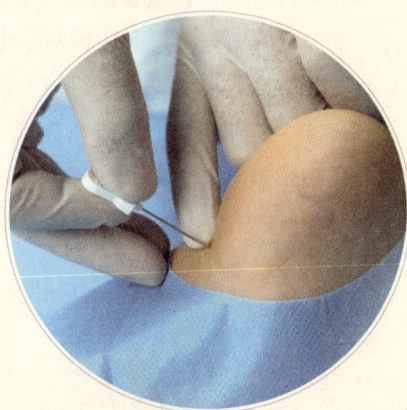

图9-16-3　针刀操作2

康复调护

术后应减少足部的摩擦和挤压。鞋子宜柔软合脚，鞋内宜垫上厚软的鞋垫并在鸡眼处剪孔。足趾畸形者应进行矫治。

第十章

针刀联合其他疗法

第一节　针刀联合手法治疗

　　手法是指术者用手、指、掌、腕、臂或身体其他部位，运用一定的技巧作用在患者体表或穴位，通过经络的传导作用由表入里，从而达到治疗的目的。手法包括正骨手法、理筋手法，例如手摸心会、拔伸牵引、旋转屈伸、端提挤按、夹挤分骨、折顶回旋、按摩推拿、屈伸收展、足蹬膝顶等。

　　现阶段存在的手法大多是以地方为主形成流派传承。例如天津叶氏伤科、天津苏氏正骨、北京清宫正骨、北京刘氏正骨、河南郭氏正骨、上海石家伤科、上海魏家伤科、上海王家伤科、广东李氏伤科、哈尔滨陈氏正骨、福建林氏正骨、四川少林杜氏正骨等等。

一、针刀联合手法治疗

1. 针刀联合叶氏伤科手法

患者行针刀治疗 1 周后宜行手法治疗，以肩周炎为例。

（1）肩周炎针刀治疗（详见第七章第八节）。

（2）肩周炎手法治疗

　　患者端坐位，术者站立于患者患侧，以与患者同侧手扶患者肩部，以与患肢对侧手扶患者手腕摇环形圆，使其左、右旋转，对其肩关节肌肉进行放松手法，继以双手掌上下左右地扣揉（图 10-1-1），之后拇指在前，余指在后交替拿捏，将肩关节前后旋转和前屈后伸动作，活肘时要上提患肢，牵引过顶然后屈曲肘关节，再伸直肘关节，继水平牵引（图 10-1-2），最后再屈曲肘关节。

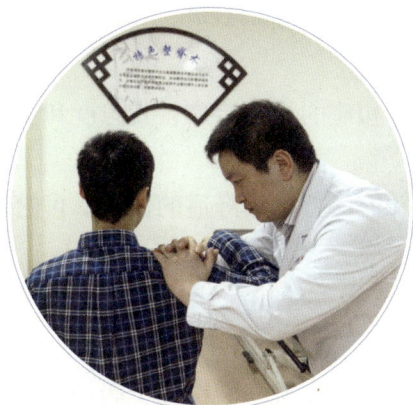

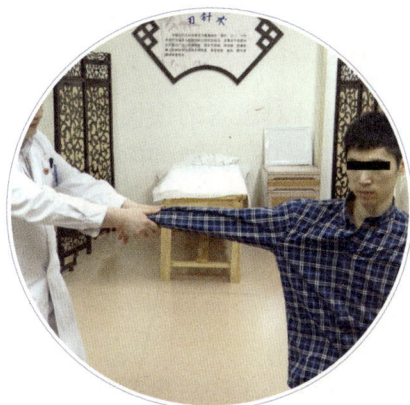

图 10-1-1　扣揉手法　　　　　　　　图 10-1-2　水平牵引

2. 针刀联合美式整脊

患者行针刀治疗术毕即可行美式整脊手法，以颈型颈椎病为例。

（1）颈椎病针刀治疗（详见第八章第二节）。

（2）颈椎病美式整脊治疗

针刀治疗后，嘱患者仰卧于美式整脊治疗床上，枕后垫一高枕，双上肢自然放松，术者半蹲或坐于患者头部稍偏右后侧，术者右后手五指自然伸开，中指指尖桡侧放于患处关节突关节，无名指侧放于后方，拇食指固定患者下颌部，右手掌与左手加持患者头部两侧（图 10-1-3），双手配合先使颈部向右侧屈至有阻力感，在沿头部颈轴方向施以牵引力，双手带动患者旋转达到生理最大角度（图 10-1-4），瞬间发力，此时大多可听到弹响声，矫正完毕，可作小幅度牵引，后佩戴颈托。

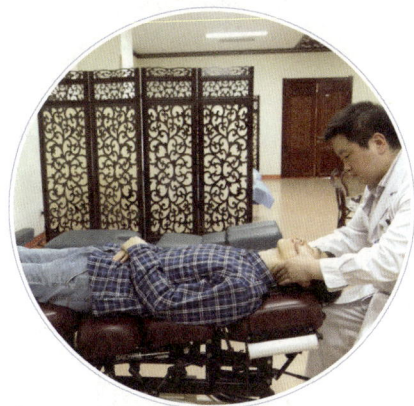

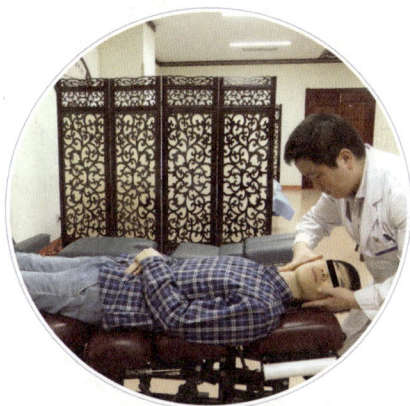

图 10-1-3　加持头部　　　　　　　　图 10-1-4　牵引旋转

二、注意事项

（1）针对患者的损伤具体情况具体选择相应的手法治疗，其力度和步骤要考虑到针刀后局部创伤。

（2）选用适合实施手法的患者体位，并需保持比较舒适的位置，目的是使肌肉得到充分放松，便于使用手法。

（3）注意患者的针刀伤口，避免局部揉搓，动作要稳妥，不使用暴力手法。

（4）实施手法后疼痛症状加重或出现异常反应者立即停止手法治疗，查明原因对症处理。

三、康复调护

（1）避风寒，注意保暖，非急性期可配合局部热敷。

（2）对于不同的病变部位，手法治疗后应进行合理的康复训练，适当功法锻炼，坚强肌肉筋骨。

（3）日常生活中注意因长期保持一个姿势而导致慢性损伤，手法治疗后慎大幅度活动其治疗部位。

第二节　针刀联合拔罐疗法

拔罐法也称吸筒疗法，古称角法，是一种以罐为工具，利用燃烧、蒸汽等方法，造成罐内负压，使罐吸附于腧穴或体表的一定部位，使局部皮肤充血甚至瘀血，以调整机体功能，达到防治疾病的方法。拔罐疗法可追溯到公元前六～二世纪，在出土的《五十二病方》中有记载："牡痔居窍旁，大者如枣，小者如核者，方以小角角之，如孰二斗米顷，而张角。"其"小角角之"就是拔罐治疗，经过发展至今，拔罐的方式和方法也多样，例如火罐、水罐、抽气罐等。应用方法如：留罐法、走罐法、闪罐法、刺络拔罐法、留针拔罐等。

拔罐具有开泄腠理、驱散风寒、通经活络、行气活血、祛瘀生新、消肿止痛等作用。拔罐产生的真空负压有较强的吸拔之力，其吸拔力作用在经络穴位上，使体内的病理产物通过皮肤毛孔而排出体外，从而使经络气血疏通，脏腑功能得到调整，达到防治疾病的目的。

一、针刀联合拔罐治疗（以背部筋膜炎为例）

1. 背部筋膜炎针刀治疗

（详见第八章第六节）

2. 背部筋膜炎拔罐治疗

患者针刀治疗后即可行拔罐治疗。患者俯卧位，在背部寻找疼痛最明显的压痛点或针刀治疗之处，选取大小合适的玻璃罐或者抽气气罐，玻璃罐（图10-2-1）用闪火法，抽气气罐（图10-2-2）直接操作，拔出约5ml瘀血，留罐5分钟（图10-2-3），起罐后用无菌棉球将皮肤上血迹擦拭干净。

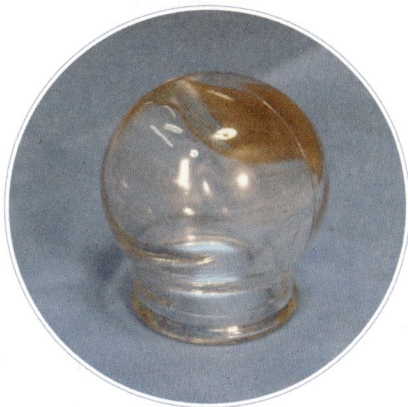

图 10-2-1　玻璃罐

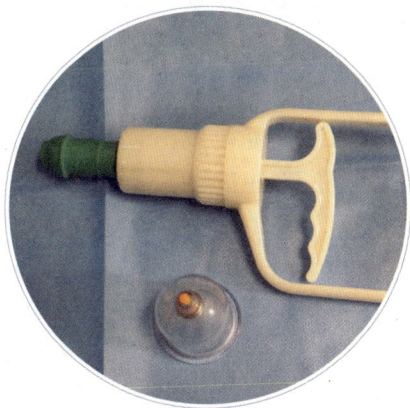

图 10-2-2　抽气气罐

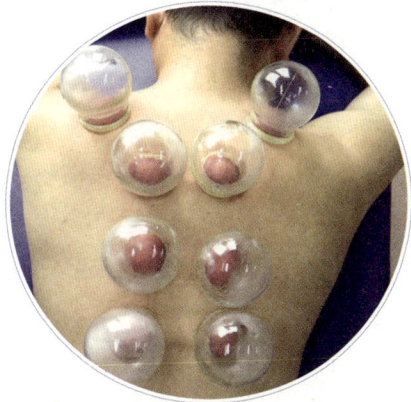

图 10-2-3　背部拔罐

二、注意事项

（1）拔罐手法要熟练，动作要轻、快、稳、准。用于燃火的乙醇棉球，不可吸含过多，以免拔罐时乙醇滴落到患者皮肤形成烫伤。留罐过程中如出现拔罐局部疼痛，可减压放气或立即起罐，以免出现水泡。注意起罐的方式，以免引起疼痛，甚至损伤皮肤。

（2）拔罐在针刀治疗处时，注意出血量及出血速度，以防出血过多。同时，避免接触患者的血液。

三、康复调护

（1）治疗局部避风寒，注意保暖，嘱清淡饮食。

（2）治疗后，注意休息，24小时内禁止洗澡及游泳。

（3）注意早期功能锻炼，在不影响恢复的情况下，适当功法锻炼，坚强肌肉筋骨。

第三节　针刀联合药物治疗

在针刀治疗同时可配合药物治疗，二者同用加强了对疾病治疗效果，但要注意对伤口的保护。药物治疗可分为内治法、外治法、局部注射等。

内治法可口服中药或者西药，中药根据辨证论治，对疾病的不同时期采取不同的治疗，早期据"结者散之"的原理，活血化瘀、消瘀止痛；中期以"和""续"两法为基础，和营止痛、舒筋活络；后期治疗，主要补益为主，补气养血、补益肝肾。西药多以非甾体抗炎药消炎止痛为主。

外治法可敷贴药物，例如药膏、膏药、药散；搽擦药物，例如药酒、油剂；熏洗药物，例如散瘀和伤汤、海桐皮汤等等。这些治疗可以在针刀伤口24小时后使用以免感染。

骨科疾病中常使用的局部注射疗法即局部封闭治疗，在患处压痛最明显处或责任点处行浸润注射，常用药物为1%盐酸利多卡因联合糖皮质激素类药物如曲安奈德等。

一、针刀联合药物治疗列举

1. 针刀联合口服药物治疗

以类风湿关节炎为例。

（1）类风湿关节炎针刀治疗（详见第九章第二节）

（2）类风湿关节炎口服药物治疗，可以在针刀治疗当天开始配合使用

①口服中药

根据辨证论治进行以下治疗。

行痹　治则：祛风除湿，通络止痛。方药：防风汤加减。

痛痹　治则：散寒止痛，祛风活络。方药：乌头汤加减。

着痹 治则：除湿消肿，祛风散寒。方药：薏苡仁汤或除湿蠲痹汤加减。

热痹 治则：清热通络，疏风胜湿。方药：白虎加桂枝汤或宣痹汤加减（图10-3-1）。

②口服西药

非甾体抗炎药 如：塞来昔布、美洛昔康、双氯芬酸、吲哚美辛等。

抗风湿药 如：甲氨蝶呤、来氟米特、柳氮磺吡啶等。

糖皮质激素 如：泼尼松龙。

2. 针刀联合外用药物治疗

以慢性腰肌劳损为例。

（1）慢性腰肌劳损针刀治疗（详见第八章第十三节）

（2）慢性腰肌劳损外用药物治疗在针刀治疗24小时以后，常用活血化瘀止痛类中药外用制剂。如：活血化瘀膏、海桐皮汤、狗皮膏、正宫红花油等（图10-3-2）。

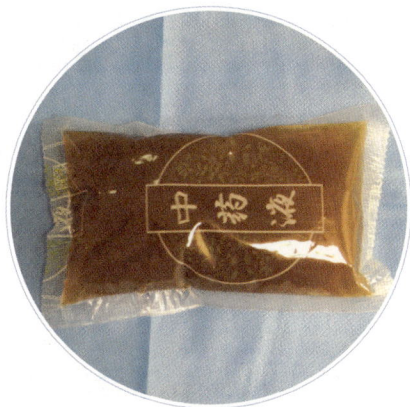

图 10-3-1 口服中药

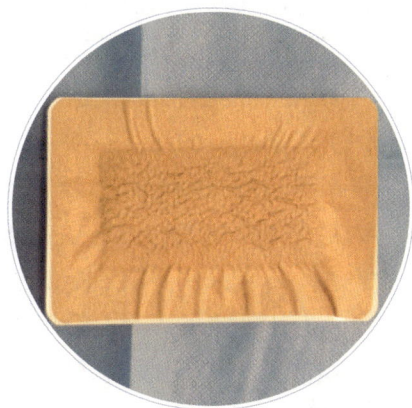

图 10-3-2 外用药物

3. 针刀联合局部注射药物治疗

以肱骨外上髁炎（网球肘）为例。

（1）肱骨外上髁炎（网球肘）针刀治疗（详见第七章第四节）

（2）肱骨外上髁炎（网球肘）局部注射药物治疗可在针刀治疗后立刻进行。

选用5ml注射器抽取曲安奈德

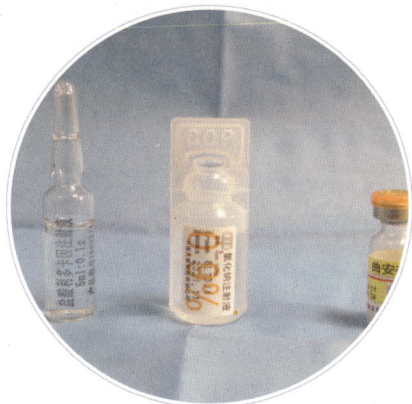

图 10-3-3 封闭用药

注射液 10mg 加 1% 利多卡因 2ml（图 10-3-3）混合备用，注射位置选择桡侧腕短肌深层、肱骨外上髁前下方的三角形陷窝处，直接进针至骨面后稍往外退，回抽无血后做缓慢加压注射，并可向周围放射状浸润。每周 1 次，根据患者病情需注射 1~3 次，多可取得满意疗效。

二、注意事项

（1）口服药期间禁食生冷、油腻、腥膻、有刺激性的食物。服用西药时，注意按说明服用或遵医嘱服用。注意可能出现的胃肠反应、过敏反应等。若身体出现不适，应立即停药，尽快就医。

（2）外用药物的治疗注意事项

①根据发病原因及病理改变的程度选择正确的药物及剂型。

②根据皮肤发病部位，选择合适的剂型。

③根据个体皮肤敏感情况选择用药时间，防止因药物过敏损伤皮肤。

④防治熏洗药物烫伤皮肤。

（3）局部注射的注意事项

①患严重糖尿病、高血压、恶性肿瘤、血友病、结核病、化脓性炎症、溃疡、精神失常患者，体弱或全身情况不佳者，肝肾功能障碍的患者，过敏体质患者均不宜采用封闭治疗。

②诊断不明确的患者，慎用封闭疗法。

③局部皮肤有瘀血、感染或表皮糜烂的患者，不能封闭治疗。

三、康复调护

（1）嘱咐患者积极配合治疗，按疗程服用或外用药物。

（2）指导患者用药期间合理饮食，忌食辛辣刺激、油腻、寒凉食物。疾病发作期注意患部休息。

（3）针刀术后的功能锻炼是防止骨关节疾病复发的关键，有效的功能锻炼可增强肌肉的支架作用，提高关节肌肉的内在稳定性、灵活性和耐久性。

（4）加强对胃黏膜的保护，减少胃肠反应，当出现中枢神经症状例如头晕、头痛等应立即停药并及时就医。

第四节　针刀联合臭氧注射

医用臭氧首次使用可追溯到第一次世界大战，当时应用在治疗梭菌感染的德国士兵，取得一定疗效。经过长时间发展，发现臭氧只是在特定的浓度范围及一定用量的条件下才会有治疗疾病的作用，反之，过高浓度或过量剂量的情况下臭氧会对机体造成损害。目前为止，浓度在20~40μg/ml是临床常用浓度（图10-4-1）。

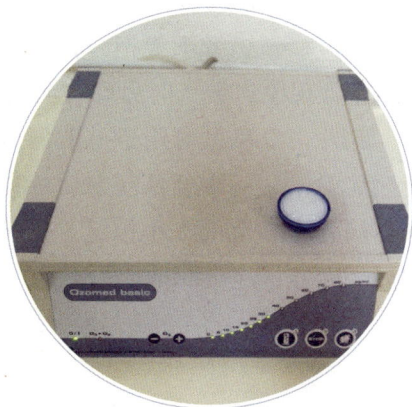

图 10-4-1　医用臭氧发生器

臭氧在消炎、镇痛方面有良好的临床疗效，效果优于传统的激素联合局麻药物，同时副作用远小于类固醇激素。

一、针刀联合臭氧治疗

以膝关节骨性关节炎为例。

1. 膝关节骨性关节炎针刀治疗

（详见第七章第十九节）。

2. 膝关节骨性关节炎臭氧注射治疗

患者行针刀治疗后，选取内或外侧膝眼，并作标记，进行常规消毒、铺巾。无菌操作下抽取40μg/ml医用臭氧15ml，封口备用（图10-4-2）。选用5ml一次性注射器，抽取1%利多卡因2~4ml行局部麻醉并深入关节腔内，针头留置，更换已抽取臭氧的注射器，边回抽边注射，

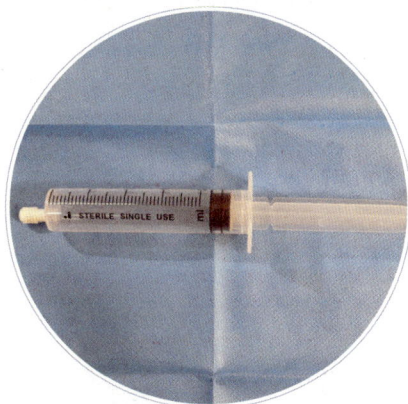

图 10-4-2　医用臭氧

经常可听见关节腔内"咕噜"声（图 10-4-3）。注射结束后，拔出针头，用无菌创可贴覆盖穿刺点，并帮助患者做屈伸活动数次，使臭氧在关节腔内充分扩散，此时亦可闻及关节腔内气过水声，嘱患者不要担心，此为治疗后正常现象，数小时后即可消失。

此外，臭氧也可用于一般痛点的浸润注射，臭氧浓度及注射量依据局部疼痛程度和范围大小拟定。操作类似局部麻醉，注意回抽。

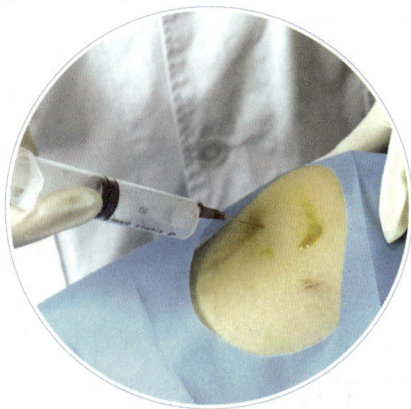

图 10-4-3　臭氧注射

二、注意事项

（1）注意甲状腺功能亢进症、哮喘、蚕豆病患者禁忌臭氧治疗。

（2）注射臭氧时首先注意回抽观察有无回血，无回血则继续向腔内注射，避免气体栓塞形成。

（3）注意注射的浓度和剂量在安全范围内，臭氧治疗3次后，效果未达到满意程度，则不建议继续臭氧治疗。

（4）针刀治疗以及臭氧注射全程是在无菌条件下完成。

三、康复调护

（1）臭氧治疗后，立即帮助患者做关节活动，使其充分扩散。

（2）避风寒，注意保暖，嘱清淡饮食。

（3）适当功法锻炼，坚强肌肉筋骨。